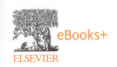

eBooks+

Any screen.
Any time.
Anywhere.

原著(英語版)のeBook版を
無料でご利用いただけます

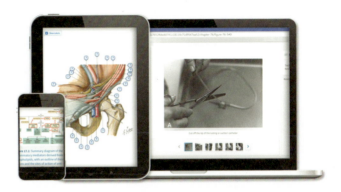

Elsevier eBooks+では，コンテンツの閲覧，検索，ノートやハイライトの作成，コンテンツの音声読み上げが可能です．

eBookのご利用方法

1. **http://ebooks.health.elsevier.com/** にアクセスします．
2. Log in（すでにアカウントをお持ちの方）もしくはSign upします
   （初めて利用される方）．
3. 左ページのスクラッチを削り，コードを入手します．
4. "Redeem Access Code"にeBook用のコードを入力し
5. "REDEEM"ボタンをクリックします．

テクニカル・サポート（英語対応のみ）：
https://service.elsevier.com/app/home/supporthub/elsevierebooksplus/
call 1-800-281-6881（inside the US）
call +44-1-865-844-640（outside the US）

・本書の電子版（eBook）の使用は，http://ebooks.health.elsevier.com/で許諾された譲渡不可の限定ライセンスの条件に従うものとします．eBookへのアクセスは，本書の表紙裏側にあるPINコードで最初にeBookの利用登録をした個人に限られます．eBookへのアクセスは，転売，貸与，その他の手段によって第三者に譲渡することはできません．
・事前予告なくサービスを終了することがあります．

ERでの創処置
縫合・治療のスタンダード

原著 第4版

岡 正二郎 監訳

Wounds and Lacerations
Emergency Care and Closure

Fourth Edition

Alexander T. Trott

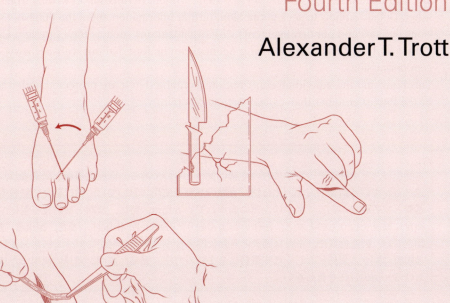

ELSEVIER

羊土社

ELSEVIER

Higashi–Azabu 1–chome Bldg. 3F
1–9–15, Higashi–Azabu,
Minato–ku, Tokyo 106–0044, Japan

WOUNDS AND LACERATIONS: EMERGENCY CARE AND CLOSURE

Copyright © 2012 by Saunders, an imprint of Elsevier Inc.
Copyright © 2005, 1997, 1991 by Mosby, Inc., an affiliate of Elsevier Inc.

ISBN: 978–0–323–07418–6

This translation of *Wounds and Lacerations: Emergency Care and Closure, Fourth Edition* by **Alexander T. Trott** was undertaken by YODOSHA CO., LTD. and is published by arrangement with Elsevier Inc.

本書，Alexander T. Trott 著：*Wounds and Lacerations: Emergency Care and Closure, Fourth Edition* は，Elsevier Inc. との契約によって出版されている．

ER での創処置 縫合・治療のスタンダード 原著第４版 by Alexander T. Trott.

Copyright © 2019 Elsevier Japan KK. YODOSHA CO., LTD. Reprinted 2020, 2022, 2024.
ISBN: 978–4–7581–1856–9

All rights reserved. No part of this publication may be reproduced or transmitted in any form or by any means, electronic or mechanical, including photocopying, recording, or any information storage and retrieval system, without permission in writing from the publisher. Details on how to seek permission, further information about the Publisher's permissions policies and our arrangements with organizations such as the Copyright Clearance Center and the Copyright Licensing Agency, can be found at our website: www.elsevier.com/permissions.

This book and the individual contributions contained in it are protected under copyright by the Publisher (other than as may be noted herein).

注 意

本翻訳は，羊土社がその責任において請け負ったものである．医療従事者と研究者は，ここで述べられている情報，方法，化合物，実験の評価や使用においては，常に自身の経験や知識を基盤とする必要がある．医学は急速に進歩しているため，特に，診断と薬物投与量については独自に検証を行うものとする．法律のおよぶ限り，Elsevier，出版社，著者，編集者，監訳者，翻訳者は，製造物責任，または過失の有無に関係なく人または財産に対する被害および／または損害に関する責任，もしくは本資料に含まれる方法，製品，説明，意見の使用または実施における一切の責任を負わない．

To Jennifer, who was the original inspiration for the text,
and for her endless patience and support

前書き

　創処置はすべての医療関係者が学ぶべき重要な医療技術の1つである．1980年代まで縫合など創処置の技術は，患者のベッドサイドで次の世代へと伝承されていた．『Watch one, do one, teach one』は創処置を学ぶ者の間での合言葉だった．

　しかし，救急医療が発展し専門分野として認知されるようになると，学生や研修医が救急診療でトレーニングするための教科書や教材が急速に発達した．

　本書は，臨床医や医学生が創処置のための知識や技術を習得するために書かれた．可能な限り科学的根拠や文献の裏付けのあるものを記載し，まだ科学的によくわかっていない領域に関しては，筆者を含む臨床医の経験的コンセンサスを情報として記載した．初版から今に至るまで，このような取り組みにより信頼を得てきた．

　この第4版での変更点として，まず各章の冒頭に実践ポイントを記載した．文章はよりわかりやすくし，リストや表を増やし参照文献の一覧も記載した．また，最新の研究結果に基づき内容を改訂した．多くのイラストを描き直し，新しく追加した．旧版発行時から大きく変わった事柄もある．例えば，顔面や手の縫合に吸収糸を用いるのは，今や一般的な方法である．縫合部の最終的な見た目は非吸収糸の場合と同等であり，抜糸のための再受診が不要となる．市中感染型メチシリン耐性黄色ブドウ球菌（CA–MRSA）の出現は新しい問題である．創傷内の異物検索に超音波検査を用いるのは一般的となった．破傷風と狂犬病予防法も大きな変化があった．

　本書は救急外来での使用を想定して作成されたが，実際には創傷治療は多くの専門家や専門分野にかかわる問題である．創処置は，救急外来，診療所，救護所，さらには現場でさえも必要となる．そのため本書は世界中のどこででも，誰にでも使えるようにした．どんな環境でも本書が患者の利益につながれば，著者としてこれ以上の喜びはない．

Alexander T. Trott, MD

監訳にあたって

　原著を知るまで，救急外来での創処置にはとても困っていました．経験が浅いというのに加えて，よい教科書に巡り会えず…．
　どの教科書も詳しすぎたり，逆に簡単すぎたり，信用してよいかわからない（エビデンスが記載されていない）ものばかりでした．

　福井県立病院の救急科後期研修医として働き出して，この原著に出会ったとき，目からウロコが落ちました．

　この本，最高やん！

　絵入りでわかりやすすっ！　内容がまとまっていて分厚くない！　エビデンスが豊富で記載それぞれに根拠がある！

　その後，救急外来が有名ないくつかの病院を訪れた際に外来をチェックすると，必ず原著が置いてありました．どの救急医に尋ねても創処置についてはまず最初に原著を推奨されました．また，救急系の医学雑誌で創処置の特集がされた際には必ずといってよいほど，原著が引用されていました．

　そらそうやで…この本，最高やからな！

　このたび，そんな素晴らしい原著の監訳をさせていただけることになり，原著のわかりやすさと内容を正確に皆さまにお伝えできるようできるだけ努力しました．

　共著いただいた先生方4人と羊土社の担当者さまにこの場を借りて感謝します．
　いつも助けてくれてありがとうございます．

　それでは，皆さまのお役に立ちますように．

2019年8月

沖縄県立中部病院 救急科
岡 正二郎 拝

ERでの創処置
縫合・治療のスタンダード
原著 第4版

- 前書き ·· 5
- 監訳にあたって ·· 7
- 原著執筆者一覧 / 翻訳者一覧 ··· 14

1章 総論：救急での創傷治療　　16

1 創閉鎖の目標 ·· 16
2 創傷に関する患者の想像 ··· 17
3 創処置に関する訴訟リスク ··· 18

2章 患者・創部の評価　　20

1 はじめに ·· 20
2 創部の評価と記録 ·· 24

3章 創処置のために必要な解剖の知識　　27

1 皮膚と筋膜の解剖 ·· 27
2 皮膚割線 ··· 30
3 特殊な皮膚解剖 ·· 31

4章 傷の治癒と瘢痕 33

1 通常の創傷治癒過程 ……………………………………………… 34
2 美容面に影響を与える因子 ……………………………………… 36
3 縫合糸痕 …………………………………………………………… 42
4 ケロイドと肥厚性瘢痕 …………………………………………… 43
5 瘢痕治療と修正手術 ……………………………………………… 43

5章 小児の創傷 46

1 一般的なアプローチと子どもを落ち着かせるテクニック ……… 47
2 創処置中の抑制 …………………………………………………… 49
3 小児患者の鎮静 …………………………………………………… 50
4 局所麻酔の方法 …………………………………………………… 53
5 創閉鎖の選択肢 …………………………………………………… 54
6 個々の部位で特別に考慮するべきこと ………………………… 55
7 膿瘍のドレナージ ………………………………………………… 58
8 創部のアフターケア ……………………………………………… 58

6章 浸潤麻酔と神経ブロック麻酔 61

1 局所麻酔薬：実践ポイント ……………………………………… 62
2 麻酔薬 ……………………………………………………………… 63
3 局所麻酔薬中毒 …………………………………………………… 65
4 局所麻酔薬アレルギー …………………………………………… 65
5 局所麻酔の痛みを軽減する方法 ………………………………… 66
6 成人の鎮静 ………………………………………………………… 67
7 局所麻酔手技 ……………………………………………………… 69

7章 創部の洗浄 92

1 創部の洗浄液 ……………………………………………………… 92
2 創部洗浄の前処置 ………………………………………………… 94
3 洗浄の手順 ………………………………………………………… 97

8章 縫合器具の使い方，選び方　　101

1 基本的な縫合器具と操作 ………………………………………… 101
2 縫合糸 …………………………………………………………… 106
3 針の種類 ………………………………………………………… 111

9章 創閉鎖の前に考えること　　113
タイミング・デブリードマン・コンサルテーション

1 創閉鎖のタイミング …………………………………………… 113
2 創内の探索 ……………………………………………………… 115
3 止血 ……………………………………………………………… 116
4 組織のデブリードマンと切除 ………………………………… 119
5 外科的ドレーンの留置 ………………………………………… 121
6 早期からの抗菌薬治療 ………………………………………… 122
7 コンサルテーションの指針 …………………………………… 123

10章 基本的な創処置の方法　　126

1 用語の定義 ……………………………………………………… 126
2 基本的な結紮技術 ……………………………………………… 127
3 創閉鎖の原則 …………………………………………………… 127

11章 応用的な創処置テクニック 複雑な皮膚創傷　　139

1 連続縫合 ………………………………………………………… 139
2 斜めの裂創の縫合 ……………………………………………… 140
3 引き抜き皮下縫合 ……………………………………………… 140
4 皮下連続縫合 …………………………………………………… 143
5 角部分の縫合 …………………………………………………… 143
6 部分剥離創，フラップ状の裂創の縫合 ……………………… 146
7 不規則な形の裂創の縫合 ……………………………………… 148
8 完全に剥離した創傷の縫合 …………………………………… 148

9 dog-ear（犬の耳）変形 ………………………………………… 151

10 並行な裂創の縫合 …………………………………………… 152

11 創縁の厚さが異なる裂創の縫合 ………………………… 153

12 剥離創内の裂創の縫合 …………………………………… 154

12章 解剖学的に注意が必要な部位 155

1 頭皮 ……………………………………………………………… 156

2 前額部 ………………………………………………………… 159

3 眉毛と眼瞼 …………………………………………………… 161

4 頬・頬骨部 …………………………………………………… 164

5 鼻 ………………………………………………………………… 165

6 耳 ………………………………………………………………… 168

7 口唇 ……………………………………………………………… 170

8 口腔 ……………………………………………………………… 172

9 会陰部 ………………………………………………………… 174

10 膝 ………………………………………………………………… 175

11 下腿 ……………………………………………………………… 175

12 足 ………………………………………………………………… 176

13章 手の創処置 178

1 初期治療 ……………………………………………………… 178

2 専門用語 ……………………………………………………… 180

3 病歴聴取 ……………………………………………………… 180

4 手の診察 ……………………………………………………… 182

5 循環 ……………………………………………………………… 190

6 画像検査 ……………………………………………………… 190

7 創部の探索 …………………………………………………… 191

8 手の創傷：各論 …………………………………………… 191

9 手の創傷に対する抗菌薬 ………………………………… 204

10 被覆とその後のケア ……………………………………… 205

14章 創閉鎖における縫合代替手段 208

1 皮膚用接着剤 ……………………………………………… 208
2 創傷用テープ ……………………………………………… 212
3 ステープラー ……………………………………………… 216

15章 動物咬傷 222

1 一般的な咬傷処置 ………………………………………… 223
2 個々の咬傷処置 …………………………………………… 225
3 アフターケアとフォローアップ ………………………… 229
4 狂犬病曝露と予防 ………………………………………… 229
5 曝露後予防 ………………………………………………… 234

16章 創傷治療上でよく遭遇する問題点 237

1 異物 ………………………………………………………… 237
2 足底部刺創 ………………………………………………… 244
3 釣り針による損傷 ………………………………………… 247
4 擦過創と外傷性刺青 ……………………………………… 250

17章 軽症熱傷 254

1 初期対応と患者の評価 …………………………………… 254
2 熱傷の評価 ………………………………………………… 256
3 入院治療と外来治療の判断基準 ………………………… 258
4 軽症熱傷の治療 …………………………………………… 260

18章 皮下膿瘍 266

1 臨床症状 …………………………………………………… 267
2 膿瘍の治療 ………………………………………………… 270
3 フォローアップ …………………………………………… 274
4 抗菌薬の使用 ……………………………………………… 275

19章 複雑な創傷・慢性創傷・高齢者の創傷 … 277

1 深部感染症・壊死性軟部組織感染症 …………………………… 278
2 創処置後の感染 ………………………………………………………… 279
3 難治性皮膚潰瘍 ………………………………………………………… 280
4 高齢者や免疫抑制患者の皮膚におけるスキンテア ……………… 283

20章 被覆や包帯のテクニック … 287

1 創傷被覆の原則 ………………………………………………………… 287
2 創傷被覆の基本 ………………………………………………………… 289
3 自宅での管理と創傷被覆材の交換のタイミング ………………… 292
4 体の各部位の被覆方法 ……………………………………………… 292

21章 破傷風予防，予防的抗菌薬 … 302

1 破傷風予防 ……………………………………………………………… 302
2 創傷の予防的抗菌薬 ………………………………………………… 306
3 抗菌薬選択 ……………………………………………………………… 307

22章 抜糸と処置後のケア … 310

1 抜糸と抜鉤 ……………………………………………………………… 310
2 処置後の鎮痛 ………………………………………………………… 312
3 患者への指導 ………………………………………………………… 312
4 治癒過程への理解 …………………………………………………… 315

● 索引 ……………………………………………………………………………… 316

原著執筆者一覧 （所属・肩書きは2012年時点）

執 筆

Alexander T. Trott, MD
Professor of Emergency Medicine
University of Cincinnati College of Medicine
Cincinnati, Ohio

編 集

Shawn Ryan, MD, MBA
Assistant Professor
Emergency Medicine
University of Cincinnati
Cincinnati, Ohio

寄 稿

Gregg A. DiGiulio, MD
Associate Professor
Department of Pediatrics
Northeast Ohio Medical University
Rootstown, Ohio ；
Attending Physician
Division of Emergency Medicine, Department of Pediatrics
Akron Children's Hospital
Akron, Ohio

Javier A. Gonzalez del Rey, MD, MEd
Professor of Clinical Pediatrics
Department of Pediatrics
University of Cincinnati College of Medicine ；
Director, Pediatric Residency Training Programs
Associate Director, Division of Emergency Medicine
Cincinnati Children's Hospital Medical Center
Cincinnati, Ohio

Carolyn K. Holland, MD, MEd
Assistant Professor of Clinical Pediatrics and Emergency Medicine
Pediatrics and Emergency Medicine
University of Cincinnati College of Medicine ；
Attending Physician
Department of Pediatrics, Division of Emergency Medicine
Cincinnati Children's Hospital Medical Center ；
Attending Physician
Department of Emergency Medicine
University Hospital
Cincinnati, Ohio

翻訳者一覧

監 訳

岡 正二郎　　沖縄県立中部病院 救急科

翻 訳 （ ）内は担当章

岡 正二郎　　沖縄県立中部病院 救急科 （前書き，1章，6章，11章，21章）
佐藤 信宏　　Monash University, School of Public Health and Preventive Medicine （2章，7章，12章，17章，22章）
神野　 敦　　札幌東徳洲会病院 救急科 （3章，8章，13章，18章）
宮本 雄気　　東京大学大学院 公共健康医学専攻 （4章，9章，14章，16章，19章）
山本 一太　　沖縄県立中部病院 救急科 （5章，10章，15章，20章）

ERでの創処置
縫合・治療のスタンダード

原著 第4版

Wounds and Lacerations
Emergency Care and Closure
Fourth Edition

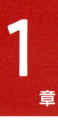

1章 総論：救急での創傷治療

Emergency Wound Care : An Overview

> **実践ポイント**
> - 救急外来で遭遇する創傷の大きさは平均1～3 cmで，そのうち13％は明らかな汚染創である
> - 最もよくある合併症は創部感染で，成人の創傷の3.5～6.3％に生じる
> - 創部感染の予防には，創部の洗浄が最も重要である
> - すべての創傷には瘢痕が残り，最終的な見た目になるのに数カ月かかる
> - 創傷内のガラス片のうち95％は放射線不透過性なので，単純X線撮影をするべきである
> - 予防的抗菌薬の使用といった，それぞれの地域で実際行われている創処置の慣習を知るのは重要である

　裂創・熱傷・咬傷・刺創などの創傷を主訴に救急外来や診療所を受診する患者は多い．米国の救急外来では，毎年1,220万人もの患者に創処置を行っており[1]，これは末梢静脈路確保に次いで多い処置である[2]．

　創傷レジストリに登録されている1,000名の患者のうち，74％が男性で平均年齢は23歳だった[3]．創傷の大きさは平均1～3 cmで，13％は明らかな汚染創であった．創傷部位として最も多いのは顔面と頭部（51％）で，次に上肢（34％）と下肢（13％）が多かった．ほかには，体幹部や四肢の近位部などがあげられた．

　創部感染は最もよくある合併症で，救急外来で処置をされた成人患者の創傷のうち3.5～6.3％に生じる[4〜6]．創部感染は動物咬傷・下肢・異物残存の場合で起こりやすい．その一方で，小児の創部感染はたった1.2％と少ない[7]．

1 創閉鎖の目標

　創傷の見た目を完全に元どおりにすることはできないが，下記を実践すれば，合併症を最小限とし，瘢痕を目立たなくできる．

- **止血**：創部からの出血が，ごく少量の滲む程度のものになるまで圧迫止血してから創閉鎖を行う．
- **麻酔**：局所麻酔で除痛をした後，創部を十分に洗浄し創閉鎖する．
- **洗浄**：創部の細菌汚染を減らし感染を防止するのに最も重要なのは，創傷部位の十分な洗浄である．
- **創内観察**：ガラスなど異物が創内に残存していないか，また，深部組織の損傷がないか十分に観察する．X線撮影や機能検査だけでは創内異物や腱損傷などを見逃すことがある．
- **失活組織や汚染組織の除去**：明らかに失活している組織や，洗浄で除去できないほど汚染した組織は，慎重かつ完全にデブリードマンを行う．
- **組織保存**：救急外来やプライマリ・ケアの場面では，組織の切除をできるだけ避ける．特に複雑な創であれば，残存している生着可能な組織を仮縫いするのが最善である．もし十分な組織が残っていれば，創傷は自然に収縮するので，後の美容的な見た目が良好となる．不用意に組織を取り除いてしまった場合，永遠に修正不可能な醜い瘢痕となる．
- **縫合時にかかる張力**：縫合の際に創縁を合わせるときには，"かろうじて触れる"程度にする．縫合糸の結紮時，創部に過度な張力がかかると組織血流が阻害されてしまう．必要に応じて，皮下剥離や深部縫合といった張力を減らす手技を行う．
- **深部縫合**：すべての縫合糸は組織にとって異物となるので，深部縫合はできるだけ少ない方がよい．
- **組織の把持**：組織を強く把持すると，組織が壊死したり，感染が生じやすくなったり，痕が残ったりする．特にピンセット操作の際には注意する．
- **創部感染**：抗菌薬は創傷の洗浄やほかの薬剤に代わるものではない．もし抗菌薬を使用するのであれば，初回投与を経静脈で，受傷後できるだけ早く行うと効果が高まる．
- **被覆材**：創傷治癒によいとされる湿潤環境を保つため，適切な被覆材を用いる．
- **フォローアップ**：自宅での創処置法や，経過観察や抜糸のために再診することを，口頭や書面で説明し理解してもらう．

2 創傷に関する患者の想像

　患者が創傷に対しどのように反応・解釈・対応するかをあらかじめ理解しておくことは，創処置を行ううえでとても重要である．患者はしばしば非現実的な創処置や創傷予後を予想してしまう．例えば，瘢痕を全く残さず治療できると信じている患者もいたりする．そこで，"どんな創傷も瘢痕は残る"ということは必ず患者に伝えるべき事実である．瘢痕形成や創傷治癒過程については4章と22章で詳しく記載する．

　また，創傷治癒にかかる時間も誤解されやすい．皮肉なことに，皮膚を引っ張ったときの創傷部位の耐久性は，一般的に抜糸する時期が最も弱い〔4章，**図4-2**（p.36）参照〕．創縁の離開を防ぐためには十分な強度になってから抜糸を行うのがよいが，その一方で，瘢痕形成を少

なくするには早い時期に抜糸を行った方がよいので，これらの兼ね合いとなる．もし抜糸後に創離開してしまう危険性があるならば，十分な強度になるまでステリストリップ（商品名）を使用してもよい．創傷治癒の過程は生物学的に複雑なので，最終的な瘢痕の見た目については数カ月後までわからないこともある．

3 創処置に関する訴訟リスク

　患者から訴訟を起こされるリスクがあることは悲しいが，事実である．創処置について，医師はあまり大したことではないと考えがちだが，マサチューセッツ州の救急医に対する医療訴訟では，創傷に関するものが最多だった[8]．109件の訴訟のうち，32％が異物残存に関するもので，34％が腱損傷や神経損傷の見逃しとされるものだった．創処置に関する医療訴訟の主な原因は，① 検査をしなかったこと（ガラス異物へのX線撮影など），② 病歴聴取や身体診察が不十分だったこと（腱損傷や神経損傷など），③ 検査結果について誤った解釈をしたこと，④ 専門家へのコンサルテーションをしなかったこと（手の創傷でしばしば必要となる）の4つであった[9]．

　最もよく見逃される異物はガラス片である[10]．ガラス片が創内に残っているか患者自身には正確に判断できない[11]．もしガラス片異物の可能性があれば，大抵の場合でX線検査が推奨される．研究によると，たとえ0.5 mm程度の小さいものであってもあらゆる種類のガラスの95％が単純X線写真で確認できる[12]．しかし，臨床現場ではガラス片を見逃す可能性がある．ガラス片異物の可能性がある創傷では，X線検査に加えて創部を目視でくまなく観察することが推奨される（16章参照）．

　手の腱損傷はわかりにくい場合がある．機能検査で正常なように見えても，1つまたは複数の腱損傷が隠れていることがある．そのなかでも，最も見逃されやすいのは伸筋腱損傷である[13]．伸筋腱は中手骨上で隣接する伸筋腱どうしが相互に接続しており，たとえ近位部の腱が損傷しても伸筋腱の機能はある程度残存する．それ以外にも，腱の損傷が部分的であるため機能が保てる場合がある．手の複雑な機能的・解剖学的構造を理解し，それぞれの腱を徹底的に検査すれば，大抵の腱断裂は診断できる．しかし，創部を目視で確認しないと腱の部分的な損傷はわからない．

　救急医（訳注：あるいは研修医）が提訴される場合，同様の状況で専門家が行う治療と比較される．言い換えれば，普段救急医療を行っていない医師が"標準治療"を定義することになる．このジレンマの例として，創部感染がある．もし縫合した創が感染した場合，専門家はしばしば「抗菌薬を予防投与すべきだった」と意見する．現在のところ，皮膚創傷に予防的抗菌薬の効果があるという確固たるエビデンスはない．それにもかかわらず，はっきりとした科学的根拠がないまま予防的抗菌薬は頻繁に使われている．このように，救急医は現場の慣行や関連した治療指針などがあればそれに従うことが必要となる．

文 献

1 ） Ly N & McCaig LF : National Hospital Ambulatory Medical Care Survey : 2000 outpatient department summary. Adv Data : 1-27, 2002

2 ） Pitts SR, et al : National Hospital Ambulatory Medical Care Survey : 2006 emergency department summary. Natl Health Stat Report, 6 : 1-38, 2008

3 ） Hollander JE, et al : Wound registry : development and validation. Ann Emerg Med, 25 : 675-685, 1995

4 ） Gosnold JK : Infection rate of sutured wounds. Practitioner, 218 : 584-585, 1977

5 ） Rutherford WH & Spence RA : Infection in wounds sutured in the accident and emergency department. Ann Emerg Med, 9 : 350-352, 1980

6 ） Thirlby RC, et al : The value of prophylactic antibiotics for simple lacerations. Surg Gynecol Obstet, 156 : 212-216, 1983

7 ） Baker MD & Lanuti M : The management and outcome of lacerations in urban children. Ann Emerg Med, 19 : 1001-1005, 1990

8 ） Karcz A, et al : Malpractice claims against emergency physicians in Massachusetts : 1975-1993. Am J Emerg Med, 14 : 341-345, 1996

9 ） Kachalia A, et al : Missed and delayed diagnoses in the emergency department : a study of closed malpractice claims from 4 liability insurers. Ann Emerg Med, 49 : 196-205, 2007

10) Kaiser CW, et al : Retained foreign bodies. J Trauma, 43 : 107-111, 1997

11) Montano JB, et al : Foreign body retention in glass-caused wounds. Ann Emerg Med, 21 : 1360-1363, 1992

12) Tandberg D : Glass in the hand and foot. Will an X-ray film show it ? JAMA, 248 : 1872-1874, 1982

13) Guly HR : Missed tendon injuries. Arch Emerg Med, 8 : 87-91, 1991

Patient Evaluation and Wound Assessment

2章 患者・創部の評価

> **実践ポイント**
> - 創処置中の予期しない失神を防ぎ，患者に不快感を与えないために，臥位にする．処置中に同席する保護者や友人も同じリスクがある
> - ほとんどの出血は単純な圧迫だけで止血できる．盲目的な血管クランプは避けるべきである
> - すべての指輪と装飾品は，腫脹で虚血が起こらないように，創周囲から外しておく
> - すべての創部は細菌に汚染されており，来院後早期（遅くとも1〜3時間以内）に洗浄すべきである
> - 重度の軟部組織損傷は緊急性が高く，早期の積極的な処置を必要とする
> - たとえ小さい創傷であっても，心血管疾患など重篤な疾患によって起きていることがある

1 はじめに

1）患者の快適さと安全

　創処置をする際に，患者にわずかでも不安な様子がみられたら，ストレッチャー上で臥位にする．創部の評価や処置中に生じる出血・変形・痛みは血管迷走神経性失神（前失神）を惹起し，転倒などさらなる外傷が起こりうる．医療者の服装は，普遍的予防策〔universal precaution（訳注：日本では標準予防策）〕に沿ったものにする．創処置は労力を要するので，医療者は快適でリラックスできる体勢（できれば座位）で創処置を行う．

　患者に同伴した家族や友人にも，同様に失神が起こりうる．一般的には，家族や友人には待合室で待ってもらうようにする．もし一緒にいた方が有益だと思われ（例えば受傷した小児が安心するなど）同席させる際には，気分不快がないか適宜確認する．

2）最初の止血

　ほとんどの出血は，単純な圧迫と圧迫用包帯で止血でき，大げさな血管クランプは必要ない．もし血管クランプをするならば，照明の整った状況下で，創部を探索し修復するときに行う．活動性出血に対する盲目的な血管クランプは，神経・腱などほかの重要な組織を損傷する恐れがある．

3) 装飾品の除去

指輪などの装飾品は，できるだけ早く受傷した手指から外しておく．手指の腫脹は外傷後急速に進行し，指輪が絞扼帯のようになってしまう．指が虚血になり，悲惨な結果を招く．

ほとんどの装飾品は，石鹸や潤滑ゼリーで外れる．稀に，リングカッターを使用しなければならないこともある（図2-1）．たとえ結婚指輪のような思い出深いものであったとしても，医学的な判断を間違ってはいけない．除去時に切断・損傷した指輪は必ず専門店で修復できる．切れない指輪（鋼鉄製，チタン製）の外し方については，13章で記載する．

4) 疼痛緩和

疼痛緩和は，まず患者に対して優しく共感的な態度をとることからはじまる．創処置の際に，鎮痛や鎮静が必要なときもある．鎮静と局所麻酔による鎮痛方法については，6章で詳しく説明する．

5) 創処置が遅れる場合の対応

最初に創部評価をしてから縫合するまで時間がかかる場合は，創部が乾かないように，生理食塩水で湿らせた被覆材で保護する．被覆材は，ずぶぬれにする必要はない．1時間以上遅れる場合は，被覆する前に洗浄する[1]．また，やむをえず遅延する場合，細菌の繁殖を抑えるために抗菌薬を考慮することもある．もし抗菌薬を投与するのであれば，最大限の効果が得られるように，できるだけ早く使用する[2,3]．抗菌薬の早期投与については9章で詳しく述べる．

6) 小児の裂創

小児の裂創は，特別な対応が必要となる．ちょっとした対応で恐怖と痛みをかなり減らすことができる．創処置前には，できる限り保護者の膝の上で抱っこしてもらう．ほとんどの身体所見は，そのときにとることができる．もし保護者が協力してくれるのであれば，小さな創部からの出血を圧迫止血してもらってもよい．また，表面麻酔に協力してもらってもよい．保護者によっては子どもが痛みに耐えるのを見ていられないことがあり，その場合には，処置が終わるまで待合室にいてもらった方がよいだろう．保護者が処置室を離れた後，きちんと子どもが泣き止むのには驚かされる．小児の創処置の詳細について，5章で詳しく述べる．

7) 重症の軟部組織損傷

ときどき，致死的ではないが重症の軟部組織損傷のある患者をみることがある．四肢遠位の，電動工具・工業機械・農業器具・芝刈機での受傷が多い．程度はさまざまだが，神経・腱・血管損傷を伴う広範な裂創の場合が多い．ここでは概略だけ述べるが，こういった患者の診察時には，順序立てて，患者の状態を安定化し安心させてから創部を評価し保護する．これらの損傷には切断指・切断肢も含まれるが，それについての治療指針は13章で述べる．

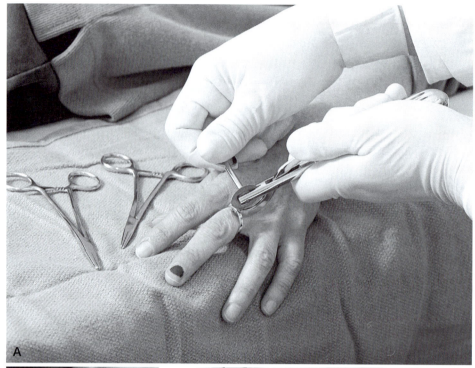

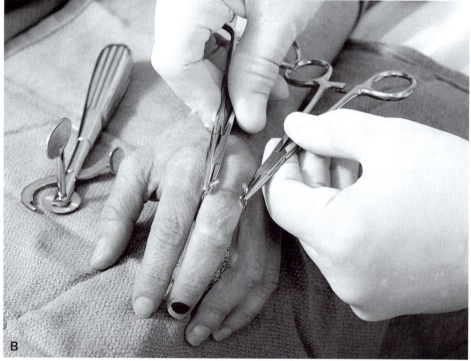

図2-1 **A,** 指輪除去．リングカッターで指輪の最も薄い部分を切断する．**B,** 切断した指輪の両端を大きな鉗子で把持し，指を傷つけないように，指輪から開放する．

① ABCs（気道，呼吸，循環）

重症外傷では，患者が安定しているか確認するため，気道とバイタルサインを評価する．簡潔な病歴聴取と全身診察を行い，二次的損傷を予防し状態を改善させる．

② 出血

最初に述べたように，ほとんどの出血は直接的な圧迫で止血できる．稀ではあるが，四肢の重篤な出血において直接圧迫だけで制御できない場合，ターニケットを用いる．ターニケットは必要なときのみ適切に用いられるべきである．Edlichらは，損傷四肢を1分挙上した後，血圧計のカフを阻血になる最低圧まで膨らませることを推奨している．この圧では，神経や血管を損傷することなく，少なくとも2時間は維持できる[4]．

③ 除痛

重篤な手足の損傷で最も効果的な除痛は，局所麻酔薬による神経ブロックである．神経ブロックは，感覚と運動機能を評価・記録した後に行う（神経ブロックの手技については6章を参照）．成人への疼痛緩和は，モルヒネ2〜5 mgやメペリジン（別名ペチジン）25〜50 mg〔商品名：Demerol（訳注：日本未発売．日本ではペチジンの一般名で使用されている）〕の静注や筋注を用いることがある．これらは，嘔吐のリスクを減らすために，プロメタジン〔商品名：Phenergan（訳注：日本ではヒベルナ）〕12〜25 mgを加えることもある．小児の疼痛緩和については，5章を参照．

④ 破傷風予防

重篤な軟部組織損傷は破傷風のリスクがあるため，患者の破傷風免疫の状態を確認しなければいけない．予防接種の推奨については，21章を参照．

⑤ 予防的抗菌薬

重篤な創部は感染しやすい．創部から培養される最も頻度が多い菌は，黄色ブドウ球菌とβ-溶血性レンサ球菌である[5]．大腸菌群と嫌気性菌は少ない．最も恐ろしい菌は，土壌中のクロストリジウム属であるが，これらが感染を起こすのは稀である．器具や工業用機械で生じた創部は，グラム陽性菌に汚染されている[6]．農具や園芸用具は土壌と接触するため，大腸菌群の頻度が高い．これらの違いは抗菌薬選択に影響する．きれいで土壌が付着していない創傷は，第一世代セファロスポリンで十分カバーできる．ペニシリンやセファロスポリン系に重篤なアレルギーがある患者では，バンコマイシンが選択される．土壌が付着した創傷では，アミノグリコシドを追加すればカバーできる．抗菌薬は，創部の洗浄やデブリードマンの代わりになるわけではないことを改めて強調しておく．

⑥ 創傷の評価

感覚・運動機能などの診察を行い，記録する．脈拍・循環の消失は重篤な所見であり，緊急の介入が必要である．腱の機能については，可能な限りそれぞれの腱単独の機能と，グループとしての機能を評価する．すべての重篤な軟部組織損傷は，骨と異物について，X線で評価する．

⑦ 創傷の治療

救急外来でできる治療は少ない．大きな異物は除去できる．評価後，創部は清潔なガーゼで保護し，生理食塩水で湿らせておく．シーネ固定の適応があれば適切に行う．

⑧ コンサルテーション

重篤な四肢・軟部組織損傷は，専門家による根本治療を行う必要がある．多くの場合，患者が到着後早期に，形成外科や手外科にコンサルトする．手術室での根本治療の準備のために，早期に手術室にも連絡しておく．

---

2 創部の評価と記録

1）基本的な病歴

創処置で聴取・記録すべき病歴は，簡潔なものでよく，詳細すぎる必要はない．ただし，受傷機転，いつ受傷したか，アレルギー，破傷風免疫能などは重要である．

患者の既往歴，内服歴は，創処置の方針決定にしばしば必要となる．糖尿病や末梢血管障害の既往は，創部感染のリスクを増加し，治癒の遅延や不良を引き起こす[7,8]．ステロイドは，正常な治癒過程に悪影響を与えることが知られている[9]．最後に，注意深くアレルギー歴を確認し，患者に投与する局所麻酔薬や抗菌薬でのアレルギーを防ぐ．BOX 2-1に，創処置のカルテへ記録すべき事柄を示す[10]．

2）身体所見

患者の基本的なバイタルサインを評価する．それぞれのバイタルサインは，患者の治療方針に影響する．低血圧と頻脈は，循環血液量減少の古典的な徴候である．一見すると無害そうな頭皮挫創が，実は重大な出血を起こしており低血圧を生じることがある．アルコールは末梢血管拡張作用があるため，急性アルコール中毒患者では低血圧がよくみられる．

創傷はしばしば全身的な疾患の結果や原因であることがある．例えば，転倒した軽症外傷の患者は，失神の原因となる疾患がないか問診・診察する必要があるかもしれない．また，鈍的外傷による頭皮挫創患者では，重篤な頭蓋内出血を合併しているかもしれない．創部評価に加え，外傷に起因した神経学的異常検索もしばしば必要である．

素早い全身評価によって，報告されていないほかの外傷を見つけることがある．外傷という性質上，患者は，自分に生じたすべてのことを正確に報告できない．例えば，手を伸ばして転倒した男性が病院に到着したときには，出血している手の裂創にしか気づいておらず，医療者が肘を診察し痛みを感じた際にはじめて，隠れていた橈骨頭骨折に気づくことがある．

3）創部評価

創部を診察した際，所見をカルテに記載しなければならない（BOX 2-1参照）．創部の所見は，処置の準備，麻酔，閉創方法，被覆材の選択など治療方針のすべてにおいて，重要である．

> **BOX 2-1** 創傷評価と処置についてカルテへの記載が推奨されるもの[※]

病歴
受傷機転 ― どうやって受傷したか，異物の可能性
受傷時間 ― いつ受傷したか
随伴症状 ― 全身状態，感覚異常，機能異常

既往歴/社会歴
既往歴 ― 糖尿病，痙攣
アレルギー ― 薬，麻酔
最後の破傷風ワクチン接種がいつか
内服歴 ― 抗凝固薬，ステロイド
職業
利き手

身体所見
バイタルサイン
全身所見/臓器別所見
創部の所見
受傷部位
創部の長さ/大きさ
創部の深さ
創部の状態 ― きれいか，汚染されているか，創縁の整・不整
機能検査

処置
麻酔 ― 種類，量
洗浄 ― 何を用いたか，洗浄法
創内部の探索/デブリードマン
縫合の方法・大きさ・数
被覆材の種類

転帰
帰宅後の創傷ケアの指導（22章）
抜糸までの期間

※患者や状況に応じて変わる

4) 処置記録

　　創処置後，縫合・異物除去・熱傷処置の有無など，簡潔だが詳細な処置記録をカルテに残す．カルテ記載のポイントは，**BOX 2-1** に記載した．

5) 転帰とフォローアップ

　　処置が終わった後，その後の創傷ケアの方法，抜糸，フォローアップについて患者に説明し，記録する．フォローアップの詳細は，22章で述べる．

文 献

1) Robson MC, et al : Rapid bacterial screening in the treatment of civilian wounds. J Surg Res, 14 : 426–430, 1973
2) Burke JF : The effective period of preventive antibiotic action in experimental incisions and dermal lesions. Surgery, 50 : 161–168, 1961
3) Morgan WJ, et al : The delayed treatment of wounds of the hand and forearm under antibiotic cover. Br J Surg, 67 : 140–141, 1980
4) Edlich RF, et el : Revolutionary advances in the management of traumatic wounds in the emergency department during the last 40 years : part I. J Emerg Med, 38 : 40–50, 2010
5) Charalambous CP, et al : Soft tissue infections of the extremities in an orthopaedic centre in the UK. J Infect, 46 : 106–110, 2003
6) Hoffman RD & Adams BD : Antimicrobial management of mutilating hand injuries. Hand Clin, 19 : 33–39, 2003
7) Altemeier WA : Principles in the management of traumatic wounds and in infection control. Bull N Y Acad Med, 55 : 123–138, 1979
8) Hunt TK : Disorders of wound healing. World J Surg, 4 : 271–277, 1980
9) Pollack SV : Systemic medications and wound healing. Int J Dermatol, 21 : 489–496, 1982
10) undefined, et al : Clinical policy for the initial approach to patients presenting with penetrating extremity trauma. American College of Emergency Physicians. Ann Emerg Med, 23 : 1147–1156, 1994

Anatomy of Wound Repair

3章 創処置のために必要な解剖の知識

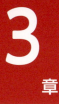

実践ポイント

- 真皮は創閉鎖において最も重要な層で，縫合における"礎"といえる
- 真皮を注意深く適切に合わせることで，表皮のそれぞれの層が揃い美容的に良好な結果が得られる
- 浅筋膜と皮下脂肪組織は，真皮のすぐ下の層に位置している．神経線維は皮下組織内を走行し真皮に入るため，脂肪組織層に局所麻酔を投与する
- 真皮のデブリードマンは慎重にかつ限定的に行うことが望ましい．一方，皮下脂肪のデブリードマンに関しては強い制約はない
- 皮膚割線に平行な裂創や切開線は，皮膚割線に垂直なものに比べ，瘢痕は小さく目立ちにくい
- 加齢やステロイドによって皮膚は脆弱になり菲薄化する．このような皮膚の創処置は難しい

　創処置において，皮膚が解剖学的な焦点となる．皮膚の下には，浅筋膜（皮下筋膜）と深筋膜の2つの層があり，どちらも重要である．筋膜は皮膚の土台組織としてだけではなく，筋膜内に枝分かれする神経や血管を包む役割も有している．皮膚と筋膜の層構造は体のどこにでも存在するが，その厚さは部位により異なる．皮膚の厚さは通常1～2 mmであるが，背部などでは厚さが4 mmになることもある．この皮膚の厚さの違いは，縫合針の選択に影響を与える．手掌や足底の皮膚は厚いので太くて強い針を用い，眼瞼の皮膚は薄いので細い針を用いる．

1 皮膚と筋膜の解剖

　皮膚と筋膜は組織学的・解剖学的に複雑な構造をしているが，縫合で最も重要なことはそれぞれの層どうしを合わせることである（図3-1）．表皮，真皮，浅筋膜（一般的には皮下筋膜と呼ばれる），深筋膜があり，外傷で傷ついたこれらの層を，慎重かつ正確に合わせることが必要である．それぞれの層には特有の性質があり，その性質が裂創の閉鎖法選択や治癒過程に影響する．

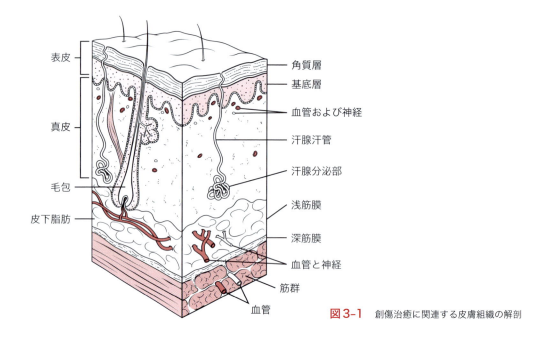

図3-1　創傷治癒に関連する皮膚組織の解剖

1）表皮と真皮（皮膚層）

　　　表皮は皮膚組織のなかで最も表層に位置している．扁平上皮細胞によってのみ構成され，神経や血管などの組織を内部に有していない．役割は細菌や毒性物質の侵入から保護することと，水分や電解質の漏出を防ぐことである．表皮は，最も表層にあり目に見える部分であるため，最終的な見た目を決める．

　　　表皮は解剖学的には独立した層だが，ほんの細胞数個分の厚みしかない．創処置において表皮と真皮を裸眼で区別することはできない．表皮は真皮を注意深く合わせることで正しく修復される．

　　　真皮は表皮のすぐ下の層で，表皮よりも厚く，主に結合組織によって構成されている．真皮の主な構成細胞は線維芽細胞であり，線維芽細胞は皮膚組織の基本的な構成要素であるコラーゲン線維を産生する．真皮の深部には，毛包や血管叢など皮膚付属器の大部分が存在する．神経線維は分岐し，真皮内に存在する特殊な神経終末に分化する．

　　　真皮は創処置を行う際に最も重要な層である．真皮は容易に識別可能で，皮膚縫合および深部縫合の接合部位になる（図3-2）．創傷の瘢痕形成をできるだけ小さくするため，創部を洗浄し，異物を取り除き，真皮の縁を正確に合わせる．真皮が失活し，ひどく損傷しているならば，デブリードマンが必要である．ただし，真皮のデブリードマンやトリミングを行う場合には，本当に生着不能な部分だけを切除する．なぜなら，真皮の欠損部分は瘢痕組織に置き換わるため，過度な真皮の切除を行うと瘢痕が大きくなってしまうからである．

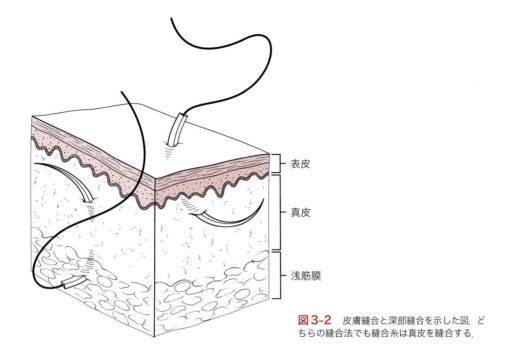

図 3-2 皮膚縫合と深部縫合を示した図．どちらの縫合法でも縫合糸は真皮を縫合する．

2）浅筋膜（皮下筋膜）

　真皮下の層は，さまざまな量の脂肪が粗に結合した結合組織の層である．脂肪のおかげで裂創では浅筋膜が容易に識別できる．この層が損傷を受けると，いくつかの問題が発生する．まず，失活した脂肪組織は細菌増殖の原因となり，感染が起きやすくなる[1]．真皮とは異なり，浅筋膜の失活した部分は完全に切除してよい．また，浅筋膜の損傷によって"死腔"が生じる可能性がある．この空間から汚染物質や凝血塊を取り除かなければ，感染の危険性が増す．

　感覚神経は真皮下にある浅筋膜を通って皮膚に分岐する．局所麻酔を行う際には，針を真皮と浅筋膜の境界面に進める〔6章・図6-1（p.62）を参照〕．そうすれば，麻酔薬は真皮の"床"に沿って容易に広がるので，皮膚感覚を迅速に麻酔できる．

3）深筋膜

　深筋膜は比較的厚く，密な結合組織層である．浅筋膜の土台となり，筋群を束ねる役割がある．この層は，深部の筋肉を覆う白色の鞘として認識されている．深筋膜の主な機能は，筋肉や軟部組織を支持し保護することである．また，皮膚や浅筋膜の感染が筋組織に広がらないようにする防壁の役割もある．深筋膜の裂創は容易に目視で確認できる．機能を維持するため，できれば深筋膜の裂創は縫合する．まれに深筋膜の縫合に，過度の張力がかかることがあり，その場合にはあえて縫合しないこともある．

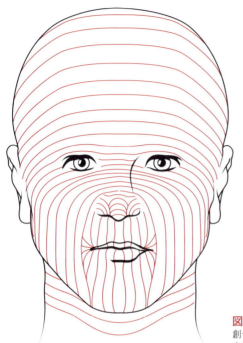

図 3-3　顔面の皮膚割線（Kraissl割線）．この割線に平行な創や切開線は，垂直に交わるものと比べ瘢痕を残しにくい．文献6より引用．

2　皮膚割線

　皮膚の張力には，静的な張力と動的な張力の2種類が存在し，創傷治癒過程で瘢痕形成に大きな影響を与える．よって，創部の治療方針を決定したり，予想される創傷の最終的な見た目について患者に説明したりする際には，皮膚割線の知識が必要である．

　静的な張力は骨格に付着する部分から発生する[2]．この張力を図示した割線はLanger割線と呼ばれている．裂創にはコラーゲン線維の配列や方向，伸縮性の影響によって再度離開しようとする性質があり，瘢痕形成に関係する．5 mm以上創縁が開いていれば強い張力がかかっていることを示唆し，瘢痕が大きくなるリスクが高い[3]．また，裂創が大きいと創傷治癒に関して予後が悪くなることが示されている[4]．下腿，特に前面には強い張力がかかるので，傷が開きやすく瘢痕も残りやすい．眼瞼部の水平方向の傷は張力がかかりにくく創離開が生じにくく，こういった傷は時間経過とともに目立たなくなる．

　創縁のデブリードマンや創縁を整える作業の際には，静的な張力を考慮する．例えば，創縁がギザギザになっている裂創の不整な創縁を直線的に整える際に，すでに静的な張力によって創部が開いているのに創縁を整えるため組織を除去すると，創部にさらに張力がかかってしまう．こういった場合，かえって瘢痕は大きくなり，辺縁を整える意味がない．直線的で強い張力の裂創よりも，不整だが弱い張力の裂創の方が，瘢痕が小さくなる傾向がある．したがって一般的には，たとえ創縁が不整であっても生着可能そうな場合には，パズルのように創縁を合わせ，できるだけ組織を残す．また，後に形成外科医が修正手術をする場合も，組織が十分にある方がよい．

　静的な張力と同様に重要なものとして，図3-3に示されるKraissl割線と呼ばれる動的な張

力がある[5]．この張力は，筋肉の動きによって生じ，筋収縮がつくり出す皮膚のしわを生み出すもので[7]，さまざまな表情を描出する顔面で最もよく観察できる．Kraissl割線に垂直に走行する創傷は目立つ瘢痕を残しやすい．顔面を切開する場合，この割線を考慮する必要がある．

瘢痕形成に静的・動的な張力が影響することについて患者に説明しておくことは重要である．また，瘢痕部や結合組織のリモデリングには少なくとも6カ月はかかり，最終的な瘢痕形成には1年間かかることも説明すべきである[8]．この期間，時間をかけて創部の見た目は変化していく．もし時間が経過しても瘢痕が気になるようであれば，W形成術やZ形成術といった張力を弱める修正手術で瘢痕の見た目を改善することができる．もし受傷の時点で傷の美容的な問題が予想される場合や，患者から相談があった場合には，形成外科へのコンサルトを検討する．

3 特殊な皮膚解剖

時に，皮膚の解剖学的構造が変化しており，特別な創処置を必要とする機会がある．最も多いのは，加齢と長期間のステロイド投与によるものである[9, 10]．

加齢した皮膚では，真皮乳頭の突出が消退し，結果として表皮と真皮の境界部が平坦化する．そのため，表皮への血液および栄養供給が減少する．真皮自体の厚さが薄くなり，ますます細胞成分や血管が減少する．そして，真皮の張力が著明に低下した結果，外傷による損傷が生じやすくなる．創処置における重大な問題として，真皮層が縫合しにくくなる．つまり，真皮が縫合の張力に耐えることが困難になり，皮膚は裂けやすく，虚血が生じやすくなる．縫合処置は若年患者には効果的であるが，高齢者ではテープを用いた処置の方がむしろ効果的な場合が多い（19章参照）．

ステロイドはコラーゲン線維の結合を阻害し分解を促進する作用があり，結合組織を脆弱化させる．そのため，真皮は萎縮し薄くなり，外傷に弱くなる．また，小血管が脆くなり，軽度の外傷でも斑状出血が生じるようになる．加齢性変化と同様，皮膚が脆弱化するので，縫合よりもテープや包帯による処置の方が好ましい場合が多い．

文 献

1）Haury B, et al：Debridement：an essential component of traumatic wound care. Am J Surg, 135：238-242, 1978

2）Thacker IG, et al：Biomechanical properties：their influence on planning surgical excisions.「Symposium on basic science in plastic surgery」(Krizek TI, et al, eds), Mosby, 1975

3）Edlich RF, et al：Principles of emergency wound management. Ann Emerg Med, 17：1284-1302, 1988

4）TraumaSeal Study Group.：Determinants of poor outcome after laceration and surgical incision repair. Plast Reconstr Surg, 110：429-435, 2002

5）Kraissl CJ：The selection of appropriate lines for elective surgical incisions. Plast Reconstr Surg (1946), 8：1-28, 1951

6）「Procedures and techniques in emergency medicine」(Simon R & Brenner B), Williams & Wilkins, 1982

7）Borges AF & Alexander JE：Relaxed skin tension lines, Z-plasties on scars, and fusiform excision of lesions. Br J Plast Surg, 15：242-254, 1962

8) Hollander JE, et al：Poor correlation of short-and long-term cosmetic appearance of repaired lacerations. Acad Emerg Med, 2：983-987, 1995

9) Quan T, et al：Reduced expression of connective tissue growth factor（CTGF/CCN2）mediates collagen loss in chronologically aged human skin. J Invest Dermatol, 130：415-424, 2010

10) Gans EH, et al：In vivo determination of the skin atrophy potential of the super-high-potency topical corticosteroid fluocinonide 0.1％ cream compared with clobetasol propionate 0.05％ cream and foam, and a vehicle. J Drugs Dermatol, 7：28-32, 2008

Wound Healing and Cosmetic Outcome

4章 傷の治癒と瘢痕

実践ポイント

- すべての創傷は瘢痕の原因となる
- 瘢痕の機能は創部を結合組織で修復することであり，損傷した組織を元の状態にまで回復させることではない
- 修復された組織の抜糸時点での張力と強度は，通常の皮膚と比較してたった5％しかない
- 瘢痕が最終的な外見になり，その張力が安定化するには数カ月を要する
- 瘢痕の見た目および大きさは受傷機転・解剖学的位置・感染の有無・術者の技術やその他の要素によって変化する
- 創部に埋もれている小石や砂は外傷性刺青を防ぐために取り除かなければならない
- 縫合してから7～14日以上抜糸せずに放置すると，永久的な縫合糸痕が生じうる
- 創部に反応し，肥厚性瘢痕・萎縮性瘢痕・ケロイドを生じることがある
- 瘢痕を完全に消失させるような化学的・外科的治療は存在しない
- 成長因子製剤を用いた現段階の研究によれば，コラーゲン線維の蓄積に代わり，損傷組織の再生が将来的に可能となるかもしれない

　瘢痕を形成する要素の多くは，創傷を修復しようとしている術者にはコントロールできないものである．外科手術時に生じる切開創と異なり，創傷・裂創は受傷部位・深さ・長さなど美容面に関して予期できるものではない．瘢痕の最終的な見た目をできるだけよくするためには対処すべきさまざまな生物学的・技術的問題がある．年齢・人種・受傷部位・皮膚割線・関連する疾患や内服薬・創傷の種類・手技など，これらすべてが瘢痕形成に影響し，治療戦略もこれらの要素に左右される．

　創傷治癒過程におけるさまざまな知識を医療者がもち，患者に適切なアドバイスをすることも求められる．創傷治癒に関して生物学的に重要な事実として言えることは，損傷した組織はコラーゲン線維に置き換わるということである．当然ではあるが，瘢痕は通常の皮膚とは見た目が異なる．

　近年，組織再生に関する研究が行われており，動物実験では成功している例もある[1]．将来，瘢痕を減らしたりなくしたりすることが可能となるかもしれない．

1 通常の創傷治癒過程

　創傷治癒の過程は通常，個々の事象が別々に起こっているように説明されがちであるが，実際のところは図4-1に示すように，1つ1つの過程が重なりながら連続したものである．ここでは読者の理解のために，これらの過程を個別に説明する．

1) 止血

　受傷した時点で，いくつかの反応が生じすみやかな止血に至る．

　外傷という侵襲により，創縁の後退や組織の収縮といった皮膚の構造変化が引き起こされる．これによって，細動静脈の圧迫が生じる．これらの血管では集中的な血管収縮反射も10分間程度生じる．切断された血管および露出した創部の表面では血小板が凝集しはじめる．この凝集のカスケードは組織凝固因子の発現を引き金に生じ，数分以内に創部は凝血塊で満たされる．

2) 炎症期

　止血が完了し滲出液が生じはじめると，炎症反応が急速に惹起される．これにより補体系が

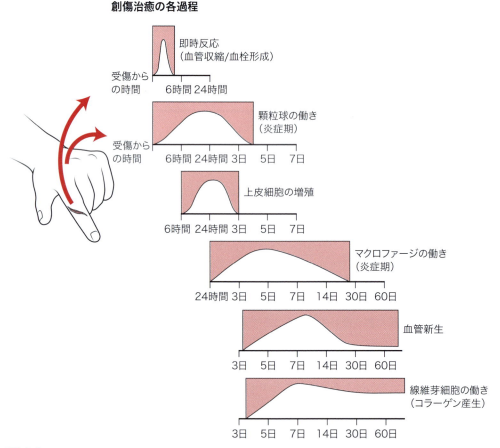

図4-1　創傷治癒にかかわるさまざまな要素とその期間．

活性化し遊走性物質が放出され，好中球が創部に集まる．好中球に続いてリンパ球が出現する．受傷から12〜24時間経過した段階で好中球数は最も多くなる．好中球およびリンパ球の主たる役割は細菌の増殖を抑え，感染を防ぐことである．この作用は滲出液の中にある免疫グロブリンの力を借りて行われる．単純な創傷の多くでは好中球数は受傷後3日を過ぎたあたりから著明に減少する．

受傷後24〜48時間経過した段階からマクロファージが多くみられるようになり，受傷後5日目までにマクロファージが創部における炎症細胞の主役となる．これらの細胞は免疫反応の惹起や，線維芽細胞とコラーゲン線維の形成に大きな役割を果たす．

3) 上皮化

炎症反応が進行している間に，上皮細胞は形態的かつ機能的に変化を生じる．

創縁に存在する損傷のない細胞は12時間以内に仮足様の構造が生じ，移動をはじめる．細胞が複製され，創傷表面を被覆する．また，細胞複製され増殖した層によって，損傷を受けた真皮と止血された凝血塊の間が被覆される．創内部に到達すると，上皮細胞はほかの方向へ進展していく．そして上皮細胞本来の立方体に戻り，他細胞へのデスモソームを用いた接着が行われる．細胞複製をくり返し，ついには上皮層まで再構築が進む．裂創の修復後，24〜48時間以内に上皮化がはじまるが，数カ月間をかけて，引き続きこれらの層構造は厚さを増し，瘢痕が成熟していく．

4) 血管新生

血管新生は創傷治癒においてきわめて重要な要素である．新生血管は損傷した古い血管から置き替わり，酸素と栄養を治癒過程にある創部へ運搬する．血管新生は受傷後3日目までに起こり，受傷後7日目までに最も活性化する．抜糸の時期に創部が著明な赤味を有していることもこれによって説明ができる．創部が成熟する受傷後21日目までに血管新生は急速に沈静化する．また，血管新生では通常の線維芽細胞のほかに平滑筋細胞の特徴をもつ筋線維芽細胞を周囲に擁した，ループ状の毛細血管が形成される．これら，創部表面に存在する血管新生と筋線維芽細胞という2つの要素によって肉芽組織が形成される．

5) コラーゲン産生

血管新生とマクロファージに刺激され，線維芽細胞は急速に細胞分裂する．これにより受傷後2日目までに新たなコラーゲン線維がつくられはじめる．コラーゲン産生は受傷後5〜7日目までにピークになり，受傷後3週間までコラーゲン線維が創部に集積する．このころには創部において炎症性の細胞浸潤や浮腫が消失する．新しく産生されたコラーゲン線維はバラバラな方向で配置しており，抗張力は低く物理的に脆い．しかしながら数カ月かけて，このような細くバラバラだったコラーゲン線維は再構築され，架橋結合を形成することによって規則正しいかごの目状の織り目を形成する．コラーゲンの産生と分解のバランスによって受傷後おおよそ7〜10日目は創部が脆い状態となり，創離開のリスクが最も高まる．創部の抗張力は受傷後2週間の時点では健常皮膚のたった5％，受傷後1カ月でも40％しか有していない（図4-2）．

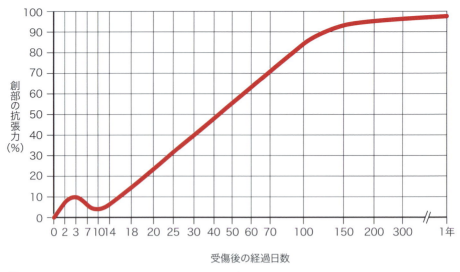

図 4-2 　受傷後の日数経過と抗張力の割合.

抗張力がほぼ元に戻るまで受傷後数カ月以上かかる.

6) 創部の収縮とリモデリング（成熟）

　すべての創傷は数カ月かけてリモデリングし，これによって，一定の創収縮が生じる．リモデリングは創部が全層欠損した場合に顕著となる．筋線維芽細胞という特別な線維芽細胞の働きによって，瘢痕が欠損部分の外側からだんだんと収縮する．創収縮は創部周囲の正常組織も巻き込む．適切に外反された縫合線はまっすぐ収縮し美容的にも許容できる瘢痕となる一方で，創部が内反した状態で閉鎖された創は上皮に陥凹を形成し，光が当たると創部に影をつくってしまい瘢痕が目立ってしまう（10章参照）.

　創部がリモデリングする際には見た目も同様に変化する．例えば，ある研究では抜糸時の創部の見た目とその後6〜9カ月後の創部の見た目について，ほとんど関連性がなかったと報告されている[2]．創部の最終的な見た目がどうなるかは抜糸後6カ月〜1年経過しないとわからない旨を患者に伝える必要がある.

2　美容面に影響を与える因子 (BOX 4-1)

　創部の美容面に影響を与える要因は生物学的にも，非生物学的にも数多く存在する．800人の外傷による創傷や手術創を対象に3カ月追跡した研究では，四肢末端部の創傷や，広い創幅，創縁の合わせ方が不完全であること，重篤な組織損傷，そして創部の感染など創部の見た目に悪影響を及ぼす因子がいくつか指摘された[3]．以下に，最終的な創部の見た目に影響を与える機序と要因についてより詳細に記載する.

BOX 4-1	創傷治癒を妨げる要因

技術的要因
- 創傷処置の準備が不十分
- 縫合糸の過度な緊張
- 反応性が高い縫合素材
- 局所麻酔

解剖学的要因
- 静的皮膚割線
- 動的皮膚割線
- 色素沈着した皮膚
- 脂性肌
- 体の部位

随伴する疾患や状態
- 加齢
- 重度のアルコール依存
- 急性尿毒症
- 糖尿病
- Ehlers-Danlos症候群
- 低酸素
- 重度の貧血
- 末梢血管障害
- 栄養不良状態

薬剤
- 副腎皮質ステロイド
- NSAIDs
- ペニシラミン
- コルヒチン
- 抗凝固薬
- 抗がん剤

1) 受傷機転

受傷機転は，治療法の選択や創部感染の確率に非常に大きな影響をもたらす重要な因子である．また，瘢痕形成や最終的な見た目に大きな影響を与える．受傷機転は皮膚に対して加わる3つの力（剪断力・引張力・圧縮力）で説明できる[4,5]．創傷で救急外来を受診した患者の原因とその頻度について，**表4-1**にまとめた．

① 剪断力

剪断力による損傷はナイフやガラスのような鋭的な物が原因となって生じ，組織の単純な離開をもたらす（**図4-3**）．救急外来での裂創はほとんどがこの機序によるものである[6]．皮膚は物理的に離開するが，組織にかかる外力は非常に少なく，細胞の破壊もほとんど生じない．これらの裂創は一次治癒できる可能性が高く，また創部感染の可能性も低い．最終的な瘢痕は薄く，美容的に許容できる程度であることが多い．

② 引張力

引張力による損傷は，鈍的な物に皮膚が仰角で打ち付けられたときに生じる（**図4-4**）．

このような状況下では，皮膚には三角形のフラップ状で，さらに一部剥離したような創が形成される．フラップ両側からの血流が途絶えるため虚血が生じやすく，フラップ部分の失活や壊死が生じる危険性がある．基部からフラップ内へ入り込む残存血管は注意深く取り扱い，特別な縫合テクニック（11章参照）を用いて温存しなければならない．フラップ基部が遠位に存在する場合（つまり，フラップの向きが動脈の走行と逆である場合）はフラップの失活や壊死はさらに生じやすい．

表4-1 創傷の原因と頻度

創傷の原因		症例数（%）*
鈍的な物		417 (42)
鋭的な物（ガラスを除く）		338 (34)
ガラス		133 (13)
木		35 (4)
咬傷	ヒト	5 (1)
	犬	29 (3)
	その他	15 (2)
合計		972 (99)

＊1,000例の創傷を対象にした研究．28例は病因が判明しなかった．
文献7より引用．

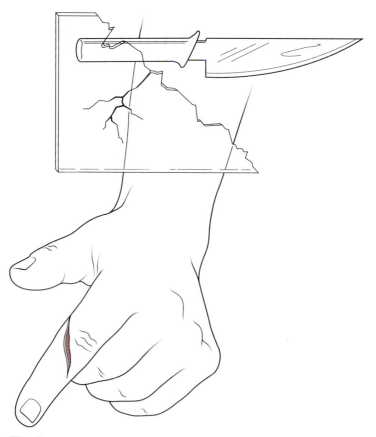

図4-3 剪断力によって生じた裂創と，原因の例．

　引張力によってこのタイプの創が形成される際には剪断力による損傷の場合よりも多くの負荷がかかる．創への血流途絶と多くの細胞の破壊の両者によって，創感染のリスクは上昇する．また，形成される瘢痕もより大きくなる傾向がある．

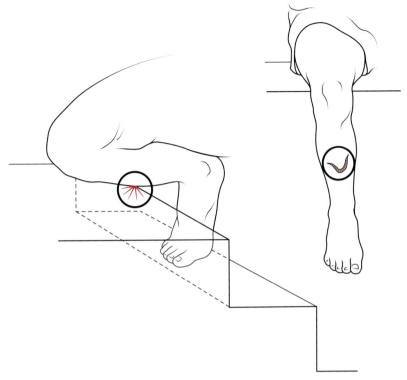

図 4-4　引張力によって生じたフラップ状の裂創と，受傷機転の例．

③ 圧縮力

　圧縮力による損傷は鈍的な物に直角に打ち付けた際に生じる（図 4-5）．断端がボロボロになり，皮膚や浅筋膜，皮下組織は失活してしまうことが多い．このような状態では感染の危険性が増してしまう[8]．これらの創傷には広範囲の洗浄とデブリードマンが必要となる．しかし，このように注意深く初期治療を行っても，最終的な瘢痕の見た目は美容的に悪くなることがある．

2) 創部感染

　創傷治療において最も頻度が高く，深刻な合併症が感染である．不慮の創傷は清潔ではない状況で生じているため，救急外来で診る創傷は細菌や異物で汚染されていると考えなければならない．表皮は通常，細菌が皮膚や筋膜の奥へ侵入するのを防いでいる．したがって，わずかな表皮の破綻であっても，深層に細菌の侵入を許すこととなる．創部から侵入した環境微生物だけではなく，健常皮膚の多種多様な常在菌のなかにも同様に感染原因となるものが存在する[9]．

　細菌が大量に存在する場所として，頭皮・会陰部・腋窩・口腔内・足・爪郭がある．一方，体幹部や四肢の近位部は細菌が少ない．

　細菌汚染によって感染が成立するかどうかに関する決定的な要因の1つは，受傷してから洗浄・修復されるまでの時間経過である．組織1gあたり10万個の細菌が存在すると，感染が起こることが明らかになっている[6]．それ以下の細菌数であれば，感染が起こらず治癒するが，逆にそれ以上の細菌数であれば感染率は何倍にも膨れ上がる[10]．救急外来でのケースシリーズ研

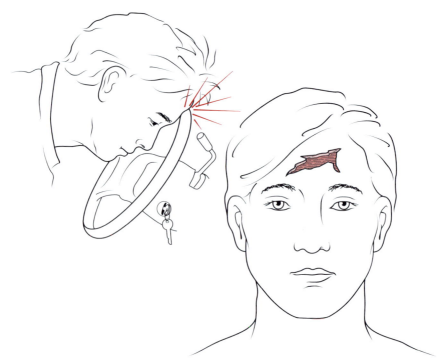

図 4-5 圧縮力による損傷と，受傷機転の例．

究では，受傷後 2.2 時間以内の創傷は組織 1 g あたり 100 個程度の細菌しか含んでいなかったと報告されている[11]．しかし 3 時間経過した創部では組織 1 g あたり 100〜100 万個の細菌が含まれていた．さらに，5 時間以上経過した創傷では一貫して組織 1 g あたり 100 万個以上の細菌が発育していた．細菌の増殖と侵入に関しては上記のような実験に基づくデータがあるが，その臨床的意義は明らかではない．しかしながら，適切なタイミングで創部を洗浄することは重要である．また，もし抗菌薬を投与するのであれば早期に投与するのがよいだろう．

3) 技術的要因

　土，特に泥は 2 つの理由で創傷治癒を妨げる可能性がある[12]．1 つはたとえ少量であっても土や泥が存在すると，感染を引き起こす細菌数の閾値が 100 個にまで低下してしまうことである[13]．もう 1 つはどんなタイプの砂や土でも熱心に除去しないと不可逆的な刺青をつくってしまう可能性があることである．創部を洗浄・デブリードマンしても表皮や真皮の目に見える大きさの砂を除去できないときは，形成外科へのコンサルテーションが推奨される．

　不適切な縫合による結紮時の過度な皮膚緊張は創部に不必要な虚血をもたらす[14]．さらに創部の虚血は細胞壊死を招き，強い炎症と瘢痕形成も引き起こす．深部縫合，皮下剥離，創部の縫合数を増やすなどの操作を行えば皮膚緊張をやわらげることができる．

　縫合糸の素材によって組織反応や炎症の程度は変わり，治癒過程にさまざまな影響を与える[15]．絹糸は優れた機械的性質を有するが，顕著な組織反応を起こしてしまう傾向がある．ナイロン糸およびポリプロピレン糸は非吸収糸のなかで最も反応性が低い．吸収糸は異物として

作用するため，縫合数が多ければ感染の危険性は増大し，瘢痕が大きくなってしまう可能性がある[16,17]．創傷用テープやステープラーは最も組織反応の少ない代替手段であり，汚染創においても感染率を低くできると考えられる．また，局所麻酔薬は創傷治癒を遷延させるという報告もある[18]．高濃度の局所麻酔薬やアドレナリン添加した麻酔薬を使用すると，さらに増悪する[13]．しかしながら局所麻酔薬を創傷治療時に用いることは避けられないため，可能な限り低濃度での投与が求められる．

4) 解剖学的要因

創傷の部位や皮膚割線は創部治癒，特に最終的な瘢痕の見た目に大きな影響を及ぼす（3章参照）．前胸部や四肢の創傷は最も目立つ瘢痕になりやすく，一方で眼瞼の瘢痕は最も目立たず治癒しやすい．皮膚が色素沈着していたり，脂性肌であったりすると，より大きな瘢痕を形成しやすい．

5) 基礎疾患や併存疾患

基礎疾患や併存疾患は創傷治癒に変化をもたらす．高齢者は創傷の治癒が遅いといわれている[19]．しかし，高齢者でも基礎疾患なく健康であれば最終的には通常どおり治癒し，瘢痕が形成される[20]．アルコール依存による進行性肝疾患やタンパク合成能低下のある患者では，創傷治癒が遅延する可能性がある．同様に，急性尿毒症患者も創傷治癒が遅延するといわれている[21]．尿毒症患者では線維芽細胞の増殖が抑制され，創傷の抗張力が低下する．

糖尿病患者もまた，創傷治癒に関して多くの問題が浮上する[22]．糖尿病患者は創部感染のリスクが上昇するだけではなく，血管新生およびコラーゲン生成も遅延する．まれな疾患ではあるが，コラーゲン生成と創傷治癒に問題が生じる疾患としてEhlers–Danlos症候群があげられる[23]．

ショック状態・重度の貧血・末梢血管疾患・栄養不良状態など，酸素や栄養素の供給不全をきたすような状態は創傷治癒に大きな影響を及ぼす[24]．進行がん・肝不全・重篤な心血管疾患が基礎疾患としてある場合も同様に創傷治癒の予後が不良となりやすい．重症外傷，特に遷延するショック状態や蘇生術を経た患者もまた，創傷治癒の予後が不良となる可能性が高い．

6) 薬剤

数多くの薬剤によっても創傷治癒は影響を受ける[25]．悪影響をもつといわれている薬剤には副腎皮質ステロイド，NSAIDs（アスピリン，フェニルブタゾンなど），ペニシラミン，コルヒチン，抗凝固薬，抗がん剤などがあげられる．これらの薬剤のなかでも，副腎皮質ステロイドは特に大きな影響を及ぼし，炎症反応，線維芽細胞の活性化，血管新生，上皮化など多くの過程において創傷治癒を阻害する．

NSAIDsは通常の炎症反応を抑制させ，創傷全体の抗張力を低下させる可能性がある．抗凝固薬やアスピリンでは創部血腫が形成されやすくなり，創傷治癒までの時間が延長する．理論的には抗がん剤も同様に創傷治癒を妨げると思われるが，臨床的に意味があるほど妨げるかは明らかにされていない．

ビタミンCとビタミンA，硫酸亜鉛や蛋白同化ステロイドは一般的に創傷の修復によい効果をもたらす[26]．ビタミンC欠乏の状態ではコラーゲン産生機能が著しく損なわれるが，アスコルビン酸の投与で通常のコラーゲン産生機能は回復する．また，ビタミンAと蛋白同化ステロイドによって，副腎皮質ステロイドの抗炎症作用を改善することができる．亜鉛欠乏は創傷治癒の遷延を引き起こすといわれている．亜鉛欠乏を改善すると創傷治癒が促進される．ただし，亜鉛欠乏のない患者に亜鉛軟膏を使用すると，コラーゲンの成熟過程において架橋結合不全をきたす可能性がある[26]．これは，硫酸亜鉛が創傷収縮を遅らせるという研究結果により裏付けられている[26]．

3 縫合糸痕

　縫合糸痕は創傷修復において悩ましい合併症の1つである．
　縫合糸痕の生じる原因は以下のとおりさまざまだが，術者がコントロールできるものとできないものに分かれる[27]．

1) 受傷部位

　背部や胸部，上腕，下肢など，特定の部位ではほかの部位よりも縫合糸痕が残りやすい．顔面では鼻から下の部分や鼻翼部に隣接した頬部も縫合糸痕を残しやすい．眼瞼や手掌，足底では縫合糸痕は残りにくい．

2) いわゆる"ケロイド体質"

　ケロイド体質の患者は縫合糸痕のリスクが非常に高い．

3) 縫合による皮膚緊張

　縫合時に，皮膚に過度の緊張がかかると，組織の圧縮をきたし，大きく目立つ縫合糸痕を形成してしまう．

4) 縫合糸膿瘍

　縫合糸に隣接して小さな膿瘍を形成することがある．縫合糸はそもそも異物であり，たとえサイズは小さくとも膿瘍形成の危険性がある．絹糸や編糸はモノフィラメント糸やステープラーよりも縫合した部位で炎症を引き起こす可能性が高い[14]．

5) 抜糸までの期間

　縫合後14日以上抜糸しなければ，縫合糸に覆われた部分の上皮化が生じ，恒久的な上皮の「穴」として縫合糸痕が残ってしまう[27]．逆に，7日以内に抜糸すると縫合糸痕は残らない．7～14日の間では，縫合糸痕が残存するか予測は困難である．そしてこれらの所見は針の種類や縫合の大きさとは無関係である．

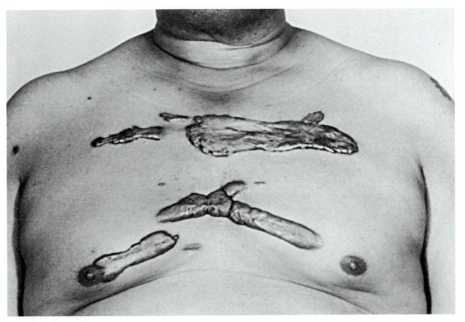

図4-6 ケロイドの例．瘢痕はもともとの創部を超えて進展している．

4 ケロイドと肥厚性瘢痕

　ケロイドは過剰に増殖した瘢痕組織であり，創傷自体の範囲を超えて広がる（図4-6）．ケロイドは黒色人種で比較的多いが，ほかの人種でも皮膚が黒く色素沈着した部分で生じることがあり，耳や上肢，下腹部や胸骨付近で多いとされている．最終的な見た目は，ケロイド形成を早期認識し適切に治療できるかどうかにかかっている．

　肥厚性瘢痕もまた瘢痕組織の過剰増殖であるが，ケロイドと異なり，創傷自体の範囲を超えて広がることはない（図4-7）．肥厚性瘢痕は関節屈曲部のような組織の緊張がかかる部位で発生しやすい．肥厚性瘢痕が生じる原因は解明されていない．肥厚性瘢痕の既往のある患者では，創傷治癒までの期間，理学療法やシーネ固定を併用することもある．

　これらの異常な瘢痕形成を最小限に抑えるための治療については，次の項で説明する．

5 瘢痕治療と修正手術

　現時点で，瘢痕を完全に除去することができる外科的・非外科的治療は存在しない．
　瘢痕の大きさ・色・かゆみなどの症状を軽減するという軟膏・被覆材・ビタミン製剤やハーブ製剤などは多く存在するが，今日までにこれらを比較検討した少数の臨床研究では，どれが優れているかということは示されていない[28]．
　少数ではあるが数カ月後に醜い瘢痕となってしまう症例があり，そのような瘢痕の見た目を改善するための外科的・非外科的治療は多く存在する．例えばZ形成術や皮膚剥離術は瘢痕の

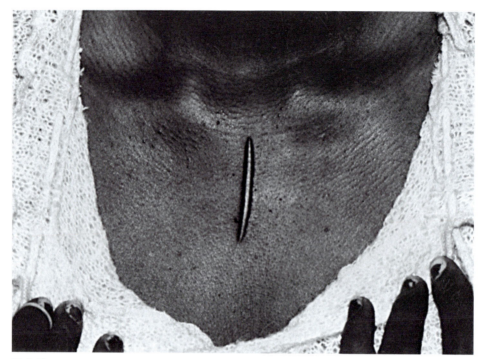
図4-7 肥厚性瘢痕の例．瘢痕はもともとの創部にとどまっている．

見た目を効果的に改善することが示されている[29,30]．

創傷患者の診察時には，ケロイドまたは肥厚性瘢痕形成の既往を確認することが重要である．これらの既往のある患者には修復治療の直後に介入を開始する．非外科的治療には凍結療法，圧迫・固定療法，放射線治療，有糸分裂阻害薬などがある[31]．その他，レーザー治療やステロイド局所注射も有効性が示されている[31,32]．したがってこれらの患者は治療開始後早い段階で，上記の治療経験のある専門医に紹介する必要がある．

将来的には，再生医療によって従来の瘢痕形成が大きく変わり，創傷治癒や美容的な見た目がかなり改善することが期待される．

文 献

1) Rhett JM, et al : Novel therapies for scar reduction and regenerative healing of skin wounds. Trends Biotechnol, 26 : 173-180, 2008
2) Hollander JE, et al : Poor correlation of short-and long-term cosmetic appearance of repaired lacerations. Acad Emerg Med, 2 : 983-987, 1995
3) Singer AJ, et al : Determinants of poor outcome after laceration and surgical incision repair. Plast Reconstr Surg, 110 : 429-437, 2002
4) Edlich R, et al : Technical factors in the prevention of disease. 「Surgical infectious diseases」(Simmons RL, et al, eds), Appleton-Century-Crofts, 1982
5) Trott A : Mechanisms of surface soft tissue trauma. Ann Emerg Med, 17 : 1279-1283, 1988
6) Edlich RF, et al : Principles of emergency wound management. Ann Emerg Med, 17 : 1284-1302, 1988
7) Hollander JE, et al : Wound registry : development and validation. Ann Emerg Med, 25 : 675-685, 1995
8) Cardany CR, et al : The crush injury : a high risk wound. JACEP, 5 : 965-970, 1976
9) Marples MJ : Life on the human skin. Sci Am, 220 : 108-115, 1969
10) Krizek TJ, et al : Bacterial growth and skin graft survival. Surg Forum, 18 : 518-520, 1967

11) Robson MC, et al : Rapid bacterial screening in the treatment of civilian wounds. J Surg Res, 14 : 426–430, 1973

12) Rodeheaver G, et al : Identification of the wound infection–potentiating factors in soil. Am J Surg, 128 : 8–14, 1974

13) Haury BB, et al : Inhibition of nonspecific defenses by soil infection potentiating factors. Surg Gynecol Obstet, 144 : 19–24, 1977

14) Price PB : Stress, strain and sutures. Ann Surg, 128 : 408–421, 1948

15) Swanson NA & Tromovitch TA : Suture materials, 1980s : properties, uses, and abuses. Int J Dermatol, 21 : 373–378, 1982

16) Edlich RF, et al : Technique of closure : Contaminated wounds 1, 2. J Am Coll Emerg Physicians 3 : 375–381, 1974

17) Losken HW & Auchincloss JA : Human bites of the lip. Clin Plast Surg, 11 : 773–775, 1984

18) Morris T & Appbly R : Retardation of wound healing by procaine. Br J Surg, 67 : 391–392, 1980

19) Grove GL : Age-related differences in healing of superficial skin wounds in humans. Arch Dermatol Res, 272 : 381–385, 1982

20) Goodson WH 3rd & Hunt TK : Wound healing and aging. J Invest Dermatol, 73 : 88–91, 1979

21) Colin JF, et al : The effect of uraemia upon wound healing : an experimental study. Br J Surg, 66 : 793–797, 1979

22) Hunt TK : Disorders of wound healing. World J Surg, 4 : 271–277, 1980

23) Cohen IK, et al : An update on wound healing. Ann Plast Surg, 3 : 264–272, 1979

24) Hotter AN : Physiologic aspects and clinical implications of wound healing. Heart Lung, 11 : 522–531, 1982

25) Pollack SV : Systemic medications and wound healing. Int J Dermatol, 21 : 489–496, 1982

26) Söderberg T & Hallmans G : Wound contraction and zinc absorption during treatment with zinc tape. Scand J Plast Reconstr Surg, 16 : 255–259, 1982

27) CRIKELAIR GF : Skin suture marks. Am J Surg, 96 : 631–639, 1958

28) Plastic Surgery Educational Foundation Technology Assessment Committee. : Review of over-the-counter topical scar treatment products. Plast Reconstr Surg, 119 : 1091–1095, 2007

29) Hove CR, et al : Z-plasty : a concise review. Facial Plast Surg, 17 : 289–294, 2001

30) Poulos E, et al : Effectiveness of dermasanding (manual dermabrasion) on the appearance of surgical scars : a prospective, randomized, blinded study. J Am Acad Dermatol, 48 : 897–900, 2003

31) Chang CW & Ries WR : Nonoperative techniques for scar management and revision. Facial Plast Surg, 17 : 283–288, 2001

32) Alster T : Laser scar revision : comparison study of 585-nm pulsed dye laser with and without intralesional corticosteroids. Dermatol Surg, 29 : 25–29, 2003

Wound Care and the Pediatric Patient

5章 小児の創傷

Carolyn K. Holland, MD, MEd, Gregg A. DiGiulio, MD,
Javier A. Gonzalez del Rey, MD, MEd

実践ポイント

- 子どもと保護者の気持ちに配慮することは創処置そのものと同じくらい大切である
- 怪我が病歴に対して不自然な場合，身体的虐待を考慮する
- 診察に慣れてもらうため，創部と離れた部位から診察する
- 言葉をまだ話せない子どもでは身体抑制を行う機会が多い．年長の子どもでは優しさと共感をもって診察すれば抑制を行わずにすむ
- 優しく診察し表面麻酔を使用すれば，鎮静薬（経口・静注）の使用を減らすことができる
- 表面麻酔は保護者でも安全に行える
- 頭皮，顔面，手の表層の縫合に吸収糸を使用しても，美容面への影響は非吸収糸と同等である．吸収糸を使用すれば抜糸のための再診が不要となる
- 手を怪我したとき，幼い子どもは手が動かしにくくなっていても正確に伝えることができない．腱損傷や神経損傷を見つけるためには，単純に子どもを観察するだけでなく，特別なテクニックが必要である
- 指尖部切断は外科処置なしに，自然な再生で治癒しうる
- 合併症のない足の穿刺創に予防的抗菌薬は不要である
- 皮膚表層の膿瘍に4％リドカインクリームを塗り閉鎖性被覆材をあてると自然排膿が期待できる
- 3Mコーバン自着性弾力包帯（商品名，3M，ミネソタ州セントポール）で被覆材を覆えば，幼い子どもが剥がしてしまうのを防ぐことができる

　小児は裂創が原因で頻繁に救急外来を受診する．裂創は小児救急部でみられる怪我の約30～40％を占める[1,2]．裂創の年間発生率は概算で小児1,000人あたり50～60人である[3,4]．幼い子どもは年長の子どもに比べて経験が足りず，常識がなく，運動能力が低いことから頻繁に怪我をする．男児は女児の2倍怪我が多い．裂創は階段や家具からの転落，自転車での転倒が原因で起こることが多い[5]．裂創が最も起きやすい部分は頭部（60％）で，続いて上肢と下肢である[5]．全体として裂創は小児でよくみる怪我で，医師による機能面と美容面の評価を必要とする．

1 一般的なアプローチと子どもを落ち着かせるテクニック

1）子どもの評価

　小児の裂創の処置は技術的に難しいだけでなく，医師，子ども，親や保護者にとって精神的にも難渋する．そのため，手技の内容・方法や手技によって起こりうる痛み，不安について子どもと保護者に説明する時間を設けるのが大切である．時間をかけるだけの価値はある．

　命にかかわるような傷や四肢切断となるような傷がないことを確認したら，病歴聴取をはじめる．このとき，子どもに信頼してもらう必要がある．すぐに子どもの服を脱がせて傷を診察するのは避ける．子どもの年齢に合わせた言葉遣いで直接会話を行い，ラポールを築く．「この"boo–boo"はどうしたの？」と尋ねることで幼い子どもを会話に巻き込める（訳注：boo–booは幼児語でかすり傷の意味．日本語では「痛い痛いしたとこ，見せてー？」のように尋ねるとよい）．しかし子どもから十分な病歴が聴取できると期待せず，詳細は保護者から聴取する方がよい．4歳以上の子どもたちは大抵の場合ある程度の病歴を話してくれる．子どもたちに自ら話をさせることで，状況の主導権を握っていると感じてもらえる．創処置でカルテに記載すべき情報は2章の **BOX 2–1**（p.25）を参照．

　また，子どもの気をそらすことは創処置において年齢を問わず有効である．おもちゃや漫画のキャラクター，友達，兄弟，好きな色，その子の年相応の遊びなどについて尋ねてみよう．**表5–1**に子どもの年齢別発達段階と気をそらすテクニックをまとめてある[6]．おもちゃ，本，シャボン玉，動画，音楽，キラキラ光る棒などは子どもの興味を引くので，手元の処置から子どもの注意を背けるのに使用できる．4歳以上の子どもには空想してもらうことがとても有効である．4歳未満の子どもでは視覚や聴覚を刺激するもの，例えば歌，本，おもちゃや本人が普段使用して安心できるもの（おしゃぶり，毛布，ぬいぐるみなど）で気をそらすことができる．効果のほどはその子の言語能力次第であることが多い．保護者がベッドサイドへ立ち会うことを承諾していたり，自ら希望していたりする場合は，子どもの気をそらすのに協力してくれることが多い．医師が子どもと適切に対話をするためには，子どもの発達段階を全般的に理解することがきわめて重要である．

　入院診療では痛みを伴う処置をする際に子どもの気をそらすため，チャイルド・ライフ・スペシャリスト（訳注：医療環境にある子どもや家族に，心理社会的支援を提供する専門職）をうまく利用してきた．チャイルド・ライフ・スペシャリストを雇う小児救急部も徐々に増えている[8]．チャイルド・ライフ・スペシャリストは手技の際に子どもに手技を想像させたり，深呼吸やお話などの対処法で子どもたちをコーチングしたり，シャボン玉，おもちゃ，ゲームで気をそらしたり，保護者と子どもに手技前の準備をしたりといったサポートを提供する[9]．チャイルド・ライフ・スペシャリストは顔面の縫合や点滴を必要とするような子どもに対して恐怖心を減らし満足度を上げるポジティブな効果があることが，研究により判明している[8,10]．年間15,000人の受診がある救急部ではチャイルド・ライフ・スペシャリストを雇うための財政的サポートが受けられる[9]（訳注：2012年時点の米国における情報）．

　ほかのすべての外傷診療と同じように，病歴は受傷機転と，受傷部位以外の怪我の可能性を

表5-1　子どもの年齢別発達段階

年齢	発達段階	子どもが恐れること	テクニック	子どもの気をそらし安心させるもの
乳児	・最低限の言語 ・自分を保護者の延長と認識 ・身体的環境に敏感	・見知らぬ人の存在	・保護者に見える範囲にいてもらう ・空腹に対処する ・温かい手で接する ・部屋を暖かくする	・保護者の子守唄 ・写真や漫画 ・食べ物以外で口に入れられるもの（おしゃぶり） ・肌で触れ合う ・おくるみ
幼児 （1〜3歳）	・言語発信よりも理解が発達 ・自分を個人と認識 ・自己の強い意志	・一瞬でも保護者と離れること ・疼痛	・言語的コミュニケーションを保つ ・保護者の膝の上で診察する ・選択権を与える（可能であれば）	・飛び出す絵本 ・魔法の杖 ・人形，指人形 ・水遊び用のおもちゃ ・シャボン玉 ・光るおもちゃ
就学前 （3〜5歳）	・豊かな表現力 ・豊かな空想力 ・魔法的発想	・長く保護者と離れること ・疼痛 ・傷の見た目	・本人に説明させる ・空想での遊び（ごっこ遊び） ・診療に積極的に加わってもらう	・飛び出す絵本 ・魔法の杖 ・人形，指人形 ・水遊び用のおもちゃ ・シャボン玉 ・気をそらす会話 ・深呼吸
就学時 （5〜10歳）	・言語能力の完成 ・身体構造，機能の理解 ・推論と妥協が可能 ・自制心を用いた経験	・傷の見た目 ・機能障害 ・死	・手技の説明 ・病態生理と治療の説明 ・起こりうる好ましい結果を説明 ・頑張ればできることを強調する	・シャボン玉を吹かせる ・歌を歌う ・スクイーズボール ・リラックスする呼吸法 ・電子機器で遊ぶ ・ヘッドフォンで音楽を聴かせる ・本を読む ・空想 ・自己催眠
青年期 （10〜19歳）	・自己決定 ・方針決定 ・死への現実的な見かた	・自己決定権の喪失 ・第三者からの受け入れの喪失 ・死	・選ばせる，主導権を握ってもらう ・周りの人間が説得する ・自律性を尊重する	・ビデオゲーム

文献7より引用

考慮すべきである．病歴と怪我のパターンが一致しない場合，故意に傷つけられた可能性がある．怪我と病歴が互いに不自然な場合や受傷機転が患児の発達年齢で説明できない場合（例：6カ月児がカウンターに自分で登って落ちた）は身体的虐待を考えるべきである．子どもが無理やり熱湯に浸されたときにつく熱傷の痕や，ベルトやハンガーで叩かれたことによってできる直線的な傷跡や裂創，普通は怪我をしないような不自然な部位の傷など，特徴的な創部のパターンは虐待の可能性を上げる．虐待が疑われる場合，すべてのケースをソーシャルサービス（訳注：日本では児童相談所）に連絡する必要がある．

2）予防接種歴

予防接種歴については特別な注意を必要とする．「予防接種を全部打っていますか」と単純に保護者に尋ねれば，本当は打っていなくても，大抵「はい」という肯定的な答えが返ってくる．そのため予防接種を打った回数と，最後に打った年齢も尋ねる方がよい．ジフテリア，破傷風，

百日咳の混合ワクチン（DTaP）を生後2, 4, 6カ月時それぞれと15〜18カ月の間に1回, 4〜6歳の間に1回の合計5回接種するべきである（訳注：日本では上記にポリオを加えた4種混合ワクチンを接種する．ワクチンスケジュールについては21章を参照）．6歳以下で破傷風の予防接種が終わっていない子どもは破傷風トキソイド（Td）ではなく，混合ワクチン（DTaP）を接種するべきである．最後のブースター接種は11歳頃である[11, 12]．子どもが予防接種を全く打っておらず，保護者が破傷風予防接種を拒否する場合は，地域のリスク管理部門や予防接種部門と協力し，適切な治療を行うよう促さねばならない．残念ながら破傷風を予防するためには予防接種以外の方法はない．破傷風に対する抗菌薬の投与は創傷管理において現実的でも実用的でもないからである[13]．破傷風予防の詳細は21章を参照．

3）創部の評価

　次に創部を評価する．保護者と子どもをできるだけ一緒にすれば，診察がやりやすくなる．「ちょっと見てみようね」とあらかじめ伝えることで子どもの信頼を得られる．一方で「触らないよ」と言うのは，診察の手順を誤解させるので避けた方がよい．診察中に保護者に協力してもらうことで，医師は助けるためにそこにいるのだということを子どもに知ってもらえる．

　診察全体を通して，優しさと忍耐をもって接するようにする．診察は創部と離れた場所からはじめる．特に幼い子どもではそうするべきである．創部が手や顔の場合，まず子どもの足と戯れることで，子どもは診察に慣れ，医師が自分を傷つけないとわかってくれる．こうして信頼が築かれたら，ゆっくりと創部に向けて診察を進めていく．創部を直接触ることは痛みを伴うので，麻酔後までするべきでない．止血が必要な場合は圧迫止血を行うが，代わりに保護者に行ってもらってもよい．

　子どもを落ち着かせたり，気を散らせたりすることに関して保護者の助けは大きい．保護者が嫌がらない程度に診察に協力してもらう機会を設ける．付き添いについて尋ねてみると，80％を超える保護者が点滴ルートの確保や裂創の縫合のような侵襲的手技を行う間，自分の子どもと一緒にいたいと考えており，90％の医師と看護師が保護者の付き添いを支持している[14〜16]．とはいえ自分の子どもの侵襲的な治療に付き添うことに耐えられない保護者もいる．このような場合，待合室が近くにあるのであれば，そこで待機するという選択肢も提示するべきである．

2 創処置中の抑制

　子どもがまだ言葉を話せず，空想していてもらうことや声かけで落ちつかせることができない場合，身体抑制（図5-1）を考える必要がある．言語能力が十分でないこと，状況把握能力が限られていることから，言葉がまだ話せない子どもを医療者に協力させるのは難しい．ベルクロ抑制ボード〔Papoose Boards（商品名．Olympic Medical, カリフォルニア州サンカルロス）〕（訳注：マジックテープで子どもをベッド上に拘束する器具）は良好な忍容性を誇る．特に経口でのミダゾラム投与のような鎮静薬と組み合わせるとよい．われわれの経験では，ボード上に抑制し薬剤投与を行うと，不安・興奮が治まる．抑制は子どもが傷つかないために必要

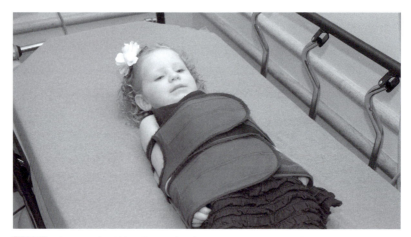

図5-1　顔面と頭皮の創処置中に子どもが動けないように抑制帯を使用している例．抑制帯を使用する際は，呼吸ができないほどきつく締めていないか確認する．

であると保護者は理解しており，抑制が子どもにとって不快でないと考え，次回来院時もPapoose Boardの使用をむしろ希望するだろう[17]．

　抑制方法にかかわらず，医療者は保護者に抑制の必要性について必ず説明しなければならない．抑制によって子どもおよび医療者の安全と，最良の結果は保障されるが，合併症も起こりうる．抑制は子どもが嘔吐したときの防御反射を制限してしまう．子どもが大泣きすると胃の内圧が上昇し，フルストマックになり，嘔吐の可能性が高まる．吸引器はいつでも使用できるように準備しておき，抑制中に嘔吐した場合，側臥位にしなくてはならない．

3　小児患者の鎮静

　医療者の努力もむなしく，子どもが診察に協力できない場合がある．子どもが協力できないと，十分な縫合が行えず，また本人や医療者に危害が生じる．このような場合は薬物による鎮静を考慮する．使用する鎮静薬の種類を決めるために，裂創のタイプ，位置，複雑さや子どもの精神状態が参考になる．小さい単純な裂創では，鎮静のベネフィットよりもリスクの方が高い場合がある．われわれの経験では身体抑制に加え，LET〔リドカイン4％，アドレナリン（エピネフリン）0.1％，テトラカイン0.5％溶液もしくはゼリー〕（訳注：LETはlidocaine, epinephrine, tetracaineの頭文字）のような表面麻酔を用いることで，局所麻酔薬を注射することなく顔面を含むほとんどの小さな裂創を，鎮静薬を使用せずに縫合することができる．

　裂創を縫合するためには，一般的に中等度の鎮静を行う．中等度とは防御反射と気道開通が保たれ，呼びかけに反応する程度である．どんな鎮静方法も予期せず深鎮静になる可能性がある．深鎮静とは意識レベルが低下し，簡単には覚醒せず，防御反射や気道開通が保たれない状態である．さらには完全に意識を失い自発呼吸がなくなり，全身麻酔の状態になる可能性もある．必要な鎮静の程度に合わせて鎮静薬の量を調整することで深鎮静になることを防ぐことができるだろう．とはいえ，医師は気道緊急に介入できるように備えておかなくてはならない．

診療所でも救急外来でも，鎮静手技は米国麻酔科学会の分類1または分類2（分類1は生来健康な患者，分類2は軽度の全身疾患をもつ患者）の子どもに限るべきである[18]．加えて鎮静を行うかどうかは最終食事時間も考慮しなくてはならない．米国麻酔科学会と米国小児科学会のガイドラインでは鎮静前の絶食時間について，透明な液体物は2時間，母乳は4時間，粉ミルク・牛乳・食事は6時間としている[19]．しかしこれらの基準を救急外来の状況にあてはめることについては議論がある．救急外来での小児患者の鎮静に関する米国救急医学会の診療指針では「直前に経口摂取した小児患者でも，救急外来で処置をする際に鎮静を安全に行うことができるだろう」と明確に述べている[20]．このような矛盾は医学のどの分野でもありうるもので，つまり鎮静を行うリスクと処置が遅れるリスクを天秤にかけなければならない．

　鎮静を行う処置室にはすべての年齢・サイズに対応できる小児用気道，循環物品を準備しておかなくてはならない．また，医師は状態が急変したときに対応できる能力を備えていなければならない．鎮静薬を使用するときは常に1人の医師は患者のモニタリングだけ行い，必要時に蘇生処置を手伝う役割を担うべきである．鎮静薬を投与したすべての子どもに持続的な酸素飽和度，脈拍のモニタリングと，間欠的な呼吸数，血圧の計測が必要であり[21]，このモニタリングは帰宅基準を満たすまで継続する．帰宅基準には年齢相応の会話ができること，気道開通が保たれていること，循環が安定していること，介助なしで坐位になれることが含まれる．使用した薬剤に関係なく，保護者に鎮静薬の種類と起こりうる副作用について説明する．病院，地域，国が定める必要事項に従って同意書を記載してもらう必要がある．

● 鎮静薬

　中等度の鎮静で疼痛コントロールを行う場合，フェンタニルが最良の選択である（**表5-2**）．フェンタニルは合成オピオイド作動薬でモルヒネの100倍の効果がある．通常は鎮静薬（ミダゾラムなど）と組み合わせて意識下鎮静で使用する[22]．フェンタニルの利点は効果出現が早いこと，効果が短時間であること，効果の予測がつきやすいことである．フェンタニルは特にほかの鎮静薬と組み合わせて使用する場合，呼吸抑制の危険性が増加するため注意が必要である．静注で使用する場合，$1\,\mu g/kg$ずつ増量し1時間あたり最大用量$5\,\mu g/kg$までの範囲で投与する．急速に高用量を投与すると胸郭の硬直を引き起こし，呼吸抑制をきたす．

　ミダゾラムは短時間作用型のベンゾジアゼピンで子どもの抗不安や鎮静によく用いられる[23]．この薬剤の主な特徴は不安軽減と前向性健忘であり，また，全体的に安全である[24]．少し不安を感じている子どもを落ち着かせるため，さまざまな投与方法が可能である．静注は効果出現が最も早く，用量調整も簡単である．

　ミダゾラムの鼻腔内投与は用量が多いことや灼熱感を伴うことから，適応が難しく使用が制限されるだろう．鼻腔内投与を行う場合，静注用の製剤を使用し，ツベルクリン反応検査用のシリンジで吸引する．そして針を外し，子どもを仰臥位にし，2〜5分かけてそれぞれの鼻孔に2滴ずつ一定分量を投与する．粘膜刺激性があるため，あらかじめ子どもと保護者に刺すような感覚があると伝えておくことが賢明である．また鼻腔内投与の前に粘膜噴霧器具〔Mucosal Atomization Device（商品名．Wolfe Tory Medical，ユタ州ソルトレイクシティ）〕を用いてリドカインで鼻腔麻酔をしてもよい．この器具はミダゾラムを噴霧するのに使用することもで

表 5-2　鎮静・鎮痛の薬剤選択

薬剤		推奨用量	投与方法	追加情報
フェンタニル		1〜3 μg/kg	静注or筋注	静注で即効性．筋注では効果発現まで7〜10分．緩徐に投与（1 μg/kg/分）．最大で5 μg/kg/時．
		2〜3 μg/kg	鼻腔内投与	5分以内に効果発現．1歳以上の子どもに使用．効果がない場合10分空けてくり返し投与．噴霧器を使用するのがベスト．
モルヒネ		0.08〜0.1 mg/kg	静注or筋注	10〜20分以内に効果発現．最大用量：乳児2 mg，1〜6歳4 mg，7〜12歳8 mg．
ミダゾラム		0.025〜0.1 mg/kg	静注	1〜5分で効果発現．必要な効果が得られるまで3分かけて緩徐投与．初回最大用量は5 mg．6歳未満では記載用量より多めに使用．
		0.25〜0.5 mg/kg	経口	10〜20分で効果発現．初回最大用量20 mg．十分な鎮静が得られない場合，45〜60分でくり返し投与可能．6歳未満では1 mg/kgまで必要となる場合もある．
		0.2〜0.5 mg/kg	鼻腔内投与	5分以内に効果発現．鼻腔に緩徐に滴下．5〜15分でくり返し投与可能．初回最大用量は10 mg．鼻を刺すような痛みをきたす．
		0.1〜0.15 mg/kg	筋注	5〜10分以内で効果発現．最大用量10 mg．
ジアゼパム		0.05〜0.1 mg/kg	静注	1〜3分以内に効果発現．効果が得られるまで3分間かけて緩徐投与．最大用量0.25 mg/kg．
		0.2〜0.3 mg/kg	経口	45〜60分で効果発現．最大用量10 mg．
ケタミン		0.5〜2 mg/kg	静注	1分で効果発現．緩徐に投与（0.5 mg/kg/分を超えないように）．
		4 mg/kg	筋注	3〜5分で効果発現．嘔吐を誘発することがある．
プロポフォール		0.5〜1 mg/kg	静注	30秒で効果発現．超短時間作用．
拮抗薬	ナロキソン	0.1 mg/kg	静注or筋注	1〜2分で効果発現．オピオイド拮抗．効果がなければ5分後にくり返し投与可能．
	フルマゼニル	0.01 mg/kg	静注	1〜3分で効果発現．1回最大用量0.2 mg/kg，合計最大用量1 mg．

きる[25]．鼻腔内投与での鎮静作用は通常5〜10分で出現する．それなりの初回通過効果（訳注：投与した薬物が全身循環血に移行するまでに起こる分解や代謝のこと）があること，その値が定まらないことから，鎮静を得るために必要なミダゾラムの用量はかなり変動する．

　その他の方法としてはミダゾラム経口シロップ（2 mg/mL）を0.25〜0.5 mg/kgの用量で投与する方法がある．6カ月〜6歳の子どもでは1 mg/kgが必要になることもある．最大用量は20 mgである．効果は通常10〜30分の間に出現する（訳注：ミダゾラムの経口製剤は日本未発売）．

　濃度が50％未満の笑気は小児の歯科領域でよく使用されている．笑気は投与時の痛みがなく，抗不安作用，鎮静作用，軽度の鎮痛作用をもつ．縫合の際に浸潤麻酔や神経ブロックの補助として使用され，救急外来を受診した小児患者の縫合に伴う苦痛を軽減することが示されている[20, 26]．この方法は携帯型の機器により以前よりも救急外来で使用しやすくなったものの，まだ使用に関しては欠点がある．例えば，排気・掃気システムは高価である．また，患者の協力が必要であるので使用できるのは4歳よりも大きい子どもに限られる[27]．

　ケタミン（4 mg/kg筋注もしくは0.5〜2 mg/kg静注）は解離性麻酔薬で，気道反射を消失することなく有効な鎮静をもたらす．これまでさまざまな痛みを伴う小児処置の鎮静薬として使用され，有効性と安全性が実証されている[28, 29]．このような処置における子どもの鎮静で使

用すると，保護者の満足度が上昇する[30]．静注は筋注と比較して，鎮静から覚醒する時間と救急外来の滞在時間が短くなる[31]．しかし静脈路確保がかなり難しく，子どもに苦痛を感じさせる場合，筋注が適切な選択かもしれない．ケタミンの欠点として鎮静後嘔吐を誘発することがあり，筋注，高用量，子どもの年齢が高い（例えば青年期）場合はより生じやすい[31,32]．鮮明な夢，幻覚，せん妄などの副作用が使用後24時間以内に出現する可能性がある．出現頻度は多くても12％だが，子どもの年齢が低い場合ではより少ない．重度の副作用は少量の短時間作用型ベンゾジアゼピンやバルビツール系で治療することができる[33]．

プロポフォールは子どもの処置時の鎮静で支持を得つつある薬剤である．この薬剤は非オピオイド，非バルビツール系，鎮静催眠薬に分類される[34]．効果発現と効果消失が急速であり，また制吐作用もある．意識の戻りもスムーズである．主な欠点は呼吸抑制と低血圧を起こす可能性があることであるが，いずれも用量と投与速度次第である．プロポフォールは骨折の整復，膿瘍のドレナージ，創部の外科的探索，眼球熱傷時の眼球診察に主に使用されるが，子どもの裂創処置の鎮静にも使用することができる[34]．

4 局所麻酔の方法

創部や膿瘍の洗浄の前に必ず麻酔を行うべきである．創部の洗浄は痛みを伴う．そのため十分に麻酔がされているか洗浄中に評価することができる．洗浄の方法は成人と小児で同様であり，7章に記載されている．

LETなどの表面麻酔の使用頻度はその他の局所麻酔と比較して高く，効果も遜色ない[35]（6章を参照）．表面麻酔は注射の痛みを伴わず，局所の解剖学的構造を傷つけることがない．前述の通り，LETを使用すると身体抑制をせずにすむこともある．LETはアドレナリンを含んでいるため，動脈還流の終末部，例えば指，つま先，耳では常に虚血のリスクがある．しかしながら，ある研究では小児患者の手指麻酔にLETを使用しても弊害を認めなかった[36,37]．またトリアージの時点でLETを行うと，子どもの単純裂創の治療時間がかなり短くなることを示した研究もある[38]．表面麻酔は創部を洗浄したり縫合したりする前に行うべきである．

ゼリー製剤が使用できない場合，創部と同じ大きさの小さな綿球1個やガーゼ1枚に製剤を染み込ませる．最大用量は0.1 mL/kg（平均2～3 mL）である．創部から凝血塊はすべて取り除く．綿球を直接創部内に挿入し，弾性包帯やテープで固定してもよい．もしくは保護者に直接押さえてもらうこともできる．手で押さえる場合は，保護者の指を通して薬剤が吸収されるのを防ぐため，手袋を着用してもらうべきである．綿球は20～25分間入れたままにする．薬剤部にLETとメチルセルロースを混ぜたゼリー製剤をつくってもらうのもよい．ゼリー製剤は創部に直接塗ることもできるし，絆創膏や閉鎖性被覆材で覆っておくこともできる．効果が出現すると通常創部周囲の皮膚が白くなる．保護者に白くなった皮膚を見せながら，子どもにもその重要性を説明するべきである．表面麻酔や局所麻酔のテクニックについては6章に詳しい記載がある．

ブロック麻酔は子どもに対し有用な麻酔方法である．創部の解剖学的構造を傷つけず，局所

麻酔よりも精神的な負担が少ない．局所麻酔では複数回の注射が必要な場合があるが，ブロック麻酔は通常1回か2回の注射ですむためである．指ブロック，眼窩下神経ブロック，オトガイ神経ブロック，眼窩上神経ブロックがおそらく最もよく使われる．とはいえ6章に記載されているすべてのブロック麻酔は小児に使用することができるだろう．

5 創閉鎖の選択肢

　縫合では多岐にわたる種類，太さの縫合糸を使用する（8章を参照）．通常個人の好みでどの糸を使用するかを決める．基本的には成人の場合と同様に糸を選択するが，特定の状況では縫合以外の閉鎖方法が小児にはよいかもしれない．抜糸は縫合と同じくらい不安や困難を伴うことが多い．そのため成人患者で非吸収糸を用いて閉鎖する創でも，子どもでは吸収糸を用いる方がよい場合がある．爪床や頭皮の裂創では，クロミックカットグットやバイクリルラピッド（商品名．Ethicon，ニュージャージー州サマービル）を主に用いる．これらは単純で汚染がない裂創を縫合した際に，美容面や感染率がナイロンと同程度と示されている[39,40]．顔面の縫合後5〜7日経っても縫合糸が残っている場合（顔面以外の部位では8〜10日），ガーゼで優しくこするようにして縫合糸を取り除くよう保護者に指示しておく．ガーゼでこする場合は創離開の可能性を極力減らすため創部と平行に行う．縫合痕ができるのを防ぐために，縫合糸の除去は必要である．

　ステープラーは頭皮の裂創を閉鎖するときに使用する．特に指示に従えない子どもで時間がかからず，効果的な方法である．美容面でも通常の縫合と同等の結果である．

　創傷用テープは単純な裂創を修復する代替方法である．利点は簡単に使用できること，痕を残さないこと，フォローアップが必要ないことである．一方で乳児や幼い子どもでは創閉鎖が十分でないうちに剥がしてしまう可能性があり，確実ではない．皮膚用接着剤については14章で十分に述べられている．皮膚用接着剤は縫合やステープラーよりも多くの利点がある．簡単に使用できる，疼痛を減らせる，手技時間が短縮する，フォローアップの必要性がないことなどである[41]．しかし創離開のリスクがわずかであるが有意に増加する．そのため，接着剤は皮膚の緊張が最低限の部分にのみ使用が推奨される．加えて前述のように，通常子どもは手技の最中にじっと座ったり，指示に従ったりするのが困難である．また，眼の近くや眼の周囲に皮膚用接着剤を使用すると，瞼がくっついてしまうなどの有害事象が報告されている[42]．このリスクを考慮して，眼のなかに誤って接着剤が混入しないよう，予防措置を講じることが必要である．

6 個々の部位で特別に考慮するべきこと

1) 頭皮

　頭皮の裂創を閉鎖する方法は複数ある．4-0や5-0ナイロンのような非吸収糸が広く使用されている．ステープラーは簡便ですばやく使用できるので，一般的になりつつある．最近ではクロミックカットグットやバイクリルラピッドのような吸収糸が使用される．これらでは抜糸の必要がないため，患者の再診する手間と金銭的負担が減る．創を閉鎖する前に，麻酔し洗浄しておく（7章を参照）．閉創の際に髪の毛が邪魔であれば，ワセリン基剤の軟膏でなでつけてよけておく．ハサミで髪の毛を切り創部を露出してもよいが，髪の毛を剃ってはいけない．皮膚を傷つけ，感染の危険性が増すからである．

　直線状の裂創はステープラーですばやく留めることができる．ステープラーは値段が安く，時間をとらず，縫合と比較しても美容面で同程度の結果である．しかし大きく開いた創では，創縁が外反しやすいよう，創縁どうしを寄せておく必要があるだろう[43]．縫合糸を使用する場合，単純結紮縫合や水平マットレス縫合が適応となる．ステープラーや非吸収糸は6〜7日で抜鉤・抜糸する．

　ひどい汚染や活動性出血がなく，帽状腱膜に達していない単純で小さな頭皮裂創の場合，ヘアタイテクニックで閉鎖できることがある．この際，創の両側に十分な長さの髪の毛が必要である．創の両側で髪の毛を束ね，創の上をまたいで引っ張り，お互いを結ぶ（結ぶ数はこの創を通常治療する場合の縫合数と同じにする）．もしくは単純に髪の毛を束ねて，皮膚用接着剤を垂らす[44]．閉創後のケアは通常の頭皮縫合で閉鎖した場合と同じである．結び目または糊付けした部分は創縁から髪が伸びることで離れ，1〜2週間で切ってほどくことができる．

2) 顔面

　小児の顔面裂創の閉創には介助者の存在が重要かつ必要不可欠である．介助者が子どもを動かないように押さえる際，手や前腕の平らな部分を使い，しっかりと一定の圧で頭を固定すると効果的である．指先で押さえると部分的に圧がかかり疼痛の原因となるため，控えるべきである．顎先の裂創を縫合する場合は，しっかりとした一定の圧力をかけて顎を閉じた状態に保ち，顎先が揺れるのを最小限に抑える．

　顔面裂創の閉創にはいろいろな縫合材料を用いることができる．皮膚緊張が少なく複雑でない直線的な裂創では皮膚用接着剤がよい適応である．6-0バイクリルラピッドや早期吸収カットグットなどの吸収糸は非吸収糸と同程度の美容面での結果であり，顔面に使用することができる[39,40]．5〜7日以内に吸収されない場合，縫合痕が残るのを防ぐために除去する必要があることに注意すべきである．吸収糸は湿らせたガーゼで保護者がそっと「こすり落とす」ことができる．

3) 手

　小児の手の裂創の治療で通常最も困難なことは傷の評価である．形式的な神経，腱の機能検査に子どもの協力を得ることは難しい．幼い子どもは命令に従えず，また痺れや感覚異常を言語化することが困難である．医療者は形式的な検査よりも観察に頼らざるを得ないことが度々ある．安静時の四肢の位置を観察してみてほしい．手指間で安静屈曲位の程度に一貫性があるだろうか？伸展や屈曲している指がある一方で別の指がそうでないとなると，腱損傷の疑いがあり，より精査を進めるべきである．医師は損傷部の自発的な動きを観察するべきである．触診や不快な刺激で手を引っ込めるか？創は腱や神経を巻き込むほどの深さではないか？

　5歳未満の子どもでは古典的な感覚検査を改変して行う．創部より遠位の領域の感覚神経支配が正常か調べる方法は2つある．1つ目は，神経支配がなくなった指は汗をかかないという原則に従った方法である．神経支配が正常な領域を清潔なプラスチックのペンの腹でこすると，汗がわずかな抵抗をつくり出す．一方で神経支配がなくなった領域ではペンはもっとすばやく動く．もう1つの一般的な方法は水浸検査である．正常な皮膚は20分間水につけると皺ができる．一方で神経支配がなくなった皮膚は大抵滑らかなままである[45]．多くの場合，最終的な答えは最初の診察では決められない．そのような状況では，皮膚を閉創し，数日間継続的に注意深く診察することで，神経や腱の損傷があるかをはっきりさせることができるだろう．最初の受傷日から3〜5日以内のフォローアップを手配するために，この時点で手の外科専門医に再評価のため電話コンサルトするのもよい．腱や神経の修復は受傷から3週間以内に行うことで良好な結果を得られる．

　単純な手や指の裂創は非吸収糸，吸収糸のどちらでも閉鎖することができる．5-0のナイロンやポリプロピレンがよい選択で，7〜10日で抜糸する．吸収糸の選択肢としては5-0のクロミックカットグットやバイクリルラピッドがある．非吸収糸と比べて美容面で同等の結果であり，抜糸は不要である．

　指尖部欠損は小児によくみられる損傷である．これは幼児で最も多く，指が窓やドアにはさまれることで生じる．完全指尖部切断の場合，自然な再生に任せる方が，予後がよいことが複数の研究で示されている[46,47]．再生した肉芽組織は神経芽（neural buds）を含み，移植した場合と比較して優れた感覚機能の再生を得られる．部分断裂や指尖部のフラップ状の裂創の場合，血餅を取り除けばフラップを再接着できるかもしれない．通常は，骨折を除外するためにX線を撮影するべきである．

　末節骨破裂骨折では十分な洗浄を行い，予防的抗菌薬を投与する．より近位の解放骨折では手の外科専門医に直接コンサルトし対応する．爪床部を巻き込む裂創では13章で記載されている方法で処置する．創部を縫合した後にシーネで固定することで縫合部も損傷部も保護することができる．とはいえ，子ども達は被覆材や包帯をすぐ外してしまう．

　傷の予後は損傷部がどの程度指尖部を含んでいるかによる．これらの創傷は完全に治癒するまでに数週間がかかるだろう．形成外科もしくは整形外科のフォローアップを組むことを勧める．

4) 足

足の創傷は傷自体の問題と，歩行困難になるという2つの問題がある．6〜8歳以下の子ども
は，運動能力が不十分であるため，松葉杖は推奨されない．幼い子どもでは抱っこか，這うこ
とを勧める．足の裂創は5-0ナイロンやポリプロピレンのような非吸収糸で閉じるべきである．
抜糸は8〜10日後に行う．被覆材は3Mコーバン自着性弾力包帯で補強し，剥がれたり，剥が
されたりしないようにする．

穿刺創の対応は意見が分かれることが多い．穿刺創はよくある創傷であるが，前向き研究が
行われたことがない．穿刺創周辺部をルーチンでくり抜くように勧める著者もいるが，われわ
れはこの方法は推奨しない．この方法は不快であり，局所の疼痛を増加させ，歩行を困難にし，
そして効果が証明されていないからである[48]．しかし，すべての穿刺創は異物が残存している
可能性があり，もし異物があれば感染のリスクが増加する．大抵の異物はX線不透過であり，
見つけ出すのが困難である．異物はすべて除去することが推奨されており，そのために創部に
小切開を加えることが必要な場合もある．足底部の皮膚は厚みがあるため，表面麻酔は効きに
くく，大抵は局所麻酔の直接注射が必要である．穿刺創に関しては16章でより詳しく記載する．

運動靴を突き抜けた穿刺創では重大な合併症が起こりうる．緑膿菌による骨髄炎が4％の割
合で報告されている[49]．これはわれわれの意見であり，その他大勢の著者も賛同していること
だが，足の穿刺創にルーチンの抗菌薬は必要ない．受傷後数日以内に蜂窩織炎を起こした場合
には，抗菌薬投与が必要で，ブドウ球菌やストレプトコッカス属のような最も一般的な原因微
生物をカバーする抗菌薬を使う[50]．大人ではキノロンが頻繁に使用されるが，軟骨の成長発達
を阻害する懸念があるため，思春期前の子どもには相対的禁忌である．十分にブドウ球菌をカ
バーした抗菌薬を使用したにもかかわらず炎症が持続する症例や，時間とともに骨の圧痛が増
悪する症例では緑膿菌による骨髄炎を考慮すべきである[49]．

5) 会陰部/股間部

会陰部や股間部の損傷を評価する場合，慎重かつ詳細な診察が必要である．股間部の鈍的損
傷は自転車本体のような固定されたものに股間が当たることで起こる．幼い女児では陰唇や後
部陰唇小体が損傷される[51]．幼い男児の鈍的損傷では陰嚢や会陰のひどい裂創を負うことは稀
である．穿通性損傷はフェンスの支柱への落下などで起こるが，この損傷では膣損傷が最も多
い[52]．膣内部の裂創や原因不明の出血，直腸を巻き込む裂創の恐れがある場合は，目視で完全
に確認する必要がある[53]．しばしば，全身麻酔と専門医への紹介が必要となる．男児でも女児
でも股間部の損傷は尿道外傷やそれに付随する尿閉を起こすことがある[54]．注意深く経過観察
をしても改善がなければ，フォーリーカテーテルが必要となることがある．陰唇や陰茎の小さ
な表層の裂創であれば救急外来で縫合可能である．子ども達は見知らぬ人間が外性器に触れる
のを怖がるので，たとえ小さな裂創であっても処置の際には鎮静が必要となることもある．抜
糸時のストレスや不安を避けるため，クロミックカットグットやその他吸収糸の使用を推奨
する．

7 膿瘍のドレナージ

　皮膚・表層の膿瘍の診察，処置については18章で詳しく説明する．それに加えて，小児で有用なヒントがいくつかある．局所麻酔と同様に，切開排膿は痛みを伴う．成人では通常短時間の簡単な処置で終わるが，小児では疼痛コントロールや不快さを低減させる必要がある．リドカイン4％クリームのような表面麻酔を塗り，閉鎖性被覆材でそれを保持すると，膿瘍が自壊することがある．さらに表面麻酔薬を使用することで，排膿時に鎮静が必要となることがかなり減る[55]．市中感染型メチシリン耐性黄色ブドウ球菌（CA-MRSA）が皮膚感染症の原因として一般的になっており，抗菌薬の選択時にその地域の耐性状況を考慮するべきである．この場合，プライマリ・ケアの小児科医が推奨を示しているかもしれない．

8 創部のアフターケア

　小児患者の縫合後の創部ケアは22章に記載する内容と同様である．包帯と創傷被覆材を使用するが，子どもは好奇心旺盛なので，しっかりと固定する必要がある．3Mコーバン自着性弾力包帯のような製品が使用できるが，その際には止血帯のように血流を障害しないよう注意する．一般的に成人と比べ小児は早めに抜糸できる．帰宅時の口頭での説明や，帰宅後の指示書はわかりやすく簡潔なものにする．起こりうる合併症や次回の外来，抜糸のタイミングについて示しておく．帰宅後，大抵の保護者は詳細な指示内容を思い出せないので，書面で残すことが非常に大切である．

　子どもの心理的な健康状態もまた大切な問題である．医療者は処置が終わったら，毎回シールなどのご褒美をあげるとよいだろう．また，今回の外傷について保護者を責めずにポジティブな経験にすることで，彼らのストレスを最小限にするように努める．診察を通して医師は子どもとかかわり合い，信頼を得るように努め，もし可能なら友達になろうとするべきである．結局のところ，医師の気配りによって関係者全員が満足し報われるのである．

文　献

1 ）「Maternal and child health practices」（Wallace HMGE, et al, eds），Charles C Thomas, 1973
2 ）Izant RJ Jr & Hubay CA：The annual injury of 15,000,000 children：a limited study of childhood accidental injury and death. J Trauma, 6：65–74, 1966
3 ）Manheimer DI, et al：50,000 child–years of accidental injuries. Public Health Rep, 81：519–533, 1966
4 ）Rivara FP, et al：Epidemiology of childhood injuries. II. Sex differences in injury rates. Am J Dis Child, 136：502–506, 1982
5 ）Baker MD, et al：Lacerations in urban children. A prospective 12–January study. Am J Dis Child, 144：87–92, 1990
6 ）「Encounters with children：pediatric behavior and development」（Dixon SD & Stein MT），Mosby, 1992
7 ）Stein MT：Interviewing in a pediatric setting.「Encounters with children, 4th ed」（Dixon SD & Stein MT, eds.），Mosby, 2006
8 ）Krebel MS, et al：Child life programs in the pediatric emergency department. Pediatr Emerg Care, 12：13–15, 1996
9 ）Child life services can provide competitive edge. ED Manag, 16：115–117, 2004

10) Alcock DS, et al : Evaluation of child life intervention in emergency department suturing. Pediatr Emerg Care, 1 : 111-115, 1985

11) Centers for Disease Control and Prevention : Vaccines for children program : vaccines to prevent diptheria, tetanus and pertussis.

12) Diphtheria, tetanus, and pertussis : recommendations for vaccine use and other preventive measures. Recommendations of the Immunization Practices Advisory committee (ACIP). MMWR Recomm Rep, 40 : 1-28, 1991

13) 「Epidemiology and prevention of vaccine-preventable diseases, 11th ed」 (Adkinson W, et al, eds), Public Health Foundation, 2009

14) Bauchner H, et al : Parental presence during procedures in an emergency room : results from 50 observations. Pediatrics, 87 : 544-548, 1991

15) P50 (Parental Presence during Painful Pediatric Procedures) Research Group : Should parents be present during emergency department procedures on children, and who should make that decision ? A survey of emergency physician and nurse attitudes. Acad Emerg Med, 9 : 154-158, 2002

16) Boie ET, et al : Do parents want to be present during invasive procedures performed on their children in the emergency department ? A survey of 400 parents. Ann Emerg Med, 34 : 70-74, 1999

17) Frankel RI : The Papoose Board and mothers' attitudes following its use. Pediatr Dent, 13 : 284-288, 1991

18) American Academy of Pediatrics Committee on Drugs : Guidelines for monitoring and management of pediatric patients during and after sedation for diagnostic and therapeutic procedures. Pediatrics, 89 : 1110-1115, 1992

19) Work Group on Sedation : Guidelines for monitoring and management of pediatric patients during and after sedation for diagnostic and therapeutic procedures : an update. Pediatrics, 118 : 2587-2602, 2006

20) EMSC Panel (Writing Committee) on Critical Issues in the Sedation of Pediatric Patients in the Emergency : Clinical policy : Critical issues in the sedation of pediatric patients in the emergency department. Ann Emerg Med, 51 : 378-399, 2008

21) Practice guidelines for sedation and analgesia by non-anesthesiologists. A report by the American Society of Anesthesiologists Task Force on Sedation and Analgesia by Non-Anesthesiologists. Anesthesiology, 84 : 459-471, 1996

22) Billmire DA, et al : Use of i.v. fentanyl in the outpatient treatment of pediatric facial trauma. J Trauma, 25 : 1079-1080, 1985

23) Feld LH, et al : Oral midazolam preanesthetic medication in pediatric outpatients. Anesthesiology, 73 : 831-834, 1990

24) Diament MJ & Stanley P : The use of midazolam for sedation of infants and children. AJR Am J Roentgenol, 150 : 377-378, 1988

25) Chiaretti A, et al : Intranasal lidocaine and midazolam for procedural sedation in children. Arch Dis Child, 96 : 160-163, 2011

26) Gamis AS, et al : Nitrous oxide analgesia in a pediatric emergency department. Ann Emerg Med, 18 : 177-181, 1989

27) Dula DJ, et al : The scavenger device for nitrous oxide administration. Ann Emerg Med, 12 : 759-761, 1983

28) Green SM, et al : Intravenous ketamine for pediatric sedation in the emergency department : safety profile with 156 cases. Acad Emerg Med, 5 : 971-976, 1998

29) Green SM, et al : Intramuscular ketamine for pediatric sedation in the emergency department : safety profile in 1,022 cases. Ann Emerg Med, 31 : 688-697, 1998

30) Holloway VJ, et al : Accident and emergency department led implementation of ketamine sedation in paediatric practice and parental response. J Accid Emerg Med, 17 : 25-28, 2000

31) Deasy C & Babl FE : Intravenous vs intramuscular ketamine for pediatric procedural sedation by emergency medicine specialists : a review. Paediatr Anaesth, 20 : 787-796, 2010

32) Green SM, et al : Predictors of emesis and recovery agitation with emergency department ketamine sedation : an individual-patient data meta-analysis of 8,282 children. Ann Emerg Med, 54 : 171-180, 2009

33) Lexi-Comp Online : Pediatric Lexi-Drugs Online, Hudson, Ohio, 2011, Lexi-Comp, Inc.

34) Pershad J & Godambe SA : Propofol for procedural sedation in the pediatric emergency department. J Emerg Med, 27 : 11-14, 2004

35) Schilling CG, et al : Tetracaine, epinephrine (adrenalin), and cocaine (TAC) versus lidocaine, epinephrine, and tetracaine (LET) for anesthesia of lacerations in children. Ann Emerg Med, 25 : 203-208, 1995

36) White NJ, et al : The anesthetic effectiveness of lidocaine-adrenaline-tetracaine gel on finger lacerations. Pediatr Emerg Care, 20 : 812-815, 2004

37) Chale S, et al：Digital versus local anesthesia for finger lacerations：a randomized controlled trial. Acad Emerg Med, 13：1046–1050, 2006

38) Priestley S, et al：Application of topical local anesthetic at triage reduces treatment time for children with lacerations：a randomized controlled trial. Ann Emerg Med, 42：34–40, 2003

39) Luck RP, et al：Cosmetic outcomes of absorbable versus nonabsorbable sutures in pediatric facial lacerations. Pediatr Emerg Care, 24：137–142, 2008

40) Karounis H, et al：A randomized, controlled trial comparing long–term cosmetic outcomes of traumatic pediatric lacerations repaired with absorbable plain gut versus nonabsorbable nylon sutures. Acad Emerg Med, 11：730–735, 2004

41) Beam JW：Tissue adhesives for simple traumatic lacerations. J Athl Train, 43：222–224, 2008

42) Resch KL & Hick JL：Preliminary experience with 2–octylcyanoacrylate in a pediatric emergency department. Pediatr Emerg Care, 16：328–331, 2000

43) Kanegaye JT, et al：Comparison of skin stapling devices and standard sutures for pediatric scalp lacerations：a randomized study of cost and time benefits. J Pediatr, 130：808–813, 1997

44) Karaduman S, et al：Modified hair apposition technique as the primary closure method for scalp lacerations. Am J Emerg Med, 27：1050–1055, 2009

45) Tindall A, et al：Case of the month：The skin wrinkle test：a simple nerve injury test for paediatric and uncooperative patients. Emerg Med J, 23：883–886, 2006

46) Allen MJ：Conservative management of finger tip injuries in adults. Hand, 12：257–265, 1980

47) Ashbell TS, et al：The deformed finger nail, a frequent result of failure to repair nail bed injuries. J Trauma, 7：177–190, 1967

48) Fitzgerald RH Jr & Cowan JD：Puncture wounds of the foot. Orthop Clin North Am, 6：965–972, 1975

49) Fisher MC, et al：Sneakers as a source of Pseudomonas aeruginosa in children with osteomyelitis following puncture wounds. J Pediatr, 106：607–609, 1985

50) Eidelman M, et al：Plantar puncture wounds in children：analysis of 80 hospitalized patients and late sequelae. Isr Med Assoc J, 5：268–271, 2003

51) Bond GR, et al：Unintentional perineal injury in prepubescent girls：a multicenter, prospective report of 56 girls. Pediatrics, 95：628–631, 1995

52) Dowd MD, et al：The interpretation of urogenital findings in children with straddle injuries. J Pediatr Surg, 29：7–10, 1994

53) Muram D：Genital tract injuries in the prepubertal child. Pediatr Ann, 15：616–620, 1986

54) Livne PM & Gonzales ET Jr：Genitourinary trauma in children. Urol Clin North Am, 12：53–65, 1985

55) Cassidy-Smith T, et al：Topical anesthetic cream is associated with spontaneous cutaneous abscess drainage in children. Am J Emerg Med, 30：104–109, 2012

Infiltration and Nerve Block Anesthesia

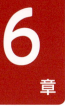

6章 浸潤麻酔と神経ブロック麻酔

実践ポイント

- 患者は注射や針を怖がるので，局所麻酔をするときには不安を和らげるような優しい共感的な態度が必要である
- 創周囲にリドカインを注射すると，すぐに効果が現れる．神経ブロックの場合，効果発現までに5〜10分かかる
- アドレナリンが添加された局所麻酔を使えば，出血量は減少し，作用時間は延長する
- 局所麻酔中毒によって，低血圧・徐脈・（稀だが）痙攣が起きる可能性がある．ほとんどの場合，血管内への不用意な注射により生じる．これらを予防するため，注射する前には吸引して血液が引けないことを確認する
- 局所麻酔薬自体に対するアレルギーは稀で，多くは溶液中の防腐剤であるメチルパラベンによるものである
- 局所麻酔薬を炭酸水素塩で緩衝すると，局所麻酔注射の痛みを軽減できる場合がある
- ミダゾラムとフェンタニルを用いて中程度の鎮静を行えば，膿瘍ドレナージなどの処置を効果的に除痛できる
- 小児の小さな裂創処置の際，表面麻酔はとても便利である
- 創処置時の局所麻酔法で最も一般的なものは，創部内に直接注射する方法である
- 神経ブロック麻酔を行えば，広範囲の麻酔効果が得られ，浸潤麻酔を行ったときのように創傷部位が腫脹せず，縫合前の創傷が歪まない

　創処置には十分な除痛が必要不可欠である．どのような創処置であっても，麻酔薬の性質と注射手技への深い理解が成功の鍵である．創傷の種類・位置・大きさ・修復にかかる推定時間はそれぞれの患者で異なり，一人一人に適切な麻酔薬・手技を選択する必要がある．また，技術面のほかに，それぞれの患者の感情・反応を考慮する．患者は注射や針の痛みを怖がる．したがって，穏やかな対応を心がけ，手技について明確な説明をして，患者の不安を和らげ信頼感を得られるようにする．

1 局所麻酔薬：実践ポイント

1）麻酔効果発現までの時間

創傷部位に1％リドカインの浸潤麻酔を行えば，すぐに効果が得られる．浅筋膜と真皮の境界面に麻酔すると，神経線維が直ちに麻酔され（図6-1），創傷の洗浄と縫合をすぐに始められる．2％リドカインを用いれば1％リドカインよりも少しだけ作用発現が早くなるが，この差は実臨床では無視できる程度のものである[1]．アドレナリンを添加したり局所麻酔薬の緩衝剤を用いた場合も作用発現が早くなる可能性がある（後述）．

指神経のように太い神経幹を神経ブロックした場合，効果発現は著しく遅くなる．神経ブロックには，注射手技だけでなく正しい解剖学的な知識が必要である．指神経の隣接部に局所麻酔を十分量注射すれば，1〜2分以内に完全に麻酔効果が得られる．注射手技が間違っていたり，たとえ2〜3mmであっても神経から離れた場所へ注射してしまった場合，効果発現が遅れたり，麻酔効果が十分得られずくり返し注射が必要になる．

2）麻酔効果の持続時間

麻酔効果の持続時間は，麻酔薬の血管作動性，麻酔領域の血液供給量，麻酔薬溶液へのアドレナリン添加の有無，麻酔薬の種類に影響される．一般的に使用されている麻酔薬のうち，リドカインが最も強い血管拡張作用をもつ．血流の豊富な顔面などでは，麻酔効果の持続時間は短くなる．また，麻酔薬の血管拡張作用により，創処置中の出血が増えてしまう．アドレナリンが添加されたリドカインでは，不要な出血が減り，持続時間が顔面で1時間，四肢で5時間延長できる[2]．アドレナリンを添加していないブピバカインは，リドカイン単独と比べ，持続時間が2〜4時間長い．

3）分離麻酔（選択的麻酔）

伝達される感覚によって，神経線維の直径やそれを覆うミエリン鞘の厚さはさまざまである．皮膚の痛覚受容体からの刺激を伝達する痛覚神経繊維は，ミエリン鞘がなく直径も最も小さい．圧覚・触覚・運動刺激は，ミエリン鞘のある太い有髄繊維によって伝達される．痛覚神経繊維は細いので，局所麻酔薬で素早く・より容易に麻酔される．このことは創処置の際に重要で，1％リドカインでは，痛覚だけが麻酔され，通常触覚と圧覚は麻酔されない．しかし，過度に不安感のある患者では，触覚や圧覚を痛みのように感じてしまうことがある．このような患者

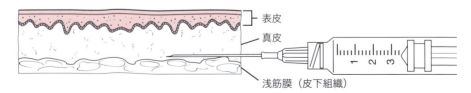

図6-1　浸潤麻酔は，真皮のすぐ下の浅筋膜（皮下組織）との境界面に行う．

には，高濃度のリドカイン（例えば2％）を用いれば，全感覚が麻酔され，安全に創処置ができる．また，アドレナリンを添加した局所麻酔薬を用いても，同様の効果が得られる．

4) アドレナリンの添加

局所麻酔薬にアドレナリンを添加すると，麻酔効果の持続時間が長くなり，使用可能な麻酔薬総量が増える．アドレナリンにはリドカインの麻酔効果の時間を延長し，同じ麻酔薬濃度のままで麻酔効果を高める作用がある[3]．リドカイン単独の場合よりも，1.3～10倍ほど麻酔持続時間が延長する[2]．ただし，顔面では延長されにくい．また，アドレナリンには創傷からの出血量を減少させる効果があり，創処置の際にとても有用である．ごく稀だが，アドレナリン添加で合併症が起こりうる．最も重篤な合併症は虚血であり，不適切な指・つま先・鼻の先端・耳介・陰茎への注射により生じる．血管収縮作用によって組織障害性や感染率の増悪が懸念される[4]が，これまで特に問題なく創処置に用いられている[5,6]．

2 麻酔薬

リドカイン，メピバカイン，ブピバカインの3つが，局所麻酔と神経ブロックに使用されている（表6-1）．プロカインなど古いエステル化合物のほとんどがアミド誘導体に置きかわった．

1) リドカイン

リドカインは，最も一般的に使用される麻酔薬である．効果発現が迅速なので，投与後すみやかに麻酔効果が現れる．また，組織拡散しやすく，容易に神経鞘に浸透する．神経ブロックの作用持続時間は約75分（30～120分）である．浸潤麻酔の作用持続時間について，文献での明確な情報はないが，完全な神経ブロックよりもはるかに早い約20～30分で麻酔効果がなくなる．しかし，少数の患者ではさらに迅速に代謝されてしまい，その結果，くり返し局所注

表6-1　創処置に用いる局所麻酔薬

薬剤	濃度	浸潤麻酔での効果発現までの時間	神経ブロックでの効果発現までの時間（分）	神経ブロック作用持続時間（分）	単回投与での最大投与量
リドカイン（商品名：キシロカイン）	1％，2％	即効	4～10	30～120	1％の場合4.5 mg/kg（平均的な成人で30 mL）
リドカイン（アドレナリン添加）	1％	即効	4～10	60～240	1％の場合7 mg/kg（平均的な成人で50 mL）
メピバカイン（商品名：カルボカイン）	1％，2％	即効	6～10	90～180	1％の場合5 mg/kg（平均的な成人で40 mL）
ブピバカイン（商品名：マーカイン）	0.25％，0.5％	緩徐	8～12	240～480	0.25％の場合3 mg/kg（平均的な成人で70 mL）
アルチカイン	4％	1～6分	6～10	60	7 mg/kg（平均的な成人で12.5 mL）
表面麻酔	本文参照	5～15分	－	20～30	最大2～5 mL

射が必要となる場合がある．なお，膿瘍内は低pHであるのでリドカインの麻酔効果が著しく減弱することに注意が必要である．十分な麻酔効果が得られにくいので，膿瘍ドレナージの際には周囲浸潤麻酔（場合によっては中程度鎮静も併用する）が必要となることがある．

2) アドレナリン添加リドカイン

　アドレナリン1：100,000添加によって，作用の持続時間が長くなり，局所止血が得られやすくなる．リドカインとほかの局所麻酔薬の最大許容投与量は**表6-1**の通りであるが，アドレナリン添加は作用の持続時間を延ばし出血を減らす効果があり，創処置や異物検索に有用である．これらのことから，創処置で使用する局所麻酔薬のうち，アドレナリン添加リドカインは最良の薬剤といえる．ただし，アドレナリン添加局所麻酔薬は，指，つま先，耳，鼻などの末端循環領域では原則禁忌である．しかしある研究で，指ブロックのリドカイン2％にアドレナリンを添加したかどうかで比較したところ，血管収縮の悪影響はなく，むしろアドレナリン添加群でより効果的な麻酔が得られた[7]．もちろん，この研究だけで禁忌でなくなるわけではないが，指ブロックにアドレナリン添加局所麻酔薬が本当に禁忌かどうかは調査の余地がある．

3) メピバカイン

　メピバカインは，創処置の麻酔薬として一般的に使用されているが，リドカインとは特徴が異なる．メピバカインは効果発現が若干遅く，神経ブロックでは6～10分程度である．作用の持続時間は長めで，およそ90～180分である．また，血管拡張作用が少なく，処置時の止血目的でアドレナリンを添加する必要はない．

4) ブピバカイン

　ブピバカインは，創処置に広く使用されているアミド型局所麻酔薬である．麻酔作用は強いが，効果発現が遅いことが欠点であり，小さな神経のブロックに8～12分程度かかる．ブピバカインの利点は作用持続時間が長いことであり，リドカインやメピバカインよりもかなり長い．リドカインとブピバカインを比較したある研究では，局所浸潤時の痛み・作用発現までの時間・麻酔が十分に効いたかどうか，についてどれも有意差は認められなかった[8]．また，麻酔作用時間について，ブピバカインはリドカインよりも4倍長く持続した．これらのことから，Farissら[8] は救急外来での創縫合にブピバカインを推奨している．

5) アルチカイン

　4％アルチカイン塩酸塩（商品名：Septocaine）は，ヨーロッパなどの地域で何年も使用されているアミド型局所麻酔薬であり，最近米国でも使用が承認された（訳注：日本では未販売）．利用可能な製剤は1：100,000アドレナリン添加されたもののみである．アルチカインは，骨などの硬組織に浸透することが可能であるため，歯科処置において特に有用である．歯科以外の処置についてはまだ研究されたことはないが，顔面および口腔のブロック麻酔には使用できる．効果発現は1～6分，作用持続時間は約1時間である．アルチカインの安全性評価については，ほかの「～カイン」という名の局所麻酔薬と同様である[9]．

64　ERでの創処置　縫合・治療のスタンダード　原著第4版

3 局所麻酔薬中毒

　稀ではあるが，局所麻酔薬注射で3つの中毒症状が起こりうる．まず心筋抑制効果により低血圧・徐脈が生じる可能性がある[10]．また，中枢神経への興奮作用により痙攣発作が起きる可能性がある．これらの中毒症状は，誤って血管内に直接注入してしまい生じたものがほとんどである．局所麻酔薬を使用する際には，麻酔注射前に注射器で血液が引けてこないかを常に確認しなければならない．もし血液が吸引された場合，静脈や動脈に麻酔薬を注入してしまうのを避けるため，針を別の場所へ刺しなおすようにする．

　また，局所麻酔薬で最も多くみられる副作用は，失神（血管迷走神経反射）である．注射の不安や痛みによって，めまい・顔面蒼白・徐脈・低血圧が生じる可能性がある．これらは，患者への優しい声かけ，適切な説明，時間をかけてゆっくりと注射することで大部分は防げる．局所麻酔時は患者を仰臥位にすべきで，できれば患者から注射しているところが見えないように配慮する．

　中毒症状の治療はほとんどが対症療法のみである．気道確保し，換気を保つ．低血圧や徐脈は，ほとんどの場合で自然に治るが，患者をトレンデレンブルグ体位（訳注：仰臥位で頭部より腰部を高く保つ体位）にしてもよい．もしもそれでも改善しない低血圧があれば，点滴を開始し，生理食塩水250〜500 mLをボーラス投与する．そして，心電図モニタ観察と頻回のバイタル測定を行う．同様に痙攣発作の場合もほとんどが自然消失するが，ジアゼパムなどの静注が必要になることもある．

4 局所麻酔薬アレルギー

　リドカイン，メピバカイン，ブピバカインなどの新しく登場したアミド型局所麻酔薬ではアレルギー反応は稀である．プロカインやテトラカインなどのエステル型局所麻酔薬では比較的多かった[11]．複数回使用する麻酔薬のバイアルには防腐剤メチルパラベンが添加されており，これがアレルギー反応を起こす可能性がある[1]．アレルギー反応は，すぐに蕁麻疹が局所や全身に生じることもあれば，遅れて皮疹が生じることもある．ごく稀に，アナフィラキシーショックが起きる．しかし，本当に局所麻酔薬によってアレルギー反応が生じているのは1％未満といわれている[11]．これは，局所麻酔薬アレルギーがあると申告した59人についての研究で判明した．この研究では皮膚テストや再投与試験を行ったが，誰にもアレルギー反応が起きなかった[12]．

1) 局所麻酔薬アレルギーの治療

　気道管理や静脈路確保を行い，必要であればアドレナリン，ジフェンヒドラミン，ステロイドを投与する．

2) アレルギー患者への代替法

　患者は自分のアレルギー歴について正確に理解していないことが多く，また救急外来で皮膚テストを行うことは不可能である．局所麻酔薬にアレルギー歴があるという患者の創処置をしなくてはならない場合，以下の方法がある．

- 落ち着いている患者の小さな裂創であれば麻酔を使わない．多くの場合，局所麻酔注射の方が2～3針縫合するよりも痛い．
- 氷を創部の上に直接当てると，短時間痛みを減弱できる．
- 防腐剤メチルパラベンはアレルギー反応を起こす可能性があるので，防腐剤が添加されていない脊髄・硬膜外・静注用の麻酔薬を使用する．病院の手術室で入手できるはずである．
- もしエステル型局所麻酔薬（テトラカイン，ベンゾカイン，クロロプロカイン，コカイン，プロカイン）でアレルギーを起こすのであれば，アミド型局所麻酔薬（リドカイン，メピバカイン，ブピバカイン，ジフェンヒドラミン）で代替する．
- ジフェンヒドラミンは標準的な局所麻酔薬に似た特性があり，麻酔効果は30分間以上持続する[13, 14]．処置に30分以上かかる場合には勧められない[15]．通常の局所麻酔用としては，50 mg（1 mL）バイアルを4 mLの生理食塩水で希釈して1％溶液をつくる．ジフェンヒドラミンはリドカインよりも注射時の痛みが強く，この痛みは緩衝剤を使っても軽減しない[16, 17]．

5 局所麻酔の痛みを軽減する方法

1) 緩衝剤の添加

　緩衝剤を添加するとリドカイン注射の痛みが軽減する[18～20]．さらに，緩衝剤を添加した麻酔薬では効果発現までの時間が短縮し，麻酔効果が増大する．しかし，ある最近の研究では，その効果に有意差はみられなかった[6, 15]．また，緩衝剤は局所麻酔薬の保存期限を短くする可能性がある．しかし，炭酸水素塩で緩衝したリドカインであっても，少なくとも7日間は保存可能と思われる[21]．また，緩衝剤を添加するとアドレナリンが分解されてしまう可能性があり，光があたる状況では，24時間でアドレナリン全体量の20％が分解されてしまう[22, 23]．暗所かつ密閉容器に保存した場合，72時間は有意なアドレナリン分解がみられなかった．緩衝剤添加メピバカインおよびブピバカインの保存期限に関する研究はまだ存在しない．

　緩衝剤にはプラスの効果があり，以下のものが推奨されている．

- **リドカイン**：リドカイン1％液9 mLあたり1 mLの炭酸水素塩を加える．リドカイン2％液では緩衝作用により沈殿物が生じることがあるので注意．保存期限7日間．
- **メピバカイン**：メピバカイン9 mLあたり0.5～1 mLの炭酸水素塩を加える．24時間以

降の保存期限は不明.

- **ブピバカイン**：ブピバカイン20 mLあたり0.1 mLの炭酸水素塩を加える．24時間以降の保存期限は不明.

　20 mLのリドカインまたはメピバカインのバイアルで混合するときは，2 mLの麻酔薬を除去し，2 mLの炭酸水素塩を混合する．こうすれば，正確に緩衝剤添加液を作成できるだけでなく，バイアル内の溶液量も維持できる．保存期限が短くなるので，バイアルには混合した日を記入またはラベルを貼っておく．炭酸水素塩としては，8.4%炭酸水素ナトリウム溶液を使用する.

2) 針の選択

　経験豊富な医師は，27Gや30Gの注射針を好む．注射針が細ければ穿刺時の痛みは軽減し，注入速度は低下する．急速な注入とそれに伴う組織伸展は，ゆっくりと注入するよりもはるかに痛い[22]．細い針の操作にはそれなりの経験が必要となる．細い針は曲がりやすく，またシリンジ内のピストン部の動きを注意深く観察していないと注入した麻酔量がわかりにくい．もし経験が浅ければ，25G針の操作に慣れてから，より細い27Gや30G針を使用することが望ましい．25G・針長1.5インチ（訳注：38 mm）の注射針はほとんどの局所麻酔や顔面の神経ブロック，指ブロックに使用できる.

6 成人の鎮静

　外来での創処置時の鎮静は一般的なものであり，特に膿瘍ドレナージで最もよく使われる（小児の鎮静については5章を参照）．創処置にはかなりの不安感や不快感がつきもので，局所麻酔薬に加えて抗不安薬や鎮痛薬を使用する場合がある．フェンタニル，モルヒネ，メペリジンなどの麻薬や，ミダゾラム，ジアゼパムなどのベンゾジアゼピン系薬剤を使用する．ほかの鎮静薬には，ケタミンや亜酸化窒素がある．一般的な鎮静薬および鎮痛薬を**表6-2**にまとめた.

表6-2　成人の創処置に用いる鎮静薬

薬剤	初回投与量*	投与経路
ミダゾラム[†]	0.02〜0.1 mg/kg	静注
	0.3〜0.5 mg/kg	経口
ジアゼパム	0.05〜0.10 mg/kg	静注
フェンタニル[†]	1〜2 mg/kg	静注
メペリジン	0.5〜1 mg/kg	静注，筋注
モルヒネ	0.05〜0.2 mg/kg	静注，筋注

＊ 十分な鎮静のためには追加投与が必要となることが多い．追加投与量は患者それぞれの反応に基づいて調節する．高齢者では少量ずつ投与する.
† 一般的にミダゾラムとフェンタニルは中程度の鎮静に併用される.

ミダゾラムは，経口，経鼻，静注，注腸で使用可能な抗不安薬であり，静注で使用されることが多い[24〜26]．静注した場合，鎮静効果は3〜5分で始まり，半減期は約1時間である．単剤またはフェンタニルとの併用で，中程度の鎮静目的によく使われている（BOX 6-1参照）．稀ではあるが副作用として低酸素や過鎮静に注意する．使用する際には，気道確保の器具や緊急カートを用意しておく．フルマゼニルはベンゾジアゼピン系薬剤の拮抗薬であるが，慢性的にベンゾジアゼピンを使用している患者では痙攣発作を誘発する可能性があるので注意する．

フェンタニルは即時に鎮痛効果が得られる合成オピオイドであり，侵襲的な処置で用いられる[27]．静注後2分で効果が最大になり，作用持続時間は30〜90分である．ほかのオピオイドと異なり，フェンタニルは吐き気や嘔吐をほとんど誘発しない（患者の1％未満）．最も重篤な副作用は呼吸抑制であるが，ナロキソンで容易にリバースできる．小児の鎮静については，5章を参照．

BOX 6-1　創処置や膿瘍ドレナージの際に，中程度の鎮静を行う方法

1. 患者を仰臥位にしてベッド柵を上げておき，生理食塩液で静脈路確保する（成人では18G留置針が望ましい）．
2. 処置開始時と各種薬剤投与後，そして処置中は5〜10分ごとに，脈拍・呼吸数・血圧・意識レベルを記録する．
3. パルスオキシメーターでSpO_2を持続的に測定する（$SpO_2 > 95\%$，または初期値から-3%〜-5%までを維持する）．必要に応じて，鼻カニューレで酸素投与する．心電図モニタリングは必須ではないが，高齢者や心疾患既往のある患者にはあった方がよい．
4. バッグバルブマスク，経口/経鼻エアウェイ，挿管チューブ，喉頭鏡の入った緊急カートを近くに用意しておく．吸入装置とナロキソンはベッドサイドに用意する．
5. ミダゾラム1 mgを30〜60秒かけて投与する．3〜5分後に軽度の鎮静（軽度の眠気，正常またはごく少し呂律が回らなくなる，リラックスした感覚）が得られなければ，追加で1 mg再投与し最大0.1 mg/kgまで投与できる．ほとんどの場合，ミダゾラム1〜2 mgで軽度の鎮静と不安の緩和が得られる．
6. 患者の状態を再評価する（ステップ2を参照）．
7. フェンタニル100 μg（2 mL）を60秒かけて投与する．十分な鎮静と鎮痛（痛み刺激や言語的刺激に反応するが，呂律が回らなくなり，眼瞼下垂，眠気がみられ，初期段階の処置の鎮痛が得られた状態）が得られるよう，3〜5分ごとに0.5〜1 μg/kg（50〜100 μg）をくり返し追加投与してもよい．最大推奨投与量は5〜6 μg/kg※．
8. 必要に応じて局所麻酔薬を使用する（全身投与した鎮痛薬の効果判定に役立つ）．
9. 処置に要する時間や反応をみて必要であればフェンタニルを追加投与する．
10. 処置中や処置後に，外部刺激にも反応しない低酸素，深すぎる鎮静，呼吸抑制が生じた場合，バッグバルブマスクで換気しナロキソン（0.4〜0.8 mg）を投与する．ナロキソンを使うと鎮痛効果が消失するので，処置終了時にルーチンで投与すべきではない．
11. 患者が覚醒するまで観察し，さらに1時間以上経過をみてから退院させる．少なくとも6時間は，車の運転や危険な機械操作などを控えるように説明する．

※小児はフェンタニル単独で0.5 μg/kgから，最大2〜3 μg/kgまで．
文献28より引用．

中程度の鎮静までは必要ないものの，鎮痛や不安を取り除くことが必要な場合，処置の5〜10分前に静注か筋注でオピオイドやベンゾジアゼピンを単回投与することもある（表6-2参照）．念のため，換気補助，輸液，拮抗薬をすぐ使用できるようにしておく．

ケタミンは世界中で小児に使用されているが，米国内での使用や成人への使用は減っている[29,30]．静注または筋注で使用されることが多い．静注の場合，効果は1分で現れ，作用持続時間は10〜15分である．ケタミンの有害事象として解離作用があり，成人患者の30％でケタミン使用中の視覚・聴覚誤認が生じる[31]．これはミダゾラムを併用すればかなり減るといわれている[32]．ケタミンにより嘔吐や喉頭痙攣が起こることがある．また，交感神経刺激作用があり，冠動脈疾患のある患者への使用は注意が必要である[30〜33]．ケタミンを使用する際には，経験とその作用特性に習熟することが必要である．創処置でのケタミン経口投与については今後の研究が待たれる．

亜酸化窒素（笑気）は，鎮静と鎮痛作用があり処置時の鎮静に有用である[34]．酸素と併用し亜酸化窒素濃度30％や50％で使用する．効果は30〜60秒で現れ，5分で最大となる．副作用には吐き気，めまい，多幸感がある．ガス排除装置などの設備や術者の使用経験が必要なので，外来での創処置にはあまり使われない．

7 局所麻酔手技

大部分の軽傷裂創では，創部内に，あるいは創に沿って局所麻酔薬を注射する．また，神経ブロックをすることもある．以下，創処置で役立つ局所麻酔の手技について記載する．

1）表面麻酔

① 適応

表面麻酔は合併症のない裂創で適応となる[5]．小児はよい適応例である．表面麻酔では注射を使わず，保護者に麻酔してもらうことも可能である．顔面や頭部は血流が豊富なので，体幹や四肢近位部よりも麻酔が効きやすい．表面麻酔薬が組織から吸収されてしまうので，使用は5cm以下の小さな裂創のみに限定される．指，つま先，鼻，耳介，陰茎には使用禁忌である．また，粘膜部位への使用は避ける．生後7.5カ月児の鼻粘膜と口唇の裂創に対して，不用意に表面麻酔薬10mLが使用され，死亡してしまったという例が報告されている[35]．

トリアージシステムを採用している救急外来では，表面麻酔によって患者の滞在時間が短縮され，治療効率も向上する．トリアージ時点で表面麻酔を使える．十分な麻酔効果が得られるまでおよそ20分間かかる[36]．短時間で創処置ができるので，患者からも喜ばれる．EMLA〔eutectic mixture of local anesthetics：局所麻酔共融混合クリーム，エムラクリーム（商品名）〕という新しい表面麻酔薬は，一般的な表面麻酔薬に比べよい効果が認められている[37,38]．しかし，エムラクリームには2つ大きな欠点がある．まず，無傷の皮膚にのみ使用が承認されており（例えば静脈穿刺前の鎮痛など），裂創などには承認されていない．また，効果が得られるまでに60分間かかる．

ほかにも同等の効果が得られる表面麻酔混合クリームが多数存在する．コカインはTAC（tet-racaine-adrenaline-cocaine）の構成要素の1つで，この製剤は有効性が証明されているが，コカイン抜きであっても同程度の効果がある[39]．表面麻酔薬は一般的に液体のものが多いが，ゲル状にも調製できる[40]．ゲル状であれば粘膜に付着する危険性が減り，吸収量を減らせる可能性がある．表面麻酔薬の選択肢として次のものがある．

- **LAT**（lidocaine-adrenaline-tetracaine）：リドカイン（4％），アドレナリン（1：2,000），テトラカイン（1％）[41]
- **TLE**（topical lidocaine-epinephrine）：リドカイン（5％），アドレナリン（1：2,000）[42]

上記数値は，各成分の総量を生理食塩水と混合し既定用量にしたときの最終濃度と最終希釈率を示している．表面麻酔薬の調製は薬剤師が行うか，もしくは監督下で行う．

- **LET**（lidocaine, epinephrine, tetracaine）：リドカイン（2％），アドレナリン（1：1,000），テトラカイン（2％）
- **EMLA**（cutectic mixture of local anesthetics：局所麻酔共融混合クリーム，エムラクリーム）：リドカイン（2.5％），プリロカイン（2.5％），水中油型乳化物懸濁液

② 表面麻酔の手技

約5cm×5cmガーゼに表面麻酔薬を染み込ませる（したたり落ちないように注意する）．ガーゼを創傷内あるいは創周囲に置き，少なくとも20分間待つ．裂創に合うようにガーゼを成型し，テープで固定し，保護者にテープの上から手で軽く押さえてもらう．その際，手から表面麻酔薬が吸収されないように手袋を着用する．よくある間違いとして，ガーゼの折り目を創傷内に入れなかったり，創傷を軽く叩いたり，圧迫の解除が早すぎたり，といったことがある．小さな裂創では，表面麻酔薬に浸した綿棒を使用してもよい．

完全に麻酔されれば，創周囲の皮膚が白くなる．EMLAの効果発現までの時間は60分間で，EMLA以外の表面麻酔薬は20〜30分間である．最大投与量は2〜5mLである．平均的な裂創への使用量は2〜3mL程度である．約5％の裂創では十分な麻酔効果が得られず，浸潤麻酔の追加使用が必要となる[43]．

2）直接浸潤麻酔

① 適応

直接浸潤麻酔の適応となるのは，解剖学的に単純な部位の，ほとんど汚染されていない裂創である．裂創内部から局所麻酔注射すると，周囲から注射するよりも技術的に簡単で，痛くない．ただし，裂創内部から注射するのを見て，不安を感じ驚く患者もいる．痛みが少なくなるという利点を説明し，不安感を和らげるようにする．

② 解剖

真皮と浅筋膜との接合面に麻酔薬を注入する（**図6-1**参照）．この部位は組織抵抗が少ないので，麻酔薬が感覚神経まで拡散しやすい．もし誤って真皮部位に注入した場合には抵抗が大

70　ERでの創処置　縫合・治療のスタンダード　原著第4版

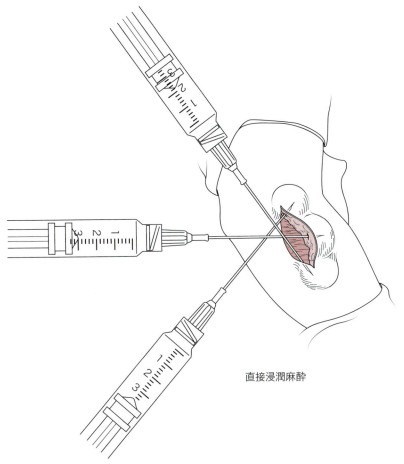

図6-2 直接浸潤麻酔は，図のようにくり返し麻酔薬を注入する．
（訳注：原著の図に訳者が修正を加えた）

きいはずである．また，もし深く皮下組織内に注入してしまった場合には効果が現れるのが遅くなってしまう．

③ 手技

　直接浸潤麻酔には25G，27G，30G針を用いる．0.5インチ（訳注：13 mm）から1.25インチ（訳注：32 mm）までさまざまな長さのものがある．針は，裂創内から真皮下の皮下組織（皮下脂肪）に穿刺し（図6-2），局所麻酔薬を少量注入する．いったん針を抜き，麻酔薬を注入した部分から再度穿刺する．こうすれば注射の痛みを減らせる．創傷周囲すべてを麻酔するまでくり返す．長さ約3〜4 cmの単純な裂創では，麻酔薬3〜5 mLを用いる．

3) 周囲浸潤麻酔

① 適応

　周囲浸潤麻酔は，直接浸潤麻酔の代用として使える．穿刺回数が少ないという利点がある．創傷の汚染がひどい場合，裂創内部から注射すると細菌を深部組織に入れてしまう危険性が考慮されるので，周囲浸潤麻酔が好まれる．しかし，このような危険性が果たして本当にあるの

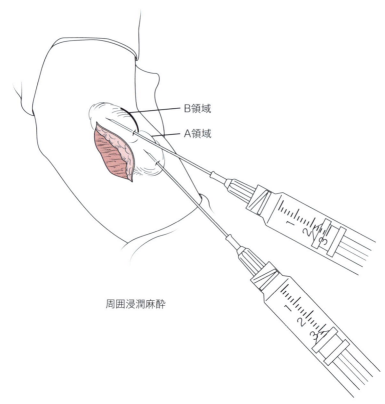

図6-3 周囲浸潤麻酔では裂創と平行に麻酔薬を注入していく．A領域は最初の麻酔薬注入部を示している．2回目の穿刺はA領域の終点から行う．

かは不明である．

② 解剖

　　直接浸潤麻酔と同じ解剖学的位置に注入するが，創周囲から穿刺する．

③ 手技

　　周囲浸潤麻酔に用いる注射針は太さ25G以上，長さ1.25インチ〜2インチ（訳注：50.8 mm）のものを用いる．裂創の端から穿刺し，針を真皮と浅筋膜の間に進める（図6-3）．まず吸引をかけ，次に針を穿刺部まで引き抜きながらゆっくり麻酔薬を注入していく．麻酔薬を注入した部分より遠位側の皮膚から次の穿刺を行う．この2回目の穿刺はあまり痛くない．裂創の周囲全体にこれをくり返す．

4) 眼窩上神経ブロックと滑車上神経ブロック（前額部神経ブロック）

① 適応

　　眼窩上神経ブロックと滑車上神経ブロックは，前額部や前頭部の大きな裂創に用いられる．

② 解剖

　　眼窩上神経と滑車上神経は，前額部と前頭部の感覚を伝える神経である．眼窩上隆起にある神経孔を通り走行する．

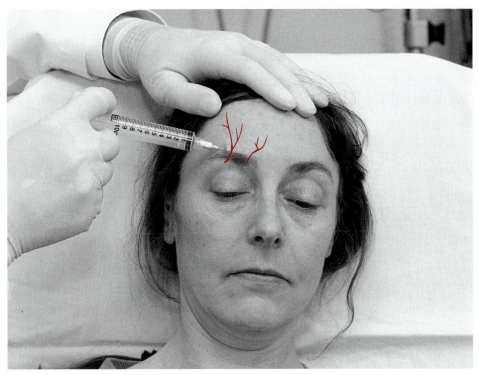

図6-4　前額部神経ブロック．眼窩上隆起からの滑車上神経と眼窩上神経の走行を示す．骨の表面近くにある神経まで針を穿刺する．

③ 手技

図6-4に示すように，眉に沿って連続的に皮下注射するのが最も簡単な方法である．詳細な注射方法は前述の周囲浸潤麻酔のものと同様である．骨の表面近くまで穿刺し，眼窩上隆起の神経孔周囲に麻酔薬を注入する．

5) 眼窩下神経ブロック

① 適応

上口唇の創処置に用いられる．もし浸潤麻酔を行えば裂創が歪んでしまい，正確に裂創の端を合わせ元どおりに修復することが困難になるが，眼窩下神経ブロックを行えばこの問題が回避できる．また，下眼瞼と鼻の外側下部分の創処置にも用いられる．

② 解剖

眼窩下神経の走行と分布を図6-5Cに示す．眼窩下孔は眼窩下縁から約1.5 cm下，鼻外縁から2 cm外側に位置する．眼窩下孔は触診することができる（図6-5A）．

③ 手技

眼窩下神経ブロックは口腔内，口腔外どちらからでも可能だが，口腔内経路の方が明らかに痛みが少ないことがわかっている．口腔内を穿刺する前に，上口唇を押し上げ上顎犬歯が見えるようにしておく．注射前に頬粘膜の穿刺部を粘膜用リドカイン（商品名：キシロカインビスカス）で除痛処置しておくことも可能である．歯肉と頬粘膜間に綿棒に浸した粘膜用リドカイ

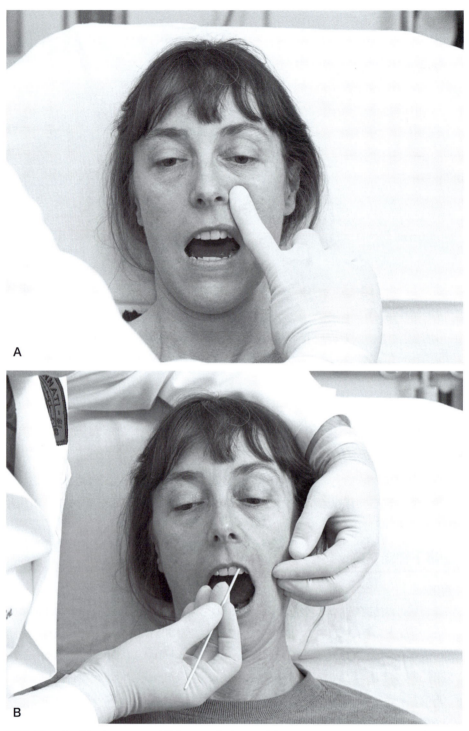

図6-5 眼窩下神経ブロック．A，注射前であれば眼窩下孔を触知できる．B，粘膜用リドカインなどの表面麻酔薬を染み込ませた綿棒を，針を刺す部位の粘膜に塗布する．

ンを塗布し（図6-5B），1～2分間待つ．その後，上顎犬歯前縁の歯肉と頬粘膜の境界部から針を穿刺する（図6-5C参照）．上顎骨の表面上を骨と平行に眼窩下孔まで針を進める．もし

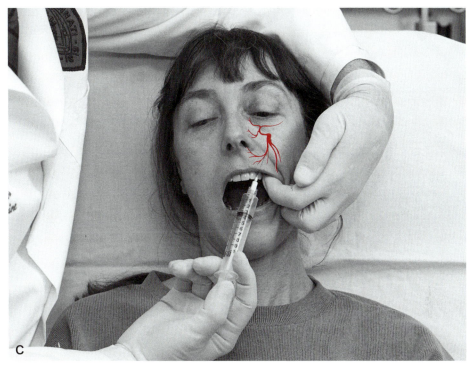

図6-5（続き）　C，口唇を軽く押さえて，上顎犬歯を目印に針を穿刺し眼窩下孔の付近で麻酔薬を注入する．

paresthesia（訳注：ピリッとした異常感覚など）が生じれば，針を少し引き戻してから麻酔薬を注入し神経に不必要な圧力がかからないようにする．麻酔薬1〜3 mLを注入後，4〜6分間で麻酔効果が現れる．もし神経の正確な走行がよくわからなければ扇状に細かい注入をくり返し行う．

6) 頤（オトガイ）神経ブロック

① 適応

下口唇の創処置の際に，局所麻酔で裂創が解剖学的に歪んでしまうのを避けるため，使用される．

② 解剖

オトガイ孔は下顎第二小臼歯の直下，つまり下顎骨の上縁と下縁の中間で下顎骨正中線から2.5 cm外側に位置している．オトガイ神経は下口唇半分と，顎のごく狭い範囲の感覚を伝える．図6-6Aに示すように，オトガイ孔は触知することができる．

③ 手技

眼窩下神経ブロックと同様，穿刺部位を粘膜用リドカインで除痛処置することが可能である（図6-6B）．下口唇を押し下げて，第二小臼歯の下方の歯肉と頬粘膜の境界部から注射針を穿刺する（図6-6C）．オトガイ孔付近まで針を進め，吸引し何も引けないことを確認してから麻酔薬を1〜2 mL注入する．4〜6分以内に麻酔効果が最大になる．眼窩下神経ブロックと同じように，もし神経の正確な走行がよくわからなければ扇状に細かい注入をくり返し行う．

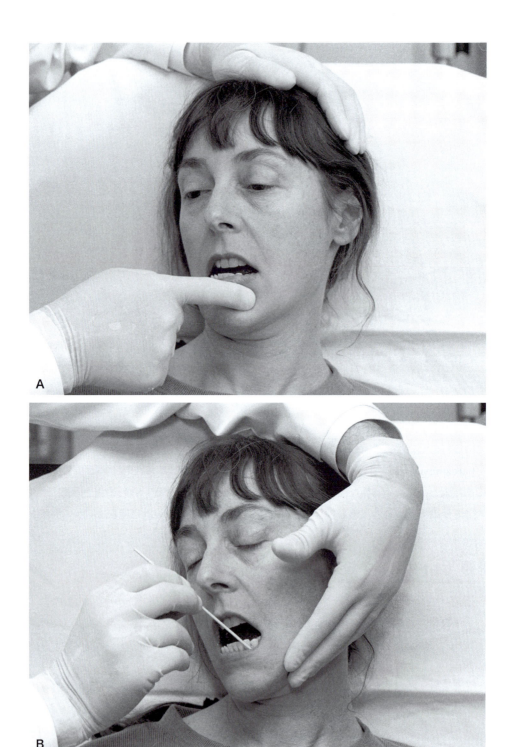

図6-6 オトガイ神経ブロック．A, オトガイ孔は注射前に触知できる．B, 粘膜用リドカインを粘膜穿刺部に塗布する．

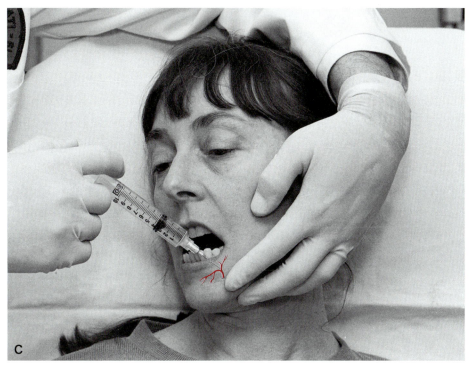

図6-6（続き） C，第二小臼歯を目印に針を穿刺しオトガイ孔部分に麻酔薬を注入する．オトガイ神経の走行を図示する．

7）耳介神経ブロック

① 適応

　　耳介裂創に使われる．耳介の皮膚は耳介軟骨に強固に密着しており，大きな裂創や複雑な裂創では創部への局所麻酔薬の注入が困難で，解剖学的な位置関係が歪んでしまう恐れがある．耳介神経ブロックは，広範囲の耳介縫合によい適応である．

② 解剖

　　耳介の感覚神経は耳介側頭神経，大耳介神経，小後頭神経の3つで構成されている．そして耳孔の感覚は迷走神経枝からも伝えられる．このため，基本的に耳介神経ブロックだけで完全に耳孔部を麻酔することはできない．

③ 手技

　　耳介神経ブロックでは耳介を取り囲むように麻酔する．1.5インチ〜2インチまでの25G注射針と，麻酔薬（アドレナリン添加なし）10 mLを入れたシリンジを用意する．耳たぶの下から穿刺し，耳介後部の溝部分と平行に，骨直上まで針を進める（図6-7参照）．穿刺部に針を抜き戻しながら，麻酔薬を約2〜3 mL注入する．針を完全には抜かずに引き戻し，今度は耳の前方に針を進め，同じように麻酔薬を注入する．必要に応じて麻酔薬をシリンジ内に補充する．次に耳介上部よりほんの少しだけ後ろから穿刺し，耳介の後方に同じように麻酔薬を注入する．針を完全には抜かず，耳の前方を麻酔する．10〜15分で完全に麻酔が効く．

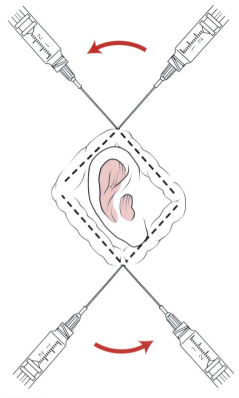

図6-7　耳介神経ブロックの手技.

8) 指ブロック（手指および足趾）

① 適応

　　指ブロックは最もよく使われる神経ブロック麻酔である．手指や足趾の中節骨以遠の創傷に推奨されている．爪の抜去，爪周囲炎のドレナージ，指の創処置によく用いられる．ある研究では，中手骨ブロックよりも手指の麻酔として効果的で痛みも少なかった[44]．指ブロックの際はアドレナリンなどの血管収縮薬を麻酔薬に添加してはいけないことは有名である．血管収縮薬によって指の虚血が起こり，永続的な損傷を引き起こす危険性があるといわれている．ただし，これまで指ブロックのアドレナリン添加の有無について2つの比較研究がされているが，いずれの研究でも合併症の報告例はなかった[7,45]．

② 解剖

　　母指を含むすべての手指と足趾には，それぞれ4本の指神経がある（図6-8）．
　　掌側指神経は支配範囲が広く，指末梢側と爪床を含む指先の感覚を伝える．背側指神経は支配範囲は小さいが，掌側指神経と支配域が重複しているので，4本の指神経すべてをブロック麻酔しなければ指全体を麻酔できない．指神経は指骨に隣接し走行している．

③ 手技

1. 指ブロックの手技

　　針の太さは25〜30Gの範囲で選ぶ．もし27Gや30Gなどの細い針を使用するのであれば，

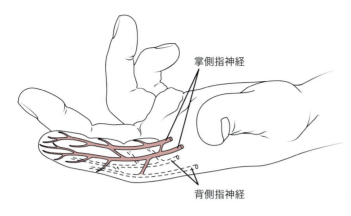

図6-8　4本の指神経．2本の掌側指神経の方が支配範囲が広く，指腹部と爪床全体の感覚を伝える．

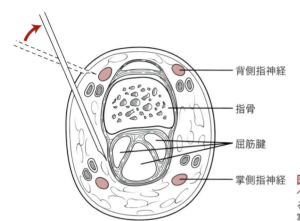

図6-9　指ブロック．掌側と背側にある，4本の指神経すべてを麻酔する．まず背側に針を穿刺し背側指神経を麻酔する．針を完全には抜かないまま引き戻し，方向を掌側に変え，掌側指神経を麻酔する．同じ手順で反対側も麻酔する．

ある程度の経験と慣れが必要である．指ブロックでは針を2回穿刺し麻酔薬を4回注入する．図6-9に示すのは，まず背側指神経を麻酔し，続いて掌側指神経を麻酔する方法である．アドレナリン添加なしのリドカイン1％もしくはメピバカイン1％，合計4 mL以下を使用する．

　MP関節のすぐ遠位背外側にあるweb部分（訳注：指と指の間の水かきのような部分）に指背外側から針を穿刺する（図6-10）．Web部位に麻酔薬を注入すれば，指神経や血管に過剰な圧がかかってしまうのを防止できる．針が骨に触れるまで穿刺し，約0.5 mLの麻酔薬を背側指神経に注入する．針をわずかに引き戻し，針先を指骨表面に沿わせて指の掌面へ向けなおし，掌側指神経に1 mL注入する．この手順で反対側のweb部分にも注射すれば，指全体が麻酔できる．通常4～5分以内で完全に麻酔効果が得られる．神経は常に骨に接するよう走行しているので，骨に近接した部位に麻酔を注入すれば，良好なブロック麻酔効果が得られる．図6-11に母指の指ブロックを示す．

2．指ブロックの代替法

　1回の穿刺だけで指を麻酔する方法として，掌側アプローチ法がある[46]．指の掌側と爪床を含む指先の麻酔に用いられる．掌側指神経のみをブロックするので，背側指神経が支配する背側の表面や感覚は残る．ただし，10％の患者はブロック後24時間にわたり注射部位に痛みを感じる[46]．しかし，48時間以内にこの痛みは消失する．

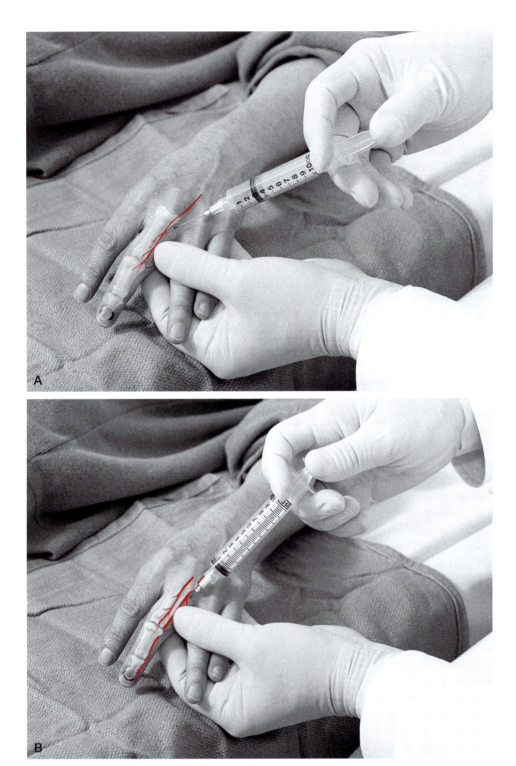

図6-10　指ブロック．掌側・背側指神経の走行を図示する．A, web部分に針を穿刺し，背側指神経に向けて針を進める．B, 麻酔薬注入後，針を完全には抜かずに掌側指神経へ針先の方向を変え麻酔薬を注入する．

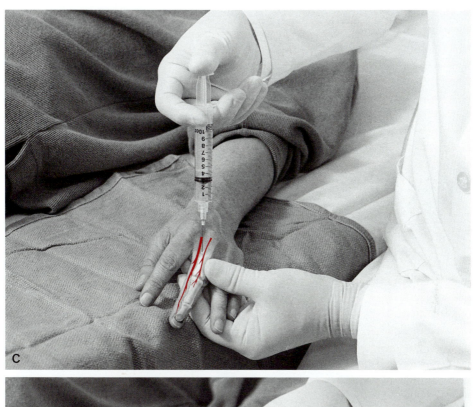
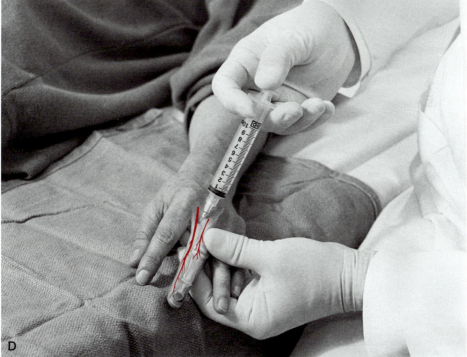

図6-10（続き） C・D, 同じ要領で指の反対側にも注射する.

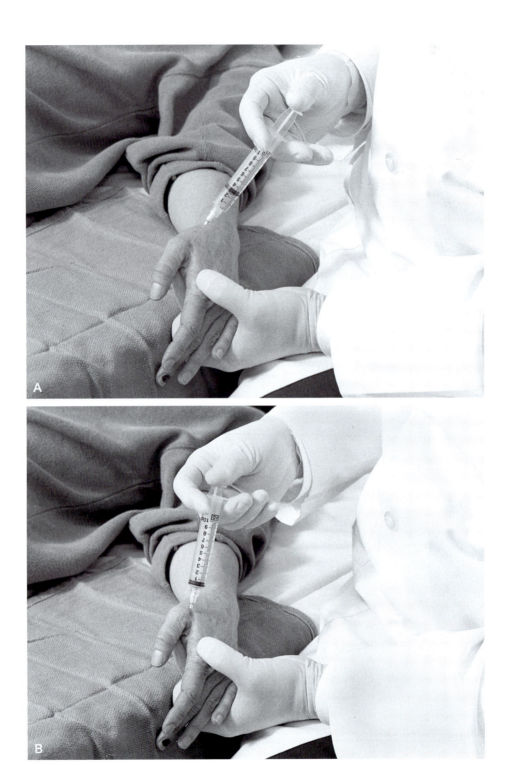

図6-11 母指ブロック．ほかの指ブロックと同じ方法で行う．神経走行に注意する．**A,** web部分に穿刺し，尺側の背側指神経をブロック麻酔する．**B,** 針の方向を変え，尺側の掌側指神経をブロック麻酔する．

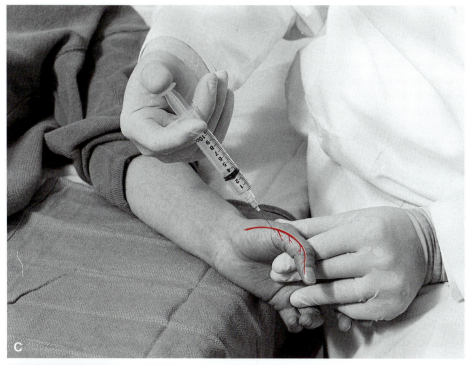

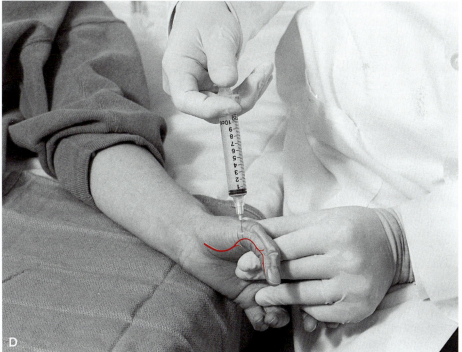

図6-11（続き） C, 図のように，橈側の背側指神経をブロック麻酔する．D, 針の方向を変え，橈側の掌側指神経をブロック麻酔する．

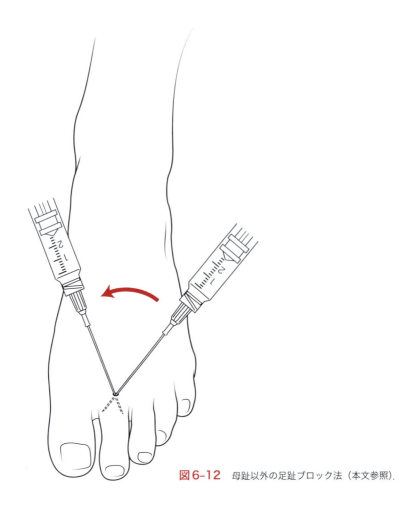

図6-12　母趾以外の足趾ブロック法（本文参照）.

　27Gの注射針と，リドカイン2％もしくはメピバカイン2～3 mLを一般的に用いる．皮膚をアルコールやポビドンヨードで消毒する．掌側の指の皮線（皺）部分に直角に針を穿刺し，屈筋腱を貫き骨に当たるまで針を進める．持続的に軽く注入しながら針をゆっくり引いてくると，少ない抵抗で腱鞘内に注入できる部位がある．麻酔薬はすぐに腱鞘内から指神経を取り囲むように広がる．

3. 足趾ブロックの手技

　第2～5趾は基節骨部分では皮下組織が薄いので，足趾の背側正中に1カ所穿刺するだけで，足趾の両側を麻酔することができる．片側に麻酔薬を注入した後，完全には針を抜かず，再度反対側に針を進める（図6-12）．母趾には，先述した通常の指ブロックが最適である．

9）正中神経ブロック

① 適応

　正中神経ブロックは母指，示指，中指と橈側の手掌裂創に用いられる．

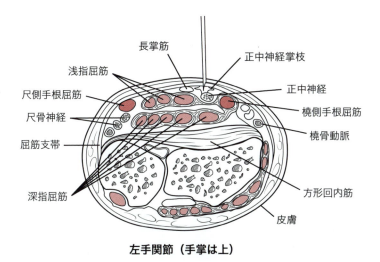

図6-13 手関節の断面部の解剖．長掌筋と浅指屈筋腱，正中神経の位置関係に注目する．

② 解剖

　正中神経は掌側手首皮線部分で，長掌筋腱と橈側手根屈筋腱の間に位置する（図6-13）．この2つの腱は，患者に握りこぶしをつくるように手指を曲げさせ，手関節を少し屈曲させると同定できる．長掌筋腱が存在しない患者もいるが，その場合には正中神経は浅指屈筋腱のすぐ橈側にある．通常，浅指屈筋腱は長掌筋腱の下に位置する．また，正中神経は橈側手根屈筋腱から尺側へ1 cmの部分に位置する．

③ 手技

　長掌筋腱を同定し25G針を橈側縁に穿刺する（図6-14）．屈筋支帯より少しだけ深くまで針を進める．屈筋支帯を貫くときに"跳ねる"ような感覚がある．針を手関節深くにゆっくりと刺しparesthesiaを誘発する．paresthesiaが生じれば，神経内ではなく神経周囲に広がるように麻酔薬2 mLを注入する．もしparesthesiaが生じなければ，麻酔薬3〜5 mLを深層から表層へ連続的に注入していく．ブロック麻酔の効果が完全に得られるまでには20分以上かかることもある．

10）尺骨神経ブロック

① 適応

　尺骨神経ブロックは，環指，小指，尺側の手掌および手背の創処置に用いられる．

② 解剖

　尺骨神経の2本の枝が手の尺側の感覚を伝える．尺骨神経手掌枝は近位手根線の位置で尺側手根屈筋腱の橈側に隣接しており，尺骨動脈に並走している．尺骨神経手背枝は，手関節から約4〜5 cm近位部で手掌枝と分岐し，尺側手根屈筋腱の下を通り，手の背尺側へ走行する．このように神経枝が分かれているので，両方の枝をブロックする．

③ 手技

　長さ1.25〜2インチの25G針と10〜12 mLシリンジを使う．手関節部分で，尺側手根屈筋

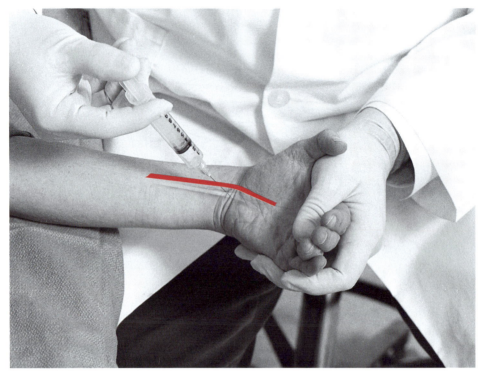

図6-14　正中神経ブロック．長掌筋と正中神経の位置と走行を図示する．本文中に記載したように，長掌筋腱の橈側に穿刺し屈筋支帯を貫き正中神経方向へ針を進める．

腱の橈側に穿刺する（図6-15）．誤って尺骨動脈に注射しないように，吸引し血液が引けないか確認してから麻酔薬を注入する．paresthesiaが誘発された場合，麻酔薬3〜5 mLを注入する．paresthesiaが起きない場合，麻酔薬が扇状に広がるよう注入する．また，手関節の尺側面からも尺骨神経ブロックができる．尺側手根屈筋腱の外側から穿刺し，尺側手根屈筋腱の下をくぐるように針を進める．麻酔薬3〜5 mLを注入し，8〜12分で麻酔効果が得られる．手背の感覚は手関節より近位部で分岐した尺骨神経枝が支配する．この神経枝をブロックするため，手関節の背側正中から尺側手根屈筋腱の尺側まで，麻酔薬を皮下に注入していく．

11）橈骨神経ブロック

① 適応

橈骨神経ブロックは，母指，示指，中指の背側と，手背の橈側の創処置に用いられる．

② 解剖

手関節から約7 cm近位部で，橈骨神経から浅枝が分岐する．浅枝は手関節レベルで，手背の橈側の支配神経枝となる．これら神経枝は皮膚のすぐ下の浅筋膜（皮下組織）内に存在する．

③ 手技

手関節の橈背側面から穿刺し，感覚枝すべてをブロックするように，軌跡を描くように持続的に皮下に注入する（図6-16参照）．これは尺骨神経ブロックで記載した手技と同様である．約10 mLの麻酔薬が必要となる．8〜12分で麻酔効果が得られる．

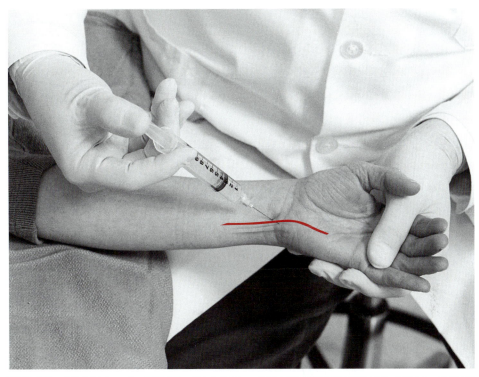

図6-15　尺骨神経ブロック．図6-13で示したように，尺骨神経は尺側手根屈筋腱の下に位置する．針を尺側手根屈筋腱の橈側縁に穿刺し，尺骨神経へ針を進める．尺骨神経は尺骨動脈に隣接しており注意が必要で，必ず吸引してから麻酔薬を注入する（本文参照）．

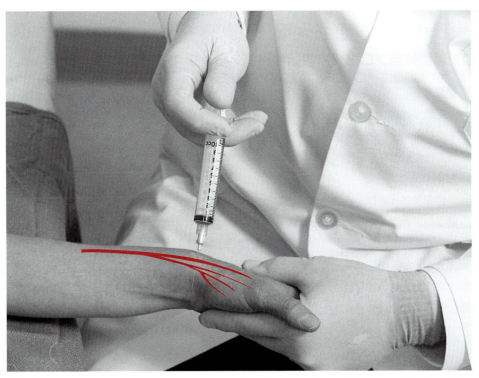

図6-16　橈骨神経ブロック．橈骨神経の分岐部と走行に注意し，その分岐部に穿刺する．橈骨神経枝と交差する形で針を引き抜きながら麻酔薬を注入していく．

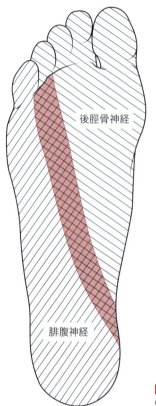

図6-17 足底における腓骨神経と後脛骨神経の分布．2つの神経が重複している領域がある．

12）腓腹神経ブロック，後脛骨神経ブロック

① 適応

　　足底部は局所麻酔薬注射が最も痛く感じる部位の1つである．また，足底部はよく怪我をする部位で，穿刺創，裂創，異物残存が多い．腓腹神経ブロックや後脛骨神経ブロックを用いれば，直接浸潤麻酔と比べてかなり痛みを軽減できる．

② 解剖

　　腓腹神経は腓骨と外果の後ろを走行し，踵と足外側の感覚を伝える．後脛骨神経はアキレス腱と内果の間を走行する．後脛骨動脈と並走しているので，簡単に同定できる．後脛骨神経は足底の広範囲および足内側の感覚を伝える．図6-17に示すように，支配神経が重複している部分があり，伏在神経・浅腓骨神経とも重複している部分がある．1つのブロック麻酔だけでは完全に麻酔効果が得られない場合があり，直接浸潤麻酔を併用する．

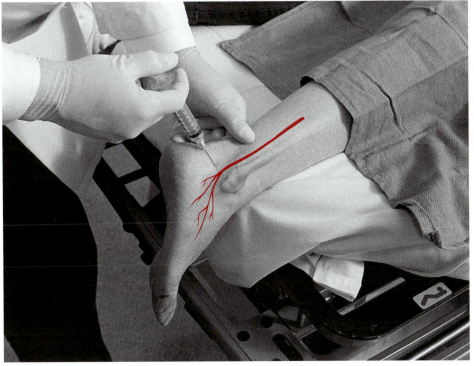

図6-18 腓腹神経ブロック．腓腹神経の走行と腓骨の先端との位置関係を示す．神経枝すべてがブロックされるように，麻酔薬を扇状に注入していく．

③ 手技

1．腓腹神経ブロックの手技

外果遠位端から約1〜2 cm近位部で，アキレス腱の外側縁に針を穿刺する（図6-18）．腓骨の後内側面に針を向け，吸引後，5 mLの麻酔薬を注入する．腓腹神経枝すべてが麻酔されるように，複数回に分けて扇状に少しずつ麻酔薬を注入する．

2．後脛骨神経ブロックの手技

後脛骨動脈を触診し目印にする．アキレス腱縁から穿刺し，内果後ろの後脛骨動脈へ向けて針を進める（図6-19）．動脈に近づいたら，注意深く吸引し血液が引けないことを確認してから，麻酔薬5 mLを注入する．

後脛骨神経ブロックと腓腹神経ブロックの麻酔効果が得られるには約10〜15分かかる．

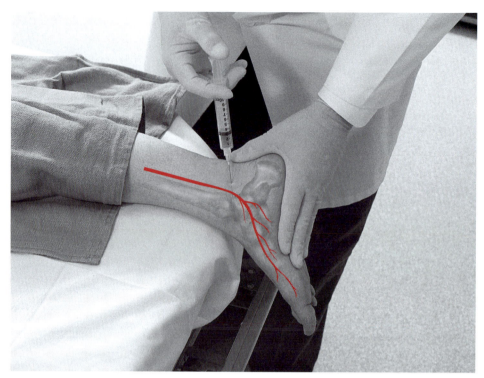

図6-19 後脛骨神経ブロック．神経の走行と内果との位置関係を示す．後脛骨動脈と並走しているので，注入前に吸引して血液が引けないことを確認する．

文 献

1) Mather LE & Cousins MJ：Local anaesthetics and their current clinical use. Drugs, 18：185-205, 1979
2) Todd K, et al：Effect of body locale and addition of epinephrine on the duration of action of a local anesthetic agent. Ann Emerg Med, 21：723-726, 1992
3) Sinnott CJ, et al：On the mechanism by which epinephrine potentiates lidocaine's peripheral nerve block. Anesthesiology, 98：181-188, 2003
4) Edlich RF, et al：Revolutionary advances in the management of traumatic wounds in the emergency department during the last 40 years：part I. J Emerg Med, 38：40-50, 2010
5) Tarsia V, et al：Percutaneous regional compared with local anaesthesia for facial lacerations：a randomised controlled trial. Emerg Med J, 22：37-40, 2005
6) Burns CA, et al：Decreasing the pain of local anesthesia：a prospective, double-blind comparison of buffered, premixed 1 % lidocaine with epinephrine versus 1 % lidocaine freshly mixed with epinephrine. J Am Acad Dermatol, 54：128-131, 2006
7) Andrades PR, et al：Digital blocks with or without epinephrine. Plast Reconstr Surg, 111：1769-1770, 2003
8) Fariss BL, et al：Anesthetic properties and toxicity of bupivacaine and lidocaine for infiltration anesthesia. J Emerg Med, 5：275-282, 1987
9) Malamed SF, et al：Articaine hydrochloride：a study of the safety of a new amide local anesthetic. J Am Dent Assoc, 132：177-185, 2001
10) de Jong RH：Toxic effects of local anesthetics. JAMA, 239：1166-1168, 1978
11) Norris RL Jr：Local anesthetics. Emerg Med Clin North Am, 10：707-718, 1992
12) Chandler MJ, et al：Provocative challenge with local anesthetics in patients with a prior history of reaction. J Allergy Clin Immunol, 79：883-886, 1987
13) Pollack CV Jr & Swindle GM：Use of diphenhydramine for local anesthesia in "caine"-sensitive patients. J Emerg Med, 7：611-614, 1989
14) Pavlidakey PG, et al：Diphenhydramine as an alternative local anesthetic agent. J Clin Aesthet Dermatol, 2：37-40, 2009
15) Dire DJ & Hogan DE：Double-blinded comparison of diphenhydramine versus lidocaine as a local anesthetic. Ann Emerg Med, 22：1419-1422, 1993

16) Ernst AA, et al : Comparison trial of four injectable anesthetics for laceration repair. Acad Emerg Med, 3 : 228-233, 1996

17) Singer AJ & Hollander JE : Infiltration pain and local anesthetic effects of buffered vs plain 1 % diphenhydramine. Acad Emerg Med, 2 : 884-888, 1995

18) Bartfield JM, et al : The effects of warming and buffering on pain of infiltration of lidocaine. Acad Emerg Med, 2 : 254-258, 1995

19) McKay W, et al : Sodium bicarbonate attenuates pain on skin infiltration with lidocaine, with or without epinephrine. Anesth Analg, 66 : 572-574, 1987

20) Orlinsky M, et al : Pain comparison of unbuffered versus buffered lidocaine in local wound infiltration. J Emerg Med, 10 : 411-415, 1992

21) Bartfield JM, et al : Buffered lidocaine as a local anesthetic : an investigation of shelf life. Ann Emerg Med, 21 : 16-19, 1992

22) Arndt KA, et al : Minimizing the pain of local anesthesia. Plast Reconstr Surg, 72 : 676-679, 1983

23) Murakami CS, et al : Buffered local anesthetics and epinephrine degradation. J Dermatol Surg Oncol, 20 : 192-195, 1994

24) Hennes HM, et al : The effect of oral midazolam on anxiety of preschool children during laceration repair. Ann Emerg Med, 19 : 1006-1009, 1990

25) Shane SA, et al : Efficacy of rectal midazolam for the sedation of preschool children undergoing laceration repair. Ann Emerg Med, 24 : 1065-1073, 1994

26) Yealy DM, et al : Intranasal midazolam as a sedative for children during laceration repair. Am J Emerg Med, 10 : 584-587, 1992

27) Berman D & Graber D : Sedation and analgesia. Emerg Med Clin North Am, 10 : 691-705, 1992

28) Yealy DM, et al : Pharmacologic adjuncts to painful procedures. 「Clinical procedures in emergency medicine」(Roberts TR, et al, eds), Saunders, 1991

29) Green SM, et al : Ketamine safety profile in the developing world : survey of practitioners. Acad Emerg Med, 3 : 598-604, 1996

30) Green SM & Li J : Ketamine in adults : what emergency physicians need to know about patient selection and emergence reactions. Acad Emerg Med, 7 : 278-281, 2000

31) Green SM & Johnson NE : Ketamine sedation for pediatric procedures : Part 2, Review and implications. Ann Emerg Med, 19 : 1033-1046, 1990

32) Chudnofsky CR, et al : A combination of midazolam and ketamine for procedural sedation and analgesia in adult emergency department patients. Acad Emerg Med, 7 : 228-235, 2000

33) Emergency Department Ketamine Meta-Analysis Study Group : Laryngospasm during emergency department ketamine sedation : a case-control study. Pediatr Emerg Care, 26 : 798-802, 2010

34) O'Sullivan I & Benger J : Nitrous oxide in emergency medicine. Emerg Med J, 20 : 214-217, 2003

35) Dailey RH : Fatality secondary to misuse of TAC solution. Ann Emerg Med, 17 : 159-160, 1988

36) Priestley S, et al : Application of topical local anesthetic at triage reduces treatment time for children with lacerations : a randomized controlled trial. Ann Emerg Med, 42 : 34-40, 2003

37) Singer AJ & Stark MJ : LET versus EMLA for pretreating lacerations : a randomized trial. Acad Emerg Med, 8 : 223-230, 2001

38) Zempsky WT & Karasic RB : EMLA versus TAC for topical anesthesia of extremity wounds in children. Ann Emerg Med, 30 : 163-166, 1997

39) Pryor GJ, et al : Local anesthesia in minor lacerations : topical TAC vs lidocaine infiltration. Ann Emerg Med, 9 : 568-571, 1980

40) Bonadio WA & Wagner VR : Adrenaline-cocaine gel topical anesthetic for dermal laceration repair in children. Ann Emerg Med, 21 : 1435-1438, 1992

41) Ernst AA, et al : LAT (lidocaine-adrenaline-tetracaine) versus TAC (tetracaine-adrenaline-cocaine) for topical anesthesia in face and scalp lacerations. Am J Emerg Med, 13 : 151-154, 1995

42) Blackburn PA, et al : Comparison of tetracaine-adrenaline-cocaine (TAC) with topical lidocaine-epinephrine (TLE) : efficacy and cost. Am J Emerg Med, 13 : 315-317, 1995

43) Bonadio WA & Wagner V : Half-strength TAC topical anesthetic. For selected dermal lacerations. Clin Pediatr (Phila), 27 : 495-498, 1988

44) Knoop K, et al : Comparison of digital versus metacarpal blocks for repair of finger injuries. Ann Emerg Med, 23 : 1296-1300, 1994

45) Wilhelmi BJ, et al : Do not use epinephrine in digital blocks : myth or truth? Plast Reconstr Surg, 107 : 393-397, 2001

46) Brutus JP, et al : Single injection digital block : comparison between three techniques. Chir Main, 21 : 182-187, 2002

Wound Cleansing and Irrigation

7章 創部の洗浄

> **実践ポイント**
> - 創部の洗浄を徹底的に行うことが，創処置の際に最も重要である
> - ポビドンヨード（スクラブ液ではないもの）は，最も効果的な皮膚・周囲の洗浄液である
> - 裂創内部から異物や細菌を流し出すためには，水か生理食塩水を用いる
> - 過酸化水素は，創部に対してメリットよりもデメリットが多く，創処置には推奨されない
> - 創部周辺の髪を剃ると皮膚が傷つき，感染率が増加する．皮膚と同じように洗浄し，そのまま残すか，ハサミで切る，もしくは検査用ジェルで創部から離す
> - 眉毛を剃ってはいけない．不自然に生え変わったり，全く生えなくなったりする
> - 創処置により，医療者は病原体（HIV，B型・C型肝炎ウイルスなど）に曝露される．血液や体液への予防策をとるべきである
> - 洗浄時の痛みを最小限にするために，麻酔を先に行うべきである

　洗浄は，創処置の基本である．洗浄には時間がかかり退屈に感じる場合もある．しかし，あらゆる汚染物と壊死組織を閉創前に除去することが大切である．除去しなければ，感染や美容面で醜い瘢痕になる危険性が高まる．どんなに丁寧に縫合し，予防的抗菌薬を投与したとしても，念入りな洗浄や，必要時の適切なデブリードマンの代わりにはならない．

1 創部の洗浄液

　皮膚洗浄液は市販のものでも利用できる（**表7-1**）．これらの効果を比較した臨床データの多くは，待機的手術患者か実験動物のものであったが[1～3]，近年になり，ようやく救急外来での皮膚洗浄液について報告されてきている[4～7]．これらの研究や洗浄液の性質に基づき，救急外来での創処置における使用指針を示す．

1）ポビドンヨード

　ポビドンヨード〔商品名：Betadine（訳注：日本ではイソジン）〕は，殺菌作用のあるヨードと，担体分子であるポビドンとの合剤である．組織と接触すると，担体複合体がゆっくりと遊離ヨードを放出する．緩徐な放出により，殺菌効果を保ちつつ，組織への刺激と潜在的な毒性を減らす．ポビドンヨードは，グラム陽性菌，グラム陰性菌，真菌，ウイルスに対して効果

表7-1　創部洗浄液のサマリー

洗浄液	抗菌活性	組織毒性	全身毒性	使用法
ポビドンヨードスクラブ液	グラム陽性菌とグラム陰性菌に対して強い抗菌作用	イオン性界面活性剤に組織毒性がある	開放創に疼痛あり	手の消毒液
ポビドンヨード液	ポビドンヨードスクラブ液と同様	組織毒性は最小限	きわめてまれ	創周囲の消毒液
クロルヘキシジン	グラム陽性菌に強い抗菌作用，グラム陰性菌には強くない	イオン性界面活性剤に組織毒性がある	きわめてまれ	手の消毒液
ポロキサマー188	抗菌作用なし	知られていない	知られていない	創部（特に顔面）または創周囲の消毒液
生理食塩水	知られていない	知られていない	知られていない	創部の洗浄

がある[8]．手を洗った後皮膚で細菌が繁殖するまでの保護効果時間について，ポビドンヨードはクロルヘキシジンと比べると短く，手洗い用としては効果が乏しい[9]．

　ポビドンヨードは，それ単独（ポビドンヨード液）か，イオン性界面活性剤との合剤として（ポビドンヨードスクラブ液）製造される．スクラブ液は，正常な皮下組織や開放創には有害である[1, 10]．開放創をスクラブ液でゴシゴシ洗ったり，浸したりするのは推奨できない．スクラブ液は，術前切開前の正常皮膚に使用する．

　イオン性界面活性剤を含まないポビドンヨード液は，通常10％溶液として流通している．1％以下の溶液であれば，創傷部に安全に使用でき，殺菌作用も維持される[11]．創傷治癒への悪影響はない[12]．また，イオン性界面活性剤を含まないポビドンヨード液に臨床的に問題となる毒性がないことは，225例の眼科手術で証明されている[13]．この研究では生理食塩水で薄めた10％ポビドンヨードが，手術のために眼とその周囲の構造を洗浄するのに使われた．角膜，結膜，皮膚への毒性は認めなかった．ヨードアレルギーのある患者でさえ，副作用とアレルギー反応はきわめてまれであった[14]．

2) クロルヘキシジン

　クロルヘキシジン〔商品名：Hibiclens（訳注：日本ではクロルヘキシジングルコン酸塩の一般名で使用されている）〕は，グラム陽性菌に効果的な抗菌作用をもつビグアニドである．グラム陰性菌にも効果的だが，ポビドンヨードほど強くない[15]．ウイルスに対する有効性は分かっていない[8]．くり返し使用すると，皮膚に沈着し抗菌時間を延長するため[15]，優れた手洗い洗浄液である．通常の使用では，クロルヘキシジンの毒性は低い．皮膚洗浄液は，ポビドンヨードスクラブ液と同様にイオン性界面活性剤を含み，低毒性だが開放創に直接接触しないようにする[13, 16]．

3) 非イオン性界面活性剤

　役に立ちうる創部洗浄液が，非イオン性界面活性剤プルロニックF-68〔商品名：Shur-Clens（訳注：日本未発売）〕とポロキサマー188〔商品名：Pharma Clens（訳注：日本未発売）〕である[17]．これらは石鹸のような浄化特性をもつ界面活性剤であるが，眼や角膜含め，ほとんど組織毒性はない．また，創傷に明らかな副作用はない．ポロキサマー188は，3,000人以上の患者に使用しても重篤な副作用はなかった[18]．非イオン性界面活性剤の主な欠点は，抗菌作用

がないことである[19]. このため，汚染創への使用はポビドンヨードのようなほかの洗浄液が望ましい. 逆に，非イオン性界面活性剤は，眼への毒性がないため，もともと感染しにくい顔面に適している.

4) 過酸化水素

明確な科学的根拠はなく，ただ昔から使われていたという理由だけで，過酸化水素は救急外来の創処置で一般的に使われてきた. 過酸化水素は，血液や組織のペルオキシダーゼと接触すると，遊離した酸素が泡となって見える. その泡が，組織の小さな間隙から細菌，異物，汚染物を取り除くと考えられてきた. この効果は浄化活性を生じるが，多くの欠点がある. 過酸化水素はもともと溶血性であり，肉芽組織に新生した上皮細胞が酸素の泡によってはがれてしまう[20]. また，過酸化水素の殺菌作用は，弱く短時間のみである[8]. 虫垂炎の研究では，過酸化水素を閉創前に切開部に使っても，感染率は減らなかった[21]. さらに，ほかの研究では創部治癒が遅延する可能性が指摘された[20]. これらのことから，過酸化水素の出番があるとすれば，その溶血作用によって創部を覆った凝血塊を取り除くために用いるくらいである.

2 創部洗浄の前処置

創部を洗浄する前に，手洗い，感染予防策，毛の除去，麻酔，異物，創部の湿潤，創部周囲の洗浄などを考慮しなければいけない.

1) 手洗い

外傷創部は清潔でないため，手術前のようなしっかりとした手洗いは必要ない. 処置前には通常の簡潔な手洗いで十分だが，爪はほかの部分に比べて細菌が多く隠れているため，よく洗う必要がある[22, 23]. 手洗い時の洗浄液は皮膚消毒液としてよく使用されているクロルヘキシジンがよい. クロルヘキシジンは，手洗いをくり返すと，皮膚に蓄積し，抗菌効果が持続する. しかも，ポビドンヨードのように服を汚さない.

ところで，救急外来で働く医療者の手洗い率は低い[24]. 患者接触後，次の患者接触前に手洗いした割合は，看護師は58.2％，研修医は18.6％，スタッフ医師は17％であった. 手洗いは，リスクに対する防御手段の1つである.

製品の進歩により，手洗いはとても簡単になった. 最新のアルコール製品は，すばやく使用でき，自然に乾く. しかも，細菌を減らす効果や洗浄力は石鹸と同じである[25].

2) 血液・体液曝露の予防

創部の洗浄とその準備の際は，血液や体液に接触するため，適切な保護手袋，ゴーグルを常時身につけることが推奨される. ガウンも推奨されるが，あまり実用的ではない.

救急外来で懸念される主な感染源は，B型肝炎，C型肝炎，HIVである. 米国都市部の救急外来患者のHIV感染者率は，4〜5％という報告がある[26]. より重要なのは，患者の25％は自

分がHIV感染者であることに気づいていないということである[27]．重症外傷の診療では感染予防策が普及している．出血している裂創は，縫合針や剪刀，外科用メスを使用しているときと同様に医療者が感染する危険性がある．

3) 創部の毛の除去

　縫合前に創周囲の毛を剃ることがある．創処置において除毛すべきかどうかに関する研究はないが，剃毛すると皮膚に小さな傷が生じ，そこから細菌が侵入し，感染の危険性が増すと考えられている[23]．手術前に剃毛した患者と剃毛していない患者を比較した2つの研究では，剃毛した患者において術後の感染率が増加した[28,29]．毛幹（訳注：毛の表皮から上の部分のこと）は細菌の住処となるが，毛根，皮脂腺，毛包は，通常の状態であれば，細菌はほとんどいない[28]．毛は，消毒液などでたやすく清潔にできる[30]．

　毛の除去は縫合手技にも関連する．頭皮のような場所であっても，髪の毛を絡ませずに縫合することは容易である．軽率に創部に毛を埋めてしまうと，感染原因となる[31]．ハサミで創周囲の毛を切り，はめ込み式のカミソリで毛を剃れば皮膚を傷つけることなく毛を創周囲から除去できる．

　毛で囲まれた創部を露出するためのもう1つのテクニックは，清潔な検査用ジェルで創部の逆方向に毛を平らに伸ばすことである．抗菌薬入り軟膏を用いてもよいが，脂溶性の軟膏より水溶性のジェルの方が後で除去しやすい．

　ただし，眉毛は絶対に剃ったり，切ったりしてはいけない（図7-1）．眉毛が再び生えてこなかったり，元通りに生え揃わなかったりする．眉毛はすぐに洗浄でき，毛の辺縁は閉創中の重要な目印になる．

4) 麻酔

　明らかな痛みがなくても，創部の洗浄は不快であるため，洗浄前に麻酔するべきである．患

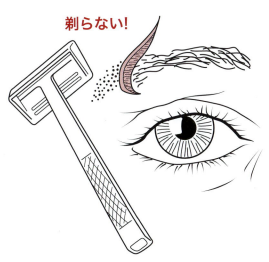

図7-1　眉毛は元通りに生えないため，絶対に剃ってはいけない．

者がより快適になるだけでなく，しっかりと効果的に洗浄できる．具体的な麻酔方法は，6章で述べる．

　洗浄前の創部の麻酔に関して，汚染した部位から針を刺すと内部に細菌を混入させてしまうのではないか，という懸念がある．しかし，そのような科学的根拠はない[32]．清潔で，辺縁がはっきりとした創傷では，この問題は関係なく，安全に直接浸潤麻酔ができる．見るからにひどく汚染した創傷では，理論上の感染の可能性を考慮して，周囲浸潤麻酔もしくは神経ブロックで麻酔する．

5）異物

　創処置前に，創内異物がないか確認することは大切である．あらゆる異物は感染原因となり，有害であると考えるべきである．さらに，異物残存は，救急医にとって最も頻度の多い医療過誤訴訟理由である[33]．洗浄でほとんどのゴミを取り除けるが，直視下での確認と除去は必要である．意識の清明な患者では，創部の「異物感」を訴える場合がある．X線は，歯の断片，金属，ガラスを見つけるために役立つ．X線でガラスが見えないというのは，よくある誤解である．0.5 mm以上のガラスはX線で95％写る[34]．異物除去については，16章で詳しく説明する．

6）創部の湿潤

　創処置の際，創部を湿潤させることはよくある．湿潤によって，ゴミが柔らかくなり，凝血塊が崩れ，創部を消毒できると考えられている．しかし，創部をポビドンヨード液に浸す実験では，20分浸したにもかかわらず1.5 mm以上の組織には浸透しなかった[6]．ポビドンヨード液に浸すことで細菌数は減ったものの，明らかに創内に汚染物質が残存した．創部を湿潤させると，創周囲の皮膚の汚れやゴミが柔らかくなり除去しやすくなるが，創部洗浄の代わりにはならない．

7）創部周囲の洗浄

　創部周囲を洗浄しゴシゴシ洗うのは，眼に見える汚染と凝血塊を除去するためである．創内部を洗浄せずに，周囲だけをいくらきれいにしても意味がない．創部周囲の洗浄のゴールは，創傷周囲が目視できれいになることであり，洗浄時間の基準として決められたものはない．皮膚から小さな異物やゴミをすべて取り除かなければ，刺青のようになってしまうことがある．小さな異物が皮膚に残ると，皮膚の表皮と真皮の中に永久に閉じ込められる．これらの微粒子は，しっかりとデブリードマンで取り除く必要がある．顔面の刺青は美容的に大きな問題になるため，通常の処置で除去できない場合，顔面形成外科へのコンサルトや紹介を考慮すべきである．

　創内部をゴシゴシ洗うことの是非は議論の余地がある．外科用スポンジを用いた洗浄で感染率が低下することは証明されておらず，露出した組織に新たな物理的損傷をつくる可能性がある[19]．外科用スポンジを用いて洗浄することは，創内部から全体的な汚染やゴミを除去するのには効果的である．組織を損傷する可能性があるため，創部内をゴシゴシ洗うのは，創傷に明らかな汚染がある場合だけにしたほうがよいだろう．

創部洗浄に使われる外科用スポンジの穴もまた問題である．一般的によく使われる外科用スポンジは，長さ1インチ（訳注：約2.5 cm）の間に45個の穴がある．長さ1インチの間に90個の穴があるスポンジ〔商品名：Optipore（訳注：日本未発売）〕は，組織への侵襲は少ない[22]．ただし，優しく用いれば標準的なスポンジであっても損傷を少なくでき，また穴が多いスポンジは値段が高いため，穴が多いスポンジの正当性は主張しづらいかもしれない．

8）創部を洗い流す

"The solution to pollution is dilution（汚染の解決策は薄めることである）"というのは，創処置の古い格言である．ゴミや汚染を創部から除去するには，創部を洗い流すことが最も効果的な方法である[18]．また，創表面の細菌数を減らすことにも最も効果的である[35, 36]．ひどく汚染された創傷について洗浄法を比較すると，高圧〔5〜70 psi（訳注：1 psi＝52 mmHg）〕の生理食塩水で洗い流した方が，例えばバルブシリンジ（0.5〜1 psi）を用い低圧で洗い流すより明らかに優れている[37]．現在よく行われるのは，35 mLシリンジに19Gカテーテル針をつけて洗い流す方法である[37]（訳注：このサイズのシリンジとカテーテル針は日本では流通していない）．この方法では，水圧は7〜8 psiであり，創傷からゴミや細菌汚染を効果的に減らすことができる．Pulsatile lavage（訳注：水圧をかけられる創部用の洗浄機器）の水圧は50〜70 psiになり，細菌数と創部感染率を減らすのに効果的である[38]．しかし，水圧が強すぎて創縁を裂いてしまうことがある[39]．Pulsatile lavageは，ひどく汚染された大きな創部を，手術室で外科専門医が処置する際に適している．

伝統的に，創部を洗い流す際は生理食塩水が用いられてきた．無菌で組織に侵襲性がないことが理由である．しかし最近，本当に生理食塩水が最適なのか議論になっている[40]．例えば，530人の小児を対象にした大規模な前向き研究で，生理食塩水と水道水を比較したところ，創部感染率に差はなかった（2.8 % vs 2.9 %）[40]．これらは，汚染程度の低い単純な創であった．

3　洗浄の手順

以下に，創洗浄の手順の指針を記載する．

1）患者の体位

どのような処置でも適切な準備が大切であり，それは創部の洗浄においても同様である．患者を快適な姿勢（通常は仰臥位）にする．洗浄後，創部や血が見えたときに，患者がどのように反応するか予想できない．立位では血管迷走神経反射（失神）を起こすことがあり，処置中に転倒してけがをする危険がある．家族には待合室で待っていてもらうか，創処置の場に同席するのであれば血や処置に対しての反応を観察する．見学者も同様に血管迷走神経反射を起こしうる．

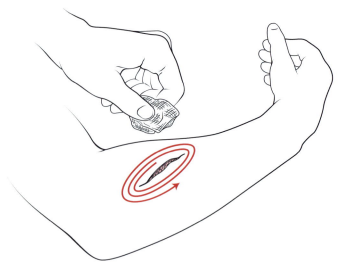

図7-2　創部を横切らずに，創部から周囲へ向かって円を描くように洗浄する．

2) 麻酔

　基本的に，創部を洗浄する前に麻酔すべきである．洗浄が痛いと中断しなければならず，患者から協力を得られなくなる．その結果，十分な洗浄ができない．

3) 創部周囲の洗浄法

　10：1に薄めた10％ポビドンヨード液（スクラブ用ではないもの）を創部周囲洗浄液として使用する．創部内に明らかな汚染やゴミがあるようであれば，デブリードマンとしてスポンジで洗浄してもよい．創周囲の洗浄法を図7-2に示す．優しく，創部から開始することが必要である．洗浄の手の動きは円を描くように，徐々に大きくし，創部から離していく．洗浄後のスポンジは捨てる．クロルヘキシジンやポビドンヨードを含ませたスポンジは，周囲から創部へ向けてはいけない．こうすると，不潔な皮膚部分から洗浄した創部に不要な微生物を運ぶことになる．創周囲の洗浄の所要時間は決まっていない．視診上，汚染や乾いた血液がなくなるまで洗浄する．

4) 創部を洗い流す

　周囲の洗浄後，創部をシリンジと飛散防止シールド（訳注：シリンジ先端に取り付ける傘のようなもの）を用いて洗い流す（図7-3）．周囲の洗浄と創部を洗い流す処置は，眼に見える汚染が皮膚や創部からなくなるまで交互に行う．洗浄に用いる水の量は，100〜250 mL以上で，汚染の程度に応じて変わる．35 mLシリンジと飛散防止シールドは創部近くに保持し，水流が弱くならないようにする．どうしても異物が創部から洗い流せない場合は，スポンジを使って洗浄し外科的なデブリードマンで除去する．

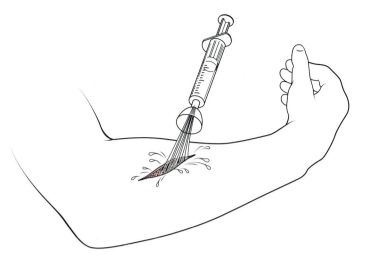

図7-3　創部を洗い流す．飛散防止シールドを創部に近づける．

5) デブリードマン

　もし洗浄しても明らかに汚染が残ってしまうならば，剪刀やNo.15のメスで外科的なデブリードマンを行う．しかし，これでも対処できない場合は，例えば創部の切除のようなほかの方法が必要になる場合がある．対応が難しい創部への対応は，9章で述べる．

　文字通り創部がきれいに見えれば洗浄は完了で，創閉鎖ができる．汚れやゴミがなく，組織はピンクで生着可能に見えるはずである．通常，少しだけ新鮮出血がある．縫合する準備ができるまで，創部の上に清潔な外科用滅菌ガーゼを置いておく．

文 献

1) Berry AR, et al：A comparison of the use of povidone-iodine and chlorhexidine in the prophylaxis of post-operative wound infection. J Hosp Infect, 3：55-63, 1982
2) Custer J, et al：Studies in the management of the contaminated wound. V. An assessment of the effectiveness of pHisoHex and Betadine surgical scrub solutions. Am J Surg, 121：572-575, 1971
3) Kaul AF & Jewett JF：Agents and techniques for disinfection of the skin. Surg Gynecol Obstet, 152：677-685, 1981
4) Valente JH, et al：Wound irrigation in children：saline solution or tap water？ Ann Emerg Med, 41：609-616, 2003
5) Dire DJ & Welsh AP：A comparison of wound irrigation solutions used in the emergency department. Ann Emerg Med, 19：704-708, 1990
6) Gravett A, et al：A trial of povidone-iodine in the prevention of infection in sutured lacerations. Ann Emerg Med, 16：167-171, 1987
7) Howell JM, et al：The effect of scrubbing and irrigation with normal saline, povidone iodine, and cefazolin on wound bacterial counts in a guinea pig model. Am J Emerg Med, 11：134-138, 1993
8) Harvey S：Antiseptics and disinfectants；fungicides；ectoparasiticides.「The pharmacologic basis of therapeutics」(Goodman A, et al, eds)，Macmillan, 1980
9) Koburger T, et al：Standardized comparison of antiseptic efficacy of triclosan, PVP-iodine, octenidine dihydrochloride, polyhexanide and chlorhexidine digluconate. J Antimicrob Chemother, 65：1712-1719, 2010
10) Faddis D, et al：Tissue toxicity of antiseptic solutions. A study of rabbit articular and periarticular tissues. J Trauma, 17：895-897, 1977

11) Berk WA, et al：Controversial issues in clinical management of the simple wound. Ann Emerg Med, 21：72-80, 1992

12) Smith RG：A critical discussion of the use of antiseptics in acute traumatic wounds. J Am Podiatr Med Assoc, 95：148-153, 2005

13) Caldwell DR, et al：Povidone-iodine：its efficacy as a preoperative conjunctival and periocular preparation. Ann Ophthalmol, 16：577, 580, 1984

14) Shelanski HA & Shelanski MV：PVP-iodine：history, toxicity and therapeutic uses. J Int Coll Surg, 25：727-734, 1956

15) Dineen P：Hand-washing degerming：a comparison of povidone-iodine and chlorhexidine. Clin Pharmacol Ther, 23：63-67, 1978

16) Main RC：Should chlorhexidine gluconate be used in wound cleansing？ J Wound Care, 17：112-114, 2008

17) Bryant CA, et al：Search for a nontoxic surgical scrub solution for periorbital lacerations. Ann Emerg Med, 13：317-321, 1984

18) Edlich RF, et al：Principles of emergency wound management. Ann Emerg Med, 17：1284-1302, 1988

19) Rodeheaver GT, et al：Mechanical cleansing of contaminated wounds with a surfactant. Am J Surg, 129：241-245, 1975

20) Gruber RP, et al：The effect of commonly used antiseptics on wound healing. Plast Reconstr Surg, 55：472-476, 1975

21) Lau WY & Wong SH：Randomized, prospective trial of topical hydrogen peroxide in appendectomy wound infection. High risk factors. Am J Surg, 142：393-397, 1981

22) 「Technical factors in wound management：fundamentals of wound management in surgery」（Edlich RF, et al, eds），Chirurgecom Inc., 1977

23) Pecora DV, et al：Location of cutaneous microorganisms. Surgery, 64：1114-1118, 1968

24) Meengs MR, et al：Hand washing frequency in an emergency department. Ann Emerg Med, 23：1307-1312, 1994

25) Hilburn J, et al：Use of alcohol hand sanitizer as an infection control strategy in an acute care facility. Am J Infect Control, 31：109-116, 2003

26) Sloan EP, et al：Human immunodeficiency virus and hepatitis B virus seroprevalence in an urban trauma population. J Trauma, 38：736-741, 1995

27) Jui J, et al：HIV seroprevalence in emergency department patients：Portland, Oregon, 1988-1991. Acad Emerg Med, 2：773-783, 1995

28) Cruse PJ & Foord R：A five-year prospective study of 23,649 surgical wounds. Arch Surg, 107：206-210, 1973

29) Seropian R & Reynolds BM：Wound infections after preoperative depilatory versus razor preparation. Am J Surg, 121：251-254, 1971

30) Winston KR：Hair and neurosurgery. Neurosurgery, 31：320-329, 1992

31) Mahler D, et al：The fate of the buried hair. Ann Plast Surg, 5：131-138, 1980

32) Kelly AM, et al：Minimizing the pain of local infiltration anesthesia for wounds by injection into the wound edges. J Emerg Med, 12：593-595, 1994

33) Trautlein JJ, et al：Malpractice in the emergency department--review of 200 cases. Ann Emerg Med, 13：709-711, 1984

34) Tandberg D：Glass in the hand and foot. Will an X-ray film show it？ JAMA, 248：1872-1874, 1982

35) Madden J, et al：Application of principles of fluid dynamics to surgical wound irrigation. Curr Top Surg Res, 3：85-93, 1971

36) Rodeheaver GT, et al：Wound cleansing by high pressure irrigation. Surg Gynecol Obstet, 141：357-362, 1975

37) Stevenson TR, et al：Cleansing the traumatic wound by high pressure syringe irrigation. JACEP, 5：17-21, 1976

38) Pigman EC, et al：Splatter during jet irrigation cleansing of a wound model：a comparison of three inexpensive devices. Ann Emerg Med, 22：1563-1567, 1993

39) Wheeler CB, et al：Side-effects of high pressure irrigation. Surg Gynecol Obstet, 143：775-778, 1976

40) Fernandez R & Griffiths R：Water for wound cleansing（review）. The Cochrane Library, 5：1-25, 2010

Instruments, Suture Materials, and Closure Choices

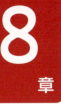

8章 縫合器具の使い方，選び方

実践ポイント

- 縫合には持針器，組織鑷子，剪刀が必要である
- 器具の操作法を熟知することで，正しく処置ができる
- 正しく器具を使用すると組織損傷および瘢痕形成が減少する
- 深部縫合や皮下縫合は吸収糸で行い，皮膚縫合には非吸収糸を用いる
- しかし，近年では早期吸収される吸収糸で皮膚縫合を行うことがある
- 吸収糸で皮膚縫合を行っても，非吸収糸と比べて美容的な結果に差は生じない
- 新しい合成繊維の縫合糸に比べ，絹糸のような古くから使われている縫合糸は組織反応性が高い
- 逆三角針は組織を傷つけにくく，従来の丸針よりも推奨されている

　救急外来で創処置を行う際に，多くの種類の縫合器具や縫合材料は必要ない．3〜4種類の器具と材料があれば，処置を行うことができる．縫合器具は傷の種類に関係なく同じものを使用できるが，縫合材料は傷の種類により好ましい材料が異なる．患者の状態によって，吸収糸や非吸収糸といったものから，創傷用テープ，ステープラー，皮膚用接着剤などの縫合材料を使い分ける．本章では縫合糸の選択について取り上げ，創傷用テープ，ステープラー，皮膚用接着剤については14章で扱う．

1 基本的な縫合器具と操作

　大部分の創傷は持針器，組織鑷子，剪刀があれば処置できる．デブリードマンなどが必要となる複雑な創処置では，アイリス剪刀（組織用剪刀），止血鉗子，メスハンドル，メス刃などが必要となる．現在，医療メーカーを通じて多種多様な器具が入手できるが，ここでは創処置に必要な器具の種類や，その構造を解説する．一般的な使い捨て縫合セットには，救急での創処置に必要な器具が入っている．

1）持針器

　ほとんどの創傷は小さな持針器で処置可能で，大きな持針器は必要ない．一般的な弯針を使

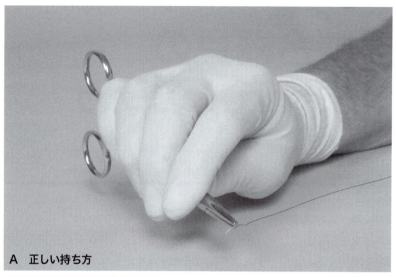

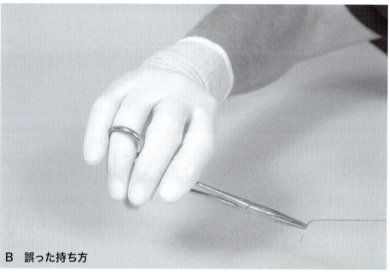

図8-1 持針器の正しい持ち方．A，正しい持ち方により，適切な角度で針が進む．B，誤った持ち方．針を進めるときに指穴は使用しない．

用する場合，4.5インチ（訳注：約11 cm）の持針器が適している．大きな針を使用する場合には，6インチ（訳注：約15 cm）の持針器を使用する．

● **持針器の操作方法**

　持針器の種類と同様，操作方法も重要である．図8-1は持針器の正しい持ち方と誤った持ち方を示している．持針器の指穴に指を通すのは，針を把持する時と放す時のみである．皮膚に針を穿刺する際には，図で示したように持針器の先端付近を持つと，正確に針を進められる．この方法は特に顔面縫合の際に重要である．

　持針器で針を把持するときには，持針器の先端で針を把持する（図8-2）．根本に近い部分で把持してしまうと，針が破損しやすい．針の着糸部から約1/3のところを，針と持針器が直角になるように把持する．

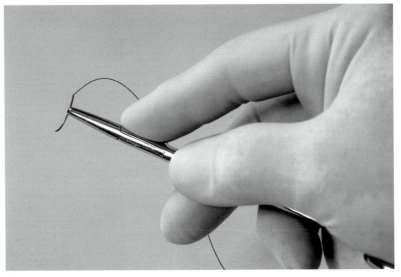

図8-2 持針器の使い方．針の着糸部から約1/3のところを持針器の先端部で把持する．針と持針器の角度は90°にする．

2) 鑷子（ピンセット）

　正しい縫合のためには，組織を鑷子で正しく把持し操作することが必要である．組織を把持する際に器具や操作が適切でないと皮膚や組織を損傷してしまう．鑷子は広く用いられており，適切に操作すれば安全である．一般的には，4.75インチ（訳注：約12 cm）の有鈎鑷子が推奨されている．鈎には組織を把持する際に加わる過剰な力を減らし組織を守る効果がある．無鈎鑷子は平坦な先端部で組織を傷つけやすいため，推奨されない．

● **鑷子の操作方法**

　組織を操作する際に，決して鑷子で皮膚を直接把持してはいけない．表皮と真皮を直接把持することは避け，浅筋膜（皮下組織）を把持する．浅筋膜を愛護的に把持すれば，辺縁を安定して縫合できるようになり，真皮の損傷を防げる（図8-3）．鑷子は図に示すように，スキンフックとして活用することもできる．この方法で鑷子を閉じずに針の穿刺部を固定できる．

　図8-4は鑷子の正しい持ち方と誤った持ち方を示している．鉛筆を持つような持ち方が正しく，正確に鑷子を操作できるようになり，組織への不要な圧力を減らすことができる．

3) 剪刀（はさみ）

　縫合糸，創傷用テープ，スポンジといった被覆材などを切るには，6インチ（訳注：約15 cm）くらいの大きさの，刀先が片尖ないしは両尖の縫合用剪刀が使いやすい．サイズが大きいので，耐久性と実用性を兼ね備えている．刃が直線や曲線の4インチ（訳注：約10 cm）のアイリス剪刀や組織用剪刀は，創部のデブリードマンや創縁形成の際に使用する．これらの剪刀は非常に鋭利で，正確に組織を切離できる．しかしながら，組織が傷みやすいので，通常の抜糸の際には使用しない．ただし，顔面の細かい縫合を抜糸するときにアイリス剪刀を用いる場合もある．

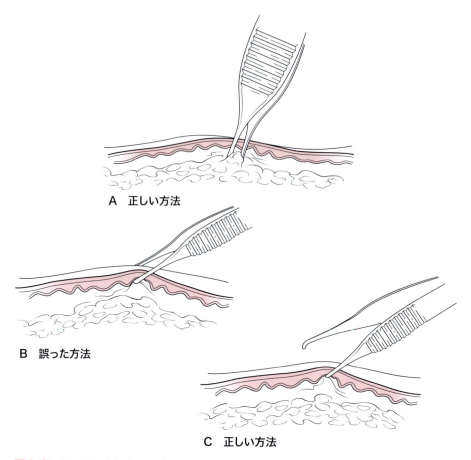

図8-3　鑷子を用いた組織の扱い方の正しい例と誤った例．**A**, 浅筋膜（皮下組織）を把持し組織を操作する正しい方法．**B**, 鑷子の先端部で真皮と表皮を押しつぶすように掴んだ誤った方法．**C**, 創部視野を確保し針を進める際には，鑷子をスキンフックのように使用する．

● 剪刀の操作方法

　先端部の操作が常に重要である．例えば，吸収糸を用いて深部縫合や皮膚縫合を行った際，結び目の近くで糸を切りたいときは，図8-5で示すような持ち方をするのがよい．剪刀の先端をゆっくり結び目の部分までもっていき，結び目そのものを切断しないよう切る直前に剪刀の先端をわずかに回転させるとうまくいく．

4) 止血鉗子

　止血鉗子は救急創傷処置において3つの使い方がある．1つ目は，出血コントロールのために血管をクランプする役割．2つ目は，創部のデブリードマンや皮下剥離を行う際に，浅筋膜を把持して確保する役割．3つ目は，創部を評価する際に深部を探索・露出させる役割である．創処置では2種類の止血鉗子を使用する．通常は標準的な止血鉗子を使い，小さな創部で細かい作業を要する場合には，5インチ（訳注：約12.7 cm）で細かい歯がついた曲線状のモスキート鉗子を使用することがある．

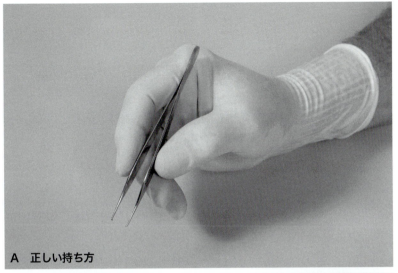

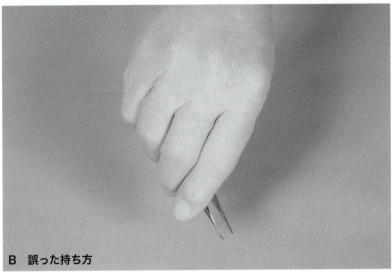

A 正しい持ち方

B 誤った持ち方

図8-4 鑷子の正しい持ち方と誤った持ち方．**A**, 鑷子は鉛筆のように持つのが正しい方法である．**B**, 握るように鑷子を持つのは誤った方法である．

5) メスホルダーとメス刃

　外科用メスはNo.10，No.15，No.11の3種類から選択する．安全のため，メス刃が収納できる器具がより望ましい（**図8-6**）．No.10の刃は通常使用しないが，創部を整えるため大きな切開を行う場合に使用することがある．基本的に汎用性が高いのはNo.15の刃である．No.15の刃は小さく，細かいデブリードマンや創部の切開に適している．また異物除去を伴う切開や，目や口唇，耳や指尖部などの細かい作業が必要な状況でも使用できる．No.11の刃は表在膿瘍の切開排膿の際に理想的な設計となっている．また顔面などの小さな縫合を抜糸する際にも使用できる．

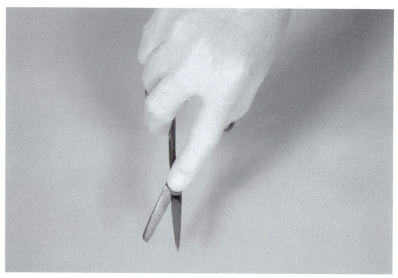

図8-5 剪刀の先端部をコントロールするための正しい持ち方.

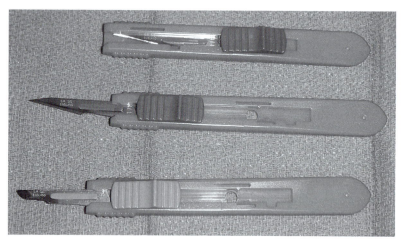

図8-6 収納可能なNo.11とNo.15のメス刃. 上段：収納されたNo.11のメス刃. 中段：刃が出た状態のNo.11のメス刃. 下段：刃が出た状態のNo.15のメス刃.

2 縫合糸

　縫合糸は，創部の条件に適したものを使用する．よい縫合糸の条件として，適切な張力を有していること，結び目がほどけにくいこと，縫合の際の柔軟性や操作性に優れていること，組織反応性が低いこと，細菌感染しにくいことがあげられる．現在では主に2種類の縫合糸，つまり吸収糸と非吸収糸が存在する．**表8-1** と **表8-2** にそれぞれの特徴をまとめた．通常，吸収糸は大きな創傷において死腔を減らしたり，縫合部の緊張を抑えたりするための深部縫合に使用し，非吸収糸は皮膚の縫合に使用するのが一般的である．しかし，皮膚の創処置においては，縫合以外の選択肢が増加しており，ステープラーを用いたり，皮膚用接着剤を用いたり（詳細

表8-1 吸収糸

吸収糸	構造	組織反応性	張力	張力保持期間（日）	コメント
カットグット	天然	＋＋＋＋	＋＋	5〜7	粘膜縫合 使用機会は限られる
早期吸収カットグット	天然	＋＋＋	＋＋	7〜10	皮膚縫合（顔面），粘膜
クロミックカットグット	天然	＋＋＋＋	＋＋	10〜14	口腔内粘膜 会陰 陰嚢 糸が固く患者が違和感をもつ
ポリグリコール酸 （商品名：Dexon（日本未発売））	編糸	＋＋	＋＋＋	25	深部縫合 コーティング加工された Dexon Plus（商品名）はより扱いやすいが，結紮が多く必要 （訳注：日本ではサージソープやブイゾーブという商品名で販売されている）
ポリグラクチン910 （商品名：バイクリル）	編糸	＋＋	＋＋＋＋	28	深部縫合 顔面の縫合には使用しない
ポリグラクチン910 （X線照射加工）（商品名：バイクリルラピッド）	編糸	＋＋	＋＋＋	5〜7	頭皮，粘膜，小児の手や顔面
ポリグリコネート （商品名：マクソン）	モノフィラメント	＋	＋＋＋＋＋	28〜36	深部縫合 ポリグリコール酸やポリグラクチン910よりも組織反応性が低く張力が高い
ポリグリカプロン25 （商品名：モノクリル）	モノフィラメント	＋	＋＋＋＋	7〜10	深部縫合
ポリジオキサノン （商品名：PDS）	モノフィラメント	＋	＋＋＋＋	36〜53	強固に深部縫合する際に使用 ポリグリコール酸やポリグリコネートと比べ操作性が悪い

表8-2 非吸収糸

非吸収糸	構造	組織反応性	張力	結紮部の保持性	コメント
絹糸	編糸	＋＋＋＋	＋＋	＋＋＋＋	操作性が高い しかし，感染リスクが高い
ナイロン （商品名：エチロン，ダーマロン）	モノフィラメント	＋＋	＋＋＋	＋＋	一般的に皮膚縫合に使用 しかし形状記憶性が高く，確実な縫合のために複数回の結紮が必要
ポリプロピレン （商品名：プロリン）	モノフィラメント	＋	＋＋＋＋	＋	形状記憶性がきわめて高い 組織癒着が起きにくい 引き抜き縫合に適している
ダクロン （商品名：マーシリーン）	編糸	＋＋＋	＋＋	＋＋＋＋	操作性が高い 結紮部の保持性に優れる 絹糸に似ているが，組織反応性や感染リスクが低い
ポリブテステル （商品名：ノバフィル）	モノフィラメント	＋	＋＋＋＋	＋＋＋＋	操作性，張力，結紮部保持性がきわめて高い 組織の浮腫に合わせて伸縮する

は14章を参照），吸収糸を使用する場合もある．**表8-3**は解剖学的な部位ごとの縫合材料の推奨をまとめている．

　従来，吸収糸は深部縫合を行う際に使用されていた．しかし複数の研究において，吸収糸を

表8-3　部位別の縫合材料の推奨

部位	層	推奨される縫合材料	代替
頭皮	深部[a]	4-0 ポリグラクチン910[b]	4-0 ポリグリコール酸[c]
	皮膚	ステープラー	5-0 バイクリルラピッド 4-0 ナイロン，ポリプロピレン
顔面	深部	5-0 ポリグラクチン910	5-0 ポリグリコール酸
	皮膚	6-0 ナイロン[d] 皮膚用接着剤（小児）[f]	6-0 ポリプロピレン[e] 5-0 早期吸収カットグット，バイクリルラピッド
耳	皮膚	6-0 ナイロン	6-0 ポリプロピレン
口唇	筋/皮下	5-0 ポリグラクチン910	5-0 ポリグリコール酸
	皮膚	6-0 ナイロン	6-0 ポリプロピレン，バイクリルラピッド
口腔内	粘膜	5-0 クロミックカットグット	4-0 ポリグラクチン910
舌	粘膜	4-0 クロミックカットグット	4-0 ポリグリコール酸
眼瞼	皮膚	6-0 ナイロン	6-0 ポリプロピレン
頸部	深部	5-0 ポリグラクチン910	5-0 ポリグリコール酸
	皮膚	5-0 ナイロン	5-0 ポリプロピレン
体幹	深部	4-0 ポリグラクチン910	4-0 ポリグリコール酸
	皮膚	4-0 ナイロン	4-0 ポリプロピレン，ステープラー[g]
腕/前腕	深部	4-0 ポリグラクチン910	4-0 ポリグリコール酸
	皮膚	4-0 ナイロン	4-0 ポリプロピレン
手	皮膚	5-0 ナイロン	5-0 ポリプロピレン，バイクリルラピッド（小児）
下肢	深部	3-0 ポリグラクチン910	3-0 ポリグリコール酸
	皮膚	4-0 ナイロン	4-0 ポリプロピレン ステープラー[g]
足	皮膚	5-0 ナイロン	5-0 ポリプロピレン
陰茎	皮膚	5-0 ナイロン	5-0 ポリプロピレン
陰嚢	皮膚	5-0 クロミックカットグット	5-0 ポリグラクチン910
膣部	大陰唇	5-0 ナイロン	5-0 ポリプロピレン
	小陰唇	5-0 クロミックカットグット	5-0 ポリグラクチン910
	膣口	5-0 クロミックカットグット	5-0 ポリグラクチン910

[a] 皮下縫合
[b] ポリグラクチン910（商品名：バイクリル）
[c] ポリグリコール酸（商品名：Dexon）
[d] ナイロン（商品名：エチロン，ダーマロン）
[e] ポリプロピレン（商品名：プロリン）
[f] 小児
[g] 体重負荷のかかる面への使用は避けること

皮膚縫合に使用しても，美容的な結果は非吸収糸で処置した場合と差がないとの報告がされている[1~6]．バイクリルラピッド（商品名）を頭皮の創部閉創に使用した場合，非吸収糸と比較して問題なく治療できたとの報告がある[3]．吸収糸を使用した場合，患者は抜糸の必要がないことにかなり満足する．早期吸収カットグットやバイクリルラピッドは成人の顔面の創処置に問題なく使用できる[2,5]．また，吸収糸を用いた小児の皮膚縫合が多く報告されている[4,6,7]．吸収糸と非吸収糸で，美容的な差は生じなかった．ある研究では，処置後6週間の時点では差があったものの，その差は6カ月の時点では消失したとしている[1]．1カ月の時点では，ナイロン縫合群と比べバイクリル（商品名）縫合群では，特に手に紅斑が多かったが，6カ月の時点で

は紅斑は消失し，どちらの糸で縫合したか見分けがつかなくなった．どのタイプの縫合糸であっても，10〜14日以上皮膚に残存すると，縫合痕の原因になるため，注意を要する．もし，顔面を縫合した吸収糸が7日経っても残存している場合には，濡れたガーゼや布で優しく擦って糸を取り除くよう，患者もしくは保護者に指導する．

1）吸収糸

① ポリグラクチン910（商品名：バイクリル，バイクリルラピッド）

ポリグラクチン910は深部縫合に用いられる合成編糸ポリマーである．糸の張力はポリグリコール酸〔商品名：Dexon（訳注：日本未発売）〕と同等であるが，生体内での張力が長期間維持される．一方，ポリグリコール酸は結び目の強度が高いという特性がある．バイクリルラピッドはポリグラクチン910にX線照射をかけて改良を加え，組織吸収性を高めた製品である[8]．バイクリルラピッドの生体内での張力保持期間は5〜7日程度で，糸は10〜14日程度で脱落する．この特性のため，バイクリルラピッドは口腔内や顔面，頭皮，陰部や会陰部の縫合において理想的な縫合糸である．早期に吸収脱落するため，抜糸のための再受診は不要である．

② ポリグリコール酸（Polyglycolic Acid：PGA）（商品名：Dexon, Dexon II）

PGAは合成編糸ポリマーである．プレーンカットグットやクロミックカットグットと比較すると，PGAは組織反応性が低く，感染に強いという特徴がある[9]．また，結び目がとても緩みにくく，25日経過しても50％以上の張力を保持する[10]．PGAの主な欠点は，摩擦係数が非常に高いために，濡れると糸が絡まりやすいことである．このため，PGAを扱うには技術と経験が必要である．この欠点を補うため，Dexon Plus（商品名）というPGAにポロキサマー188をコーティングし摩擦力を低下させた製品がある．この改良により操作性は改善したが，縫合不全を防ぐため，通常のPGAが3〜4回の結紮で縫合できたのに対し，4〜6回の結紮が必要になった．一般的にPGAは，浅筋膜（皮下組織）の深部縫合や止血目的の血管結紮に使用されている．

③ カットグット（プレーンカットグット，クロミックカットグット，早期吸収カットグット）

カットグットは羊の小腸から生成された天然由来の製材であり，古くから存在するが，現在はほとんど使用されていない．クロミックカットグットは，カットグットを3価クロムで処理し，吸収に時間がかかるように改良した製品である．加工されているが，張力は14日間しか残らないとされる．PGAと比較すると，通常のカットグットやクロミックカットグットは張力や創部の保持力が低い[11,12]．比較的早く吸収される特性から，クロミックカットグットは口腔粘膜や会陰部，陰嚢の皮膚縫合に使用される．口腔内の創傷は早く治り，長期間縫合する必要がない．口腔内を縫合した場合，クロミックカットグットはPGAよりも早く吸収され，抜糸も不要である[13]．早期吸収カットグットは，クロミックカットグットよりも早期に吸収されることを目的として，熱加工処理されたものである．5〜7日間ほど張力が必要な口腔内粘膜などの創部に対して使用されている．また抜糸の際に手がかかることが予想される，小児の皮膚縫合にも使用されている．

④ ポリグリコネート（商品名：マクソン）とポリジオキサノン（商品名：PDS）

これら2つの吸収糸は，PGAやポリグラクチン910に勝る利点を有している．一番の利点は，PGAやその他の吸収糸と比較して，生体内で長期間の張力を維持することである[10, 14]．また結び目が緩みにくく，摩擦係数も低い．ポリグリコネートはポリジオキサノンよりも柔らかく操作性が高い．モノフィラメントなので感染性が低いと考えられている．

⑤ ポリグリカプロン（商品名：モノクリル）

ポリグリカプロン（モノクリル）は近年開発された吸収糸である[15]．モノクリルは張力が高く，組織反応性が低い．また操作性は高く，摩擦係数が低く，結び目が緩みにくい．さらなる特徴として，バイクリルラピッドと比べ，肥厚性瘢痕をつくりにくいことがあげられる[16]．モノクリルはモノフィラメント，バイクリルラピッドは編糸であり，この違いが瘢痕形成の差に関与していると考えられている．肥厚性瘢痕になりやすい患者は多いので，生じさせにくい縫合糸を知っていることは重要である．モノクリルは吸収糸であるが，顔面や目，耳や頸部，腹部などさまざまな部位における外科的切開後の皮膚縫合への使用が推奨されている[15]．また救急の場面でも使用されている．

2) 非吸収糸

① ナイロン（商品名：エチロン，ダーマロン）

すべての非吸収糸のなかで，モノフィラメントのナイロン（エチロン，ダーマロン）は，皮膚縫合の際に最も一般的に使用される縫合糸である（表8-2参照）．モノフィラメントのため，組織反応性が低く，編糸の縫合糸と比較して感染に強いとされる[10]．ナイロンは張力が高く，創部の保持性が高い．最大の欠点は，結び目が緩みやすいことである．モノフィラメントはパッケージに入っていたときの形に戻ろうとする形状記憶性が編糸よりも高く，正しく結紮されていないと解けてしまう．少なくとも4回か5回，しっかりと結紮を行って強固な結び目をつくる必要がある．

② ポリプロピレン（商品名：プロリン）

ポリプロピレン（プロリン）は，モノフィラメントの非吸収糸である．ポリプロピレンはナイロンよりも強固で，創部の保持性に優れている[12]．ナイロンと比べ，組織反応性が低く，より感染も生じにくいとされる[10]．しかし，ナイロンよりもさらに形状記憶性が高く，操作性が低い．ポリプロピレンは，主に引き抜き縫合の際に使用される．

③ ポリブテステル（商品名：ノバフィル）

ポリブテステル（ノバフィル）はモノフィラメントの縫合糸である[17]．ほかのモノフィラメントよりも強度が高い．形状記憶性は低く，ナイロンやポリプロピレンのようにパッケージに入っていたときの状態に戻ろうとすることはない．操作性が高く，結び目は解けにくい．ポリブテステルの特徴は，組織の浮腫に合わせて伸縮することである．浮腫が軽快すると，ポリブテステルは元の形状に戻る．ナイロンと比較して，肥厚性瘢痕を生じさせにくい[18]．浮腫に合わせて創部の形状を変化させる能力により，瘢痕化のリスクが減少すると考えられている．

小さな創傷に対する処置では，編糸で非吸収糸である綿糸，絹糸，編糸のナイロン，ダクロンはあまり使用しない．絹糸は操作性が高く結び目が緩みにくいため，合成繊維が登場するま

では創処置の中心的役割を担っていた．しかし，組織反応性が高いことと感染性が高いことから，現在では使用機会が減少している[10, 12]．絹糸と同様に，合成素材の編糸も感染性が高いことが研究で示されており，一般的には使用しない[10, 19]．しかし，これらの縫合糸は，操作性の高さと結び目の緩みにくさが利点であり，顔面などの細かい縫合が必要な場面で活用する．顔面部は早期に抜糸が可能で感染が生じにくい部位であることもあり，炎症や感染症の可能性を気にすることなく編糸で処置を行うことができる．

3 針の種類

縫合器具や縫合糸と同じように，さまざまな種類の縫合針が開発されているが，ほとんどの場合，丸針と角針があれば十分である（図8-7）．創傷や裂傷処置の場合，基本的には角針を使用する．現在，角針と呼ばれているものは，逆三角針である．逆三角針は，外側部が鋭利になっており，抵抗なく傷を与えずに皮膚を貫通することができる．また内側部は平坦な形状となっているため，結紮する際に針の貫通した穴が広がりにくい．

針は皮膚用と形成外科用の2種類に分けられ，それぞれ使用する場面に違いがある．皮膚用の針は安価であるが，形成外科用のものと比べて明らかに鋭利ではない．鋭利な形成外科用針は，より操作性が高く組織を抵抗なく通過し，運針による外傷が少ない．高価であるが，救急外来での創処置では形成外科用針を使用することが推奨される．針の種類を示すコード配列があり，皮膚用針はC（Cuticular），またはFS（For Skin）からはじまる．形成外科用針は，P（Plastic）からはじまる．

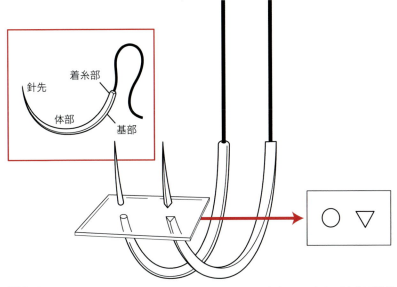

図8-7　基本的な針の構造．一般的な丸針（左）と逆三角針（右）．逆三角針は外側部が鋭利になっている．

文 献

1) Shetty PC, et al : Emergency department repair of hand lacerations using absorbable vicryl sutures. J Emerg Med, 15 : 673-674, 1997

2) Parell GJ & Becker GD : Comparison of absorbable with nonabsorbable sutures in closure of facial skin wounds. Arch Facial Plast Surg, 5 : 488-490, 2003

3) Missori P, et al : Closure of skin or scalp with absorbable sutures. Plast Reconstr Surg, 112 : 924-925, 2003

4) Luck RP, et al : Cosmetic outcomes of absorbable versus nonabsorbable sutures in pediatric facial lacerations. Pediatr Emerg Care, 24 : 137-142, 2008

5) Holger JS, et al : Cosmetic outcomes of facial lacerations repaired with tissue-adhesive, absorbable, and nonabsorbable sutures. Am J Emerg Med, 22 : 254-257, 2004

6) Karounis H, et al : A randomized, controlled trial comparing long-term cosmetic outcomes of traumatic pediatric lacerations repaired with absorbable plain gut versus nonabsorbable nylon sutures. Acad Emerg Med, 11 : 730-735, 2004

7) Collin TW, et al : Cleft lip repair without suture removal. J Plast Reconstr Aesthet Surg, 62 : 1161-1165, 2009

8) Tandon SC, et al : Irradiated polyglactin 910 : a new synthetic absorbable suture. J R Coll Surg Edinb, 40 : 185-187, 1995

9) Bourne RB, et al : In-vivo comparison of four absorbable sutures : Vicryl, Dexon Plus, Maxon and PDS. Can J Surg, 31 : 43-45, 1988

10) Edlich RF, et al : Physical and chemical configuration of sutures in the development of surgical infection. Ann Surg, 177 : 679-688, 1973

11) Howes EL : Strength studies of polyglycolic acid versus catgut sutures of the same size. Surg Gynecol Obstet, 137 : 15-20, 1973

12) Swanson NA & Tromovitch TA : Suture materials, 1980s : properties, uses, and abuses. Int J Dermatol, 21 : 373-378, 1982

13) Holt GR & Holt JE : Suture materials and techniques. Ear Nose Throat J, 60 : 12-18, 1981

14) Rodeheaver GT, et al : Mechanical performance of monofilament synthetic absorbable sutures. Am J Surg, 154 : 544-547, 1987

15) Hochberg J, et al : Suture choice and other methods of skin closure. Surg Clin North Am, 89 : 627-641, 2009

16) Niessen FB, et al : The role of suture material in hypertrophic scar formation : Monocryl vs. Vicryl-rapide. Ann Plast Surg, 39 : 254-260, 1997

17) Bernstein G : Polybutester suture. J Dermatol Surg Oncol, 14 : 615-616, 1988

18) Trimbos JB, et al : Cosmetic result of lower midline laparotomy wounds : polybutester and nylon skin suture in a randomized clinical trial. Obstet Gynecol, 82 : 390-393, 1993

19) Alexander JW, et al : Role of suture materials in the development of wound infection. Ann Surg, 165 : 192-199, 1967

Decisions before Closure：Timing, Débridement, and Consultation

9章

創閉鎖の前に考えること
タイミング・デブリードマン・コンサルテーション

実践ポイント

- 創傷は細菌で汚染されている可能性が高いため，受傷から縫合糸による創閉鎖までには時間制限（いわゆる「golden period」）がある．このgolden periodは創傷部位によって変化し，手足は約6時間，血流の多い顔面は約24時間といわれている

- 「golden period」を過ぎた創部は二次治癒，もしくは遷延性一次閉鎖（delayed primary closure）によって治癒させることができる

- 腱・神経・関節などの重要な解剖学的構造を損傷している可能性がある場合，また異物の存在を疑う場合には必ず修復前に創内をしっかり探索する

- 血管と神経は束状に走行していることが多いため，止血鉗子を用いた「盲目的な」クランプは極力避けるべきである．創傷治療における出血のほとんどは圧迫のみで止血できる

- 創部が汚染している場合は，感染のリスクを下げるため，閉鎖する前に外科的デブリードマンおよび異物の除去を必要とすることがある

- デブリードマンが必要な場合でも組織の切除は最小限とするべきである

- 創傷に用いるドレーンは細菌の侵入経路となる可能性があるため，膿瘍のように積極的なドレナージを必要とする場合以外は避けるべきである

縫合処置などの最終的な治療・管理を進めていく前に，創部の閉鎖方法とは別のいくつかの問題について検討する必要がある．受傷からの時間，組織の状態，汚染の程度，異物混在の可能性などは治療全体に影響を与えるものである．

創部の治療と閉鎖法について計画を立てることは，創傷を修復することそのものと同じくらい重要なことである．

1 創閉鎖のタイミング

受傷からの時間を確認することは創傷治療において非常に重要である．

創部感染が生じる可能性は，受傷からの時間が長いほど増加する[1]．従来，創傷や裂傷を安全に一次閉鎖（一次治癒）できる時間制限，「golden period」があるといわれてきた．しかし，「golden period」の正確な期間は受傷機転，解剖学的位置，汚染の程度などの要因によって影響を受ける．大まかな指針として，受傷から6〜8時間以内では複雑でない一般的な創傷であれば修復できる安全域として考えられている．四肢末端・手足の裂創であれば約6時間，顔面

の清潔な裂創であれば約24時間となる．創閉鎖のための推奨事項を以下にまとめた．

1) 一次閉鎖（一次治癒）

創部が比較的清潔で汚染されておらず，組織の欠損や失活もほとんどない場合，一次閉鎖（primary closure）を考慮する．包丁やナイフ（通常，料理中に生じる）やガラスなどの鋭的な物体による創傷は一次閉鎖を適用できる．一般的にこれらの創傷の閉鎖は，身体のほとんどの部位で，受傷から6～8時間以内に行われる必要がある．血管の豊富な顔面や頭皮の創傷は受傷24時間後でも一次閉鎖可能である[2]．すべての場面を想定することはできないため，指針を以下のようにまとめた．

「受傷後24時間以内の創傷で，見た目が壊死・失活しておらず，出血はわずかで，積極的な洗浄やデブリードマンを行った後に明らかな汚染や異物残存がないようなものは一次縫合を考慮してもよい」

2) 二次閉鎖（二次治癒）

皮膚潰瘍・膿瘍腔・穿刺創・小さく美容的に重要でない動物咬傷・擦過傷やⅡ度熱傷などによる皮膚組織の部分的欠損に関しては，二次治癒による創傷治癒を期待するほうがよいことが多い．徹底的な洗浄，失活した部位や汚染部位のデブリードマンといった処置を行った後，創傷を縫合せずに，肉芽形成とその後生じる再上皮化によって徐々に治癒していく．清潔で非固着性の被覆材を1～3日おきに交換することで，二次治癒は最も効果的となる．

3) 三次閉鎖（遷延性一次閉鎖：delayed primary closure）

遷延性一次閉鎖を考慮する創も存在する[3]．golden periodを過ぎた咬傷や裂創は遷延性一次閉鎖の適応となる．縫合やステープラーの使用に技術的な禁忌事項は存在しないが，上記のような創傷は細菌数も多く，失活した組織も多い．顔面に対するヒト咬傷の研究では，一次閉鎖を施行した創部のうち，40％が創部感染を発症したといわれている[4]．デブリードマンを行い，48時間の抗菌薬投与を行った後に閉創した創部では感染は1例もなかった．洗浄・デブリードマンを行い，その後3～5日間，人間のもつ生体防御によって細菌の感染力を弱めることによって，「新鮮な」創傷に「生まれ変わった」後に閉鎖するのである（図9-1）[3,5]．抗菌薬はこういった生体防御を助ける作用がある．

● 遷延性一次閉鎖の方法

最初の診察の際に，可能な限り洗浄・デブリードマンを行う．

創部は分厚く，吸収性のよい被覆材で被覆する．経口抗菌薬を初期治療時から創閉鎖するまで処方する．ジクロキサシリンもしくは第1世代のセファロスポリンの使用が適切である．エリスロマイシンやクリンダマイシンはペニシリンアレルギーの既往がある患者に使用することができる．また咬傷ではアモキシシリン・クラブラン酸を用いてもよい．感染徴候や過度の不快感が出現しなければ，4～5日後に再診する．その際に，創部がきれいで感染しているように見えない場合は縫合や創傷用テープ，もしくはステープラーで閉創することができる．このとき深部縫合や皮下縫合は避ける．

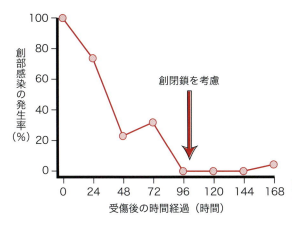

図9-1 受傷後の感染発生率と，遷延性一次閉鎖の理想的なタイミングを示したグラフ．
文献7より引用．

受傷後4〜5日間で過剰な肉芽組織を形成する可能性がある．創縁をきれいに合わせるため，この過剰にできた肉芽組織を慎重に切除してもよい．一次閉鎖の場合と同様の日数で，縫合糸やステープラーの針を抜去する．遷延性一次閉鎖における感染率は非常に低く2〜3％といわれている[5,6]．

2 創内の探索

創傷が浅くても，創内は徹底的な検査・探索が必要である．

神経や腱，動脈，関節など，創傷部位に関連した構造物の機能的状態を評価し，隠れた重大な損傷に注意を払い続けることは創傷治療の際に常に重要なことである．詳細は12章で説明するが，以下に創傷部の探索について特に注意すべき一般的な指針を示す．

- 創部の中に異物が存在すると疑われ，特に混入したものが木材や植物など有機物である可能性がある場合．ガラスや砂利，もしくは金属製の異物が疑われる場合は創内探索の前にX線検査を行う．
- 関節包近傍の裂創
- 腱の直上の裂創，特に手足の機能検査が「正常」な場合．重大な腱の部分裂傷は直視下でしか確認できないことが多い．また腱の部分裂傷（≧50％）は治療しなければ12〜48時間以内に完全断裂する可能性がある．
- 大きい，もしくは激しい外力によって生じた頭皮の裂創．裂創内を探索し頭蓋骨を触診すると，頭蓋骨骨折が見つかることがある．
- 口唇の裂創で，歯牙およびその一部が見つからない場合．X線検査を行い歯牙を探してもよい．

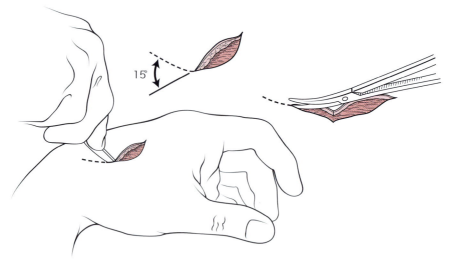

図9-2 深部構造の探索と評価を行う場合の皮膚切開．創部のもともとの方向にわずかな角度をつけて，深部の構造物と平行になるように切開する．

● **創内探索の方法**

　止血鉗子を用いて創縁を割り開くことにより創部を十分に露出させることができる．また，止血鉗子で一方の創縁の浅筋膜（皮下組織）を把持し，もう一方を組織鉗子で牽引することで創部を露出することもできる．もし可能ならば，小さな開創器〔マストイド開創器（訳注：日本ではあまり使われない）やウェイトラナー開創器〕を使用することを勧める．また，助手がいる状態が理想的である．助手がいれば，小開創器やスキンフックで創部を牽引することができる．

　十分な創部の展開・露出が得られない場合は，No.15のメスやアイリス剪刀を用いて皮膚に小切開を加えて創を広げてもよい．皮膚切開は創部の一端から切り込み，下部にある構造物を不用意に傷つけないように注意深く行う（図9-2）．顔面では，3章で説明したように皮膚割線と平行に切開しなければならない．また表皮と真皮を切開する際に，浅筋膜（皮下組織）は切開せず，鉗子や外科剪刀で愛護的に剥離していき，異物や腱損傷，関節包損傷の有無を確認する．

3　止血

　創部を評価・探索する際，活動性に出血することがある．
　活動性出血は創部の十分な視野がとれないということに加えて，血腫によって創部の感染率が増加し治癒が遅れるという問題がある[8]．最も簡便かつ効果的な止血の方法は4×4インチ（約10 cm四方）のガーゼを用いて創部を直接圧迫してしまうことである．圧迫は最低10分間継続しなければならない．このため，解剖学的に包帯を巻ける領域であればAce wrap（商品名．訳注：弾性包帯・弾力包帯に近い）でガーゼを固定してもよい．直接圧迫止血がうまくい

かない場合は，アドレナリン（1：100,000）で湿らせたガーゼで5分以上圧迫すれば十分であることが多い．ただし，アドレナリンを指・つま先・耳・陰茎・鼻部先端に使用することは禁忌である．

ゼラチンスポンジ（商品名：ゼルフォーム）や酸化セルロース（商品名：サージセル）などの局所止血薬を用いて創部をパッキングすることも一案である．これらの製品は持続的な毛細血管性の出血（ウージングなど）に対して効果的である．ただし，動脈という「ポンプ」はどんなに小さくても出血によって創部からこれらの薬剤を流してしまう．また，これらの製品は創閉鎖の妨げになったり，異物反応を呈したりといった有害事象を起こしうる[9]．したがって，これらの製品の使用はほかの方法でうまくいかない場合のみ考慮するべきである．

止血鉗子による血管クランプや吸収糸による結紮での止血は，照明や器具，術者が理想的な状態で，大きい1つの血管から出血しているのが直視できる場合に限定する．動脈は神経と並走していることが多いので，血管を把持できるだろうと期待し，出血している創部を「盲目的に」血管クランプすることは推奨されない．特に神経や腱などの重要な構造物が存在するような領域では不要な組織損傷が発生する可能性がある．

● ターニケットを用いた止血

ターニケット（止血帯）を用いると，四肢の強力な止血を得ることができる．

適切な方法で使用し，時間制限をしっかり遵守することが不可欠である．ターニケットの合併症としては四肢の虚血，血管や神経の圧迫損傷，辛うじて生着可能な組織が壊死してしまう危険性などがあげられる[10]．

① 四肢近位部にターニケットを用いる方法

まず，患肢を約1分間挙上させる[11]．次にシングルカフ血圧計を装着し，カフを患者の収縮期血圧より高く，もしくは出血が止まる時点まで膨らませる（250 mmHgを超えてはいけない）．血圧計のリリースバルブを閉じる代わりに，カフチューブを止血鉗子でクランプし，空気の緩徐な漏れを防ぎ，必要時に迅速な脱気を行うことができるようにしておく．緊縛時間が30〜45分間におよぶと患者の不快感が顕著になってくる[12]．

カフの膨張時間は最長で2時間だが，患者の安全のために30〜60分間の時間制限が推奨される．

② 指ターニケットを用いる方法

ターニケットは指の創処置にしばしば用いられる．指の裂創はおびただしい出血をすることがあり，視野の確保が困難である．4×4インチのガーゼを最大長まで広げ，半分に折りたたむと8インチ（約20 cm）のバンドになる．このバンドを生理食塩水で湿らせる．これを指先から基部に向かって指の周りにしっかりと巻きつける（ガーゼラッピング）．さらにペンローズドレーンを指の基部の周りにスリングのように吊り下げて引き伸ばしながら巻き付け，鉗子を用いて止めることで指の基部にしっかりとした「指輪」をつくる．その後，巻き付けておいたガーゼは除去する．ペンローズドレーンで上記のガーゼラッピングの代用もできる．

また，ターニケットを用いる前に指ブロック麻酔を行うことを推奨する．

使い捨てターニケット（商品名：Tourni-Cot，T-Ringなど）は，指にはめて表面を「転が

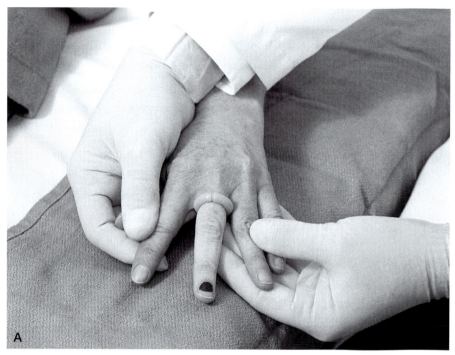

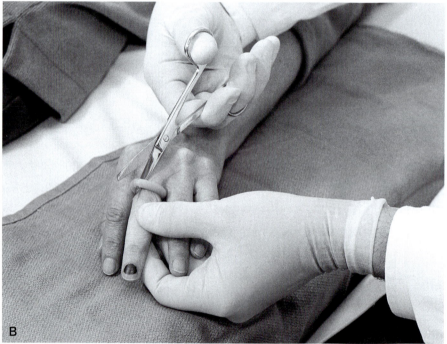

図9-3 指の創傷におけるターニケットを用いた止血．A, ターニケットを爪から指の基部まで転がすようにして指に装着する．B, 処置を施した創部を傷つけないように，ターニケットをハサミで切って除去する．

し」，滑らせることで指の基部に装着し，脱血することができる（図9-3）．使用後の除去も簡便である．指の太さがターニケットを超えない限り，ほとんどの症例に有効である．指の止血に必要な時間は最大で20〜30分間程度である．

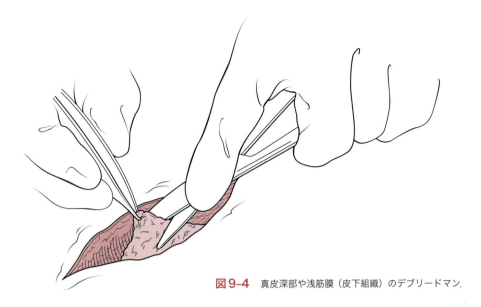
図9-4　真皮深部や浅筋膜（皮下組織）のデブリードマン．

4　組織のデブリードマンと切除

　縫合や結紮を行う前に，創傷を汚染や失活した組織がない状態にしなければならない[13]．失活した組織は断片状の形や，虚血状態，青黒い色調によって識別できる．しかし見た目だけでは判断が難しい場合もあり，本当に皮膚が生着可能かは受傷後24時間以内には見分けられない[14]．創部のデブリードマンにおいて最も重要な原則の1つは，受傷直後はできるだけ多くの表皮・真皮を残しておくということである．皮下脂肪は多くデブリードマンをしてもよい．複雑な創は外科医にコンサルトし修正術が行われるが，その際創傷部位にできるだけ多くの皮膚が残されている方が外科医にとって望ましい．

　皮膚割線は創縁のデブリードマンや修正において重要な役割を担っている．不規則な形の創をまっすぐにするため，ついギザギザな創縁を切除したくなる．しかし，皮膚緊張によってすでに創傷に隙間が生じているにもかかわらずデブリードマンしてしまうと，創縁を寄せるのに必要な張力は増えてしまう．そしてその結果生じる瘢痕は，もともとの不規則な創縁をそのまま閉鎖したときよりも広く，目立ってしまう可能性がある．

1）単純切除と創縁修正術

　ほとんどのデブリードマンは組織鉗子とアイリス剪刀を用いて，失活した組織片を単純に最小限切除するだけでよい（図9-4）．

　皮下に存在する浅筋膜（皮下組織）は美容面を気にすることなく切除することができる．また，汚染され失活した脂肪組織は細菌が繁殖しやすく，創部感染を引き起こしてしまう[15]．表皮・真皮を切除したりデブリードマンしたりする際にはさらに注意が必要である．最も守るべき重要な原則は，切除する皮膚を最小限にすることである．このことは特に顔や手において重要である．不整な創縁を切除することで創部に過度な緊張がかかってしまうくらいであれば，

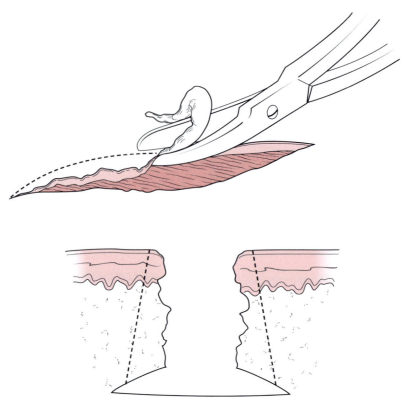

図9-5　失活した表皮・真皮の組織剪刀を用いたトリミング．皮膚縫合の際に創縁が外反しやすくなるよう，切除の角度に留意する．

ジグザグな創縁のままで治療した方がよい場合もある．

皮膚の創縁に対する適切なトリミングの方法を図9-5に示す．アイリス剪刀（外科剪刀）もしくはNo.15のメスを用いる．創縁の上皮表層が真皮よりも少し突き出たような格好にするために，わずかに角度をつけて切除していく．このように切除してから縫合を行うことで，創縁が自然と外反し，縫合糸のループ形状を保つことができる．

2）創傷部位を全切除する方法

創傷部位の全切除はすべての創縁が失活し，明らかに生着が不可能な場合に適応となる．解剖学的にも創傷部において，十分に組織の余剰がなければならない．

組織の余剰が十分にない場合に切除してしまうと強い緊張をかけないと閉創できない陥凹や欠損部を形成してしまう．全切除に対応できるだけの十分な組織がある体の部位としては胸部・腹部・上腕・大腿部などがあげられる．全切除するか迷った際には必ず，外科専門医にコンサルトするべきである．

No.15のメスを用いて，皮膚を部分的に切開したり「マーキング」したりすることで切除する組織のおおよその縁取りを行う（図9-6）．一般的に切除する際はレンズ状（楕円形）に行う．過度な緊張をかけず，創部の両端でいわゆる「こぶ」をつくることなく適切に閉創するために，楕円の長さ：幅の比率を3：1以上にすべきである．切除する楕円の形が決まったら，メ

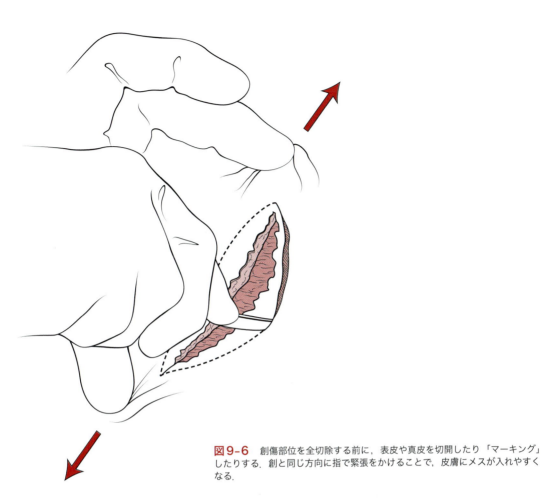

図9-6 創傷部位を全切除する前に，表皮や真皮を切開したり「マーキング」したりする．創と同じ方向に指で緊張をかけることで，皮膚にメスが入れやすくなる．

スまたはアイリス剪刀，あるいはその両方を組み合わせて切除する（図9-7）．創縁は皮膚のトリミング（図9-5）と同じ角度で切除する．また皮膚を切除する際には，ただ創縁を切除するだけでなく，浅筋膜（皮下組織）にある基部から切り離す必要がある．この際かなりの出血が生じ，閉創の前に止血処置を要する場合もある．また皮膚切除後の閉創には通常，深部縫合および皮膚縫合の両方を必要とする．

5 外科的ドレーンの留置

　救急外来における創処置で外科的ドレーンを留置すべきかは，意見の分かれるところである．ドレーンは逆行性の導管の役割も果たしてしまい，創部や皮膚から細菌の侵入を許してしまう．実験条件下ではあるが，創部に感染細菌を接種したところ，ドレーンを入れた群の方が入れなかった群よりも感染率が大きく上昇した[16]．この理由からも，ドレーンの留置はベネフィットがリスクを大きく上回るときのみ検討するべきである．ドレーンは大量の膿や血液を除去する際，あるいは大きな死腔をなくすのを補助する際に適応となる．原則として，救急外来での創処置の際にはドレーンは必要ない．

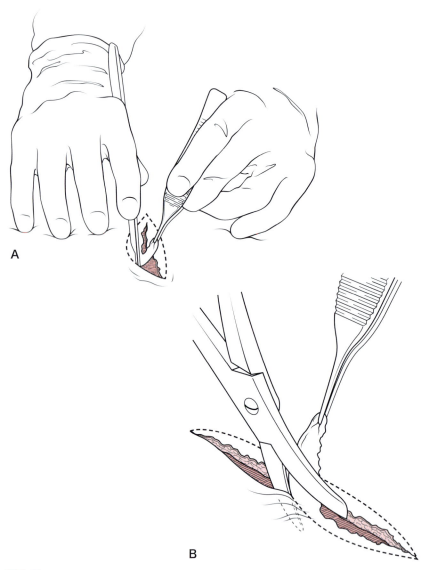

図9-7 創部の全切除．A，メスで創部全体を切除していく．B，表皮・真皮に「マーキング」した輪郭に沿って組織剪刀で切除していく．

6 早期からの抗菌薬治療

　たとえ腱など重要な構造物が周辺に存在していても，単純な創傷であれば，抗菌薬の全身投与が創部感染を予防するという十分なエビデンスは存在しない[17〜19]．

　しかしときに，創処置の際もしくは創処置前に迅速な抗菌薬投与を検討する必要が出てくる場合もある．抗菌薬を投与するのであれば，受傷後3〜4時間以内に投与を開始しないとその効果が急速に減弱するというエビデンスが存在する[1]．もし予防的抗菌薬投与が必要と考えるならば，遅滞なく，かつ経静脈的に投与するべきである．迅速な抗菌薬静脈投与を考慮する状況を以下にあげる．

- 特に手や足の，複雑創や（不全）切断創（例：芝刈り機やチェーンソーによる損傷）
- 汚染物や地中にあった異物が混入しひどく汚染された創部
- リンパ管閉塞や，リンパ浮腫のある領域での裂創
- 耳や耳介軟骨の広範な裂創
- 創傷が関節，腱，骨（開放骨折）まで到達していると疑われる場合
- 切断創，特に再接着が考慮される場合
- 広範囲または四肢末端の動物咬傷（15章参照）
- 心臓弁膜症がある患者の重篤な創傷
- 免疫抑制や生体防御の変化が生じるような基礎疾患や薬剤（糖尿病など）

　早期経静脈的抗菌薬投与ではセファゾリン〔商品名：Kefzol および Ancef（訳注：どちらも日本未発売．日本ではセファメジンが使用されている）〕のような第1世代のセファロスポリンが選択されることが多い．ペニシリンアレルギーのある患者ではシプロフロキサシンやクリンダマイシンが妥当な代替薬となる．動物咬傷における抗菌薬選択は15章に記載している．後に治療方針の変更を行う際の参考とするために，抗菌薬投与の前に創部培養を採取することが推奨される．

7 コンサルテーションの指針

　創傷治療において，専門医へのコンサルトに関する問題からは避けられない．しかし，コンサルトにおける明確なルールというものは存在しない．コンサルトを検討する状況は多種多様であり，統一のルールをつくることは困難である．加えて救急医自身にもそれぞれの技量や経験などがあり，やはり一概に決めることは難しい．以下に救急外来での実際の問題に基づいた指針を提示する．

1）標準的な治療

　医療においては，主に法制度によって，標準治療が定義されていることが多い．創傷治療において，救急医は外科専門医と同等の標準治療を行わなければならないことも多い．実際は，どの専門診療科にも当てはまるはっきりとした標準治療は存在していない．救急医は創傷治療を行う正当な資格があるが，救急医と外科専門医の「実際の」境界というのは曖昧なものである．臨床医それぞれが自身の力量と限界を知り，それに沿って行動することが求められる．その地域で決まっている治療の慣習を知っておくことも重要である．例えば，ある地域では腱修復術は専門科のみが行うが，ほかの地域では救急医が伸筋腱損傷を治療するということもある．

2）治療と人的資源

　創傷のなかには，技術的には救急医にも治療可能であるものの，救急医が閉創すると非常に時間がかかりほかの救急外来業務を著しく妨げてしまうようなものが存在する．もし処置に

30分以上かかりそうな場合はコンサルトを検討してもよい.

3) 美容面と患者の期待

　患者や家族は「専門医」が創処置にかかわってくれると期待することがしばしばある. 特に子どもの顔面裂創は保護者が「形成外科医」による診療を要求することも多い. 救急医が自信をもって創処置を行い, 処置について明快に説明すれば, たいていの保護者に満足してもらえる. しかしながら, 一部の患者や家族は専門医による治療に固執することがある. そのような場合, 一般的には患者の要望を聞き入れるのが最善であろう.

4) 治療の継続性

　一部の創傷, 特に手の創傷は外来通院での綿密な経過観察とリハビリテーションを必要とする. このような場合は, 治療の継続を確実なものにするために, 初期治療の段階で専門医にかかわってもらうのがよいだろう. 救急医が創部の一次閉鎖を行い, 手の外科専門医へ外来予約するという両者間の取り決めをつくることも有効である. 具体的な状況としては腱や指神経にかかる単純創などがあげられる. まず, 救急医が損傷の初期評価および皮膚縫合を行う. そして, 専門医は後日に再診し, 腱や神経の修復手術の計画を立てる. このようなコラボレーションはおそらく大成功し, 救急医と専門医の信頼関係の礎となるだろう.

文 献

1）Robson MC, et al：Rapid bacterial screening in the treatment of civilian wounds. J Surg Res, 14：426-430, 1973
2）Losken HW & Auchincloss JA：Human bites of the lip. Clin Plast Surg, 11：773-775, 1984
3）Dimick AR：Delayed wound closure：indications and techniques. Ann Emerg Med, 17：1303-1304, 1988
4）Stierman KL, et al：Treatment and outcome of human bites in the head and neck. Otolaryngol Head Neck Surg, 128：795-801, 2003
5）Bender JS：Factors influencing outcome in delayed primary closure of contaminated abdominal wounds：a prospective analysis of 181 consecutive patients. Am Surg, 69：252-255, 2003
6）Smilanich RP, et al：Contaminated wounds：the effect of initial management on outcome. Am Surg, 61：427-430, 1995
7）「A manual for wound closure」(Edlich R, et al), Surgical Products Division, 1979
8）Altemeier WA：Principles in the management of traumatic wounds and in infection control. Bull N Y Acad Med, 55：123-138, 1979
9）Palm MD & Altman JS：Topical hemostatic agents：a review. Dermatol Surg, 34：431-445, 2008
10）Lammers RL：Principles of wound management. 「Roberts and Hedges' Clinical Procedures in Emergency Medicine」(Roberts JR & Hedges JR, eds), WB Saunders, 1985
11）Edlich RF, et al：Revolutionary advances in the management of traumatic wounds in the emergency department during the last 40 years：part I. J Emerg Med, 38：40-50, 2010
12）Roberts JR：Intravenous regional anesthesia. JACEP, 6：261-265, 1977
13）Haury B, et al：Debridement：an essential component of traumatic wound care. Am J Surg, 135：238-242, 1978
14）Edlich RF, et al：Principles of emergency wound management. Ann Emerg Med, 17：1284-1302, 1988
15）Haughey RE, et al：Use of antibiotics in the initial management of soft tissue hand wounds. Ann Emerg Med, 10：187-192, 1981
16）Magee C, et al：Potentiation of wound infection by surgical drains. Am J Surg, 131：547-549, 1976
17）Gravante G, et al：Infections after plastic procedures：incidences, etiologies, risk factors, and antibiotic prophylaxis. Aesthetic Plast Surg, 32：243-251, 2008

18) Landes G, et al : Prevention of surgical site infection and appropriateness of antibiotic prescribing habits in plastic surgery. J Plast Reconstr Aesthet Surg, 61 : 1347-1356, 2008

19) Zehtabchi S : Evidence-based emergency medicine/critically appraised topic. The role of antibiotic prophylaxis for prevention of infection in patients with simple hand lacerations. Ann Emerg Med, 49 : 682-689, 2007

Basic Laceration Repair : Principles and Techniques

10章 基本的な創処置の方法

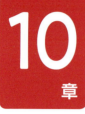

実践ポイント

- 創や瘢痕の見た目を満足できるものにするために，創閉鎖の原則に従うことが重要である
- 縫合する際に創表面の層を合わせることが，瘢痕の見た目をよくするためにとても大切である
- 時間とともに瘢痕組織は収縮する．創縁を外反させることで，瘢痕が「窪む」ことを防ぎ，悪い結果を避けられる
- きつく縫合し創部に過度の緊張をかけると，創縁の虚血を引き起こし，瘢痕組織を広げてしまう
- 深部縫合は創に埋没するため異物となる．感染のリスクと瘢痕組織量が増加するリスクを減らすために可能な限り最小限にする
- 死腔をなくすための深部縫合や皮下縫合を行わずに皮膚の深部に達する創を閉創した場合，文字通り「死んだ」空間ができてしまう
- 最終的な縫合の結び目をすべて創の一方向に揃えることで，見た目に関する患者の信頼感が増す．さらに大切なこととして，裂創の治癒を結び目が妨げるのを防ぐ

　創傷や裂創をきちんと閉創するためには技術を必要とする．創処置で必要とされる技術の根底にある基本原則を理解しておくと，裂創を最適な方法で閉創でき，理想的な結果が得られる．実際の閉創時には，各層を均等に合わせ，適切に外反した創になるように，あらゆる試みを行う．適切に結紮すれば外反し，創縁に過度な緊張がかかるのを防げる．必要に応じて死腔を閉じ，適度な間隔のくり返しで縫合すれば，最終的に最適な機械的支持が得られる．

1 用語の定義

　創傷治癒，手技のテクニックのなかには混乱をきたしそうな言葉で述べられているものがある．この章の内容を読者がしっかりと理解できるように用語の定義をここに決めておく．

- **バイト**：皮膚や筋膜に縫合針をかける際に組織をとる量をいう．針をかける位置が創縁から離れるほど，バイトは大きくなる．
- **結紮**：結び目は一連の結紮からできている．本結び（こま結び）は2回の結紮でできている．ナイロン糸はほどけやすい傾向があり，ナイロンを使用する際は結び目を強固にするため，追加の結紮が必要となる．
- **経皮縫合（皮膚縫合）**：通常非吸収糸で行われる縫合．表皮に行い，結び目を表面に残す．近年の臨床研究で，顔面や指尖部のような特定の部位では吸収糸を用いることができると示されている[1,2]．
- **真皮縫合（深部縫合）**：通常吸収糸で行われる縫合．浅筋膜（皮下組織）や真皮に行い，創に結び目を埋没させる．
- **結節縫合**：1回ずつ縫合し，1回ずつ結ぶ．深部縫合であろうと皮膚縫合であろうと，このような縫合は結節縫合と呼ばれる．
- **連続縫合**：創閉鎖を行うのに1回ずつ個別に縫合するのではなく，創の全長を複数のバイトで縫合する方法．結び目は縫合の最初と最後のみに置かれる．連続縫合は皮膚縫合でも深部縫合でも行うことがある．

2 基本的な結紮技術

創閉鎖では複数の結紮方法が用いられる．最も一般的なのは外科結びである（**図10-1**）．この方法の利点は，最初に糸を2回結紮しているため，結び目がより強く固定されることである．また，結紮の最中に創同士がお互い緩やかに引っ張りあうため，縫合された部分が動いてしまう可能性が少なく，次の結紮を行っている間，創縁同士が離れない．**図10-1**に示した結紮の一連の流れは，外科結びを行うために必要で，かつ適切な器具の使い方を図示したものである．器械結びは，皮膚縫合でも深部縫合でも，ほとんどすべての結紮に行うことができる．

3 創閉鎖の原則

1) 層を合わせること

裂創を縫合する際，互いの層を合わせることが大切である．浅筋膜は，浅筋膜と合わせなければならない．真皮と真皮を合わせることが，表皮と表皮を合わせるために必要である．層を注意深く平行に縫合できないと，不必要に大きな瘢痕ができ，治癒がうまくいかない原因となる（**図10-2**）．

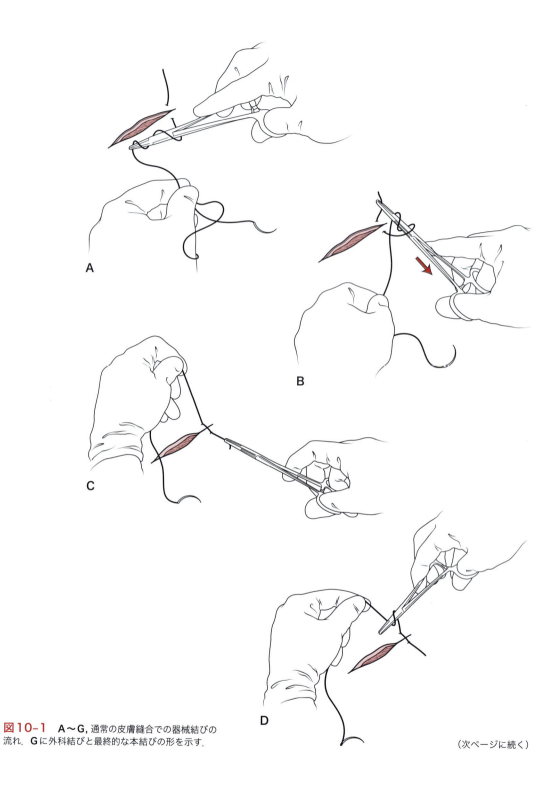

図10-1 A〜G，通常の皮膚縫合での器械結びの流れ．Gに外科結びと最終的な本結びの形を示す．

（次ページに続く）

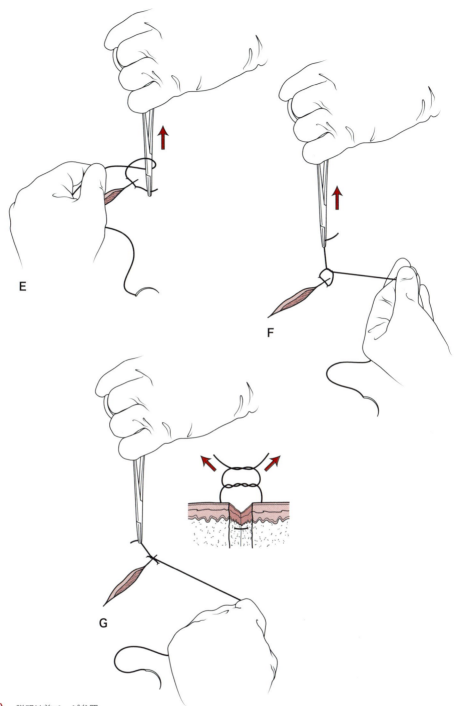

図10-1（続き）　説明は前ページ参照．

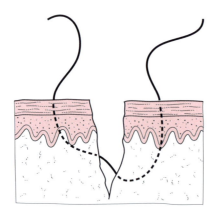

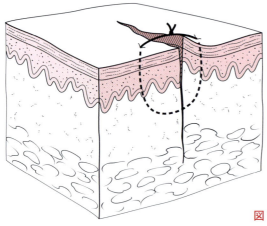

図 10-2　層の合わせ方を誤った例.

2）創縁を外反させること

　層を合わせることと同様に大切なのは，創縁を適切に外反させることである．通常，創は時間とともに収縮する傾向にある．そのため，正常の皮膚よりも創縁をわずかに盛り上げておくと，治癒の過程で徐々に創が平坦化し，最終的な見た目がよくなる（図10-3）．外反せずに縫合した創は収縮し，線状の窪みが生じる．窪みは影をつくる傾向があるため目立ち，美容的によくない．

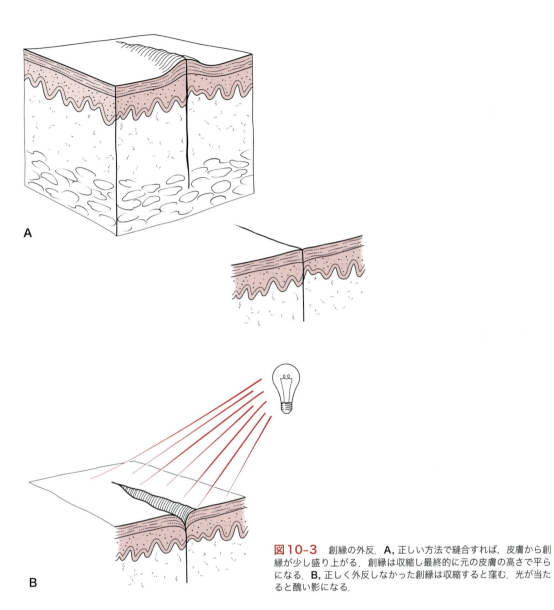

図10-3　創縁の外反．**A**, 正しい方法で縫合すれば，皮膚から創縁が少し盛り上がる．創縁は収縮し最終的に元の皮膚の高さで平らになる．**B**, 正しく外反しなかった創縁は収縮すると窪む．光が当たると醜い影になる．

● 創縁を外反させる方法

　正しく外反させるための秘訣は，針を正しく皮膚に通すことと適切な縫合の形をつくることである．図10-4に示すように，針の先端が皮膚に対して90°の角度になるように，表皮および真皮を貫き，カーブを描くように組織を通過させる．きちんと90°にするために，持針器を8章で記載した方法で持つ必要がある．持針器の指穴に指を通すと，針を正しく操作しにくい．図10-4は，外反させるための結節縫合の正しい運針例と誤った運針例を示している．

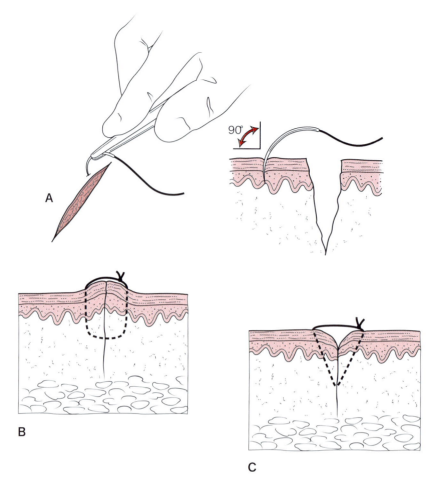

図10-4　正しい創縁の外反テクニック．A, 皮膚に対して針を90°の角度で刺入させる．B, 正しい縫合の形は，四角形かボトル型である．実際にこの通りにするのは難しいが，原則を理解してほしい．C, 間違った針位置や縫合法は創縁の内反をきたし，最終的に瘢痕に窪みが生じる．

1. 垂直マットレス縫合

　創縁の外反のために有用な方法の1つに，垂直マットレス縫合がある．まず，創縁から1〜1.5 cm離れた部分に最初の大きなバイトをとり，創の対側に針を同じ距離だけ進める．次に，針を反対に向け，表皮および真皮の端に小さなバイト（1〜2 mm）をとり，表皮層がぴったり閉じるように戻す（図10-5）．垂直マットレス縫合は皮膚が緩い部分（肘，手背など）に有効である．このような部分では創縁が創に落ち込んだり，折り重なったりしやすい．垂直マットレス縫合のもう1つの利点は，1回の縫合で深部と浅部を両方縫合できることである．創によっては，吸収糸で縫合するほどの深さはないものの，死腔を閉鎖するのに深部の補強が必要な場合がある．垂直マットレス縫合によって，このような状況を解決できる．

　垂直マットレス縫合を簡略化した変法では，よりすばやく縫合を行うことができる[3]．最初に大きなバイトをとる代わりに，小さなバイトをとり，その後大きなバイトをとる．小さなバイトをとった後，先行する糸と後ろの糸を同時に牽引することにより，創縁が盛り上がり大きなバイトをとりやすくなる．

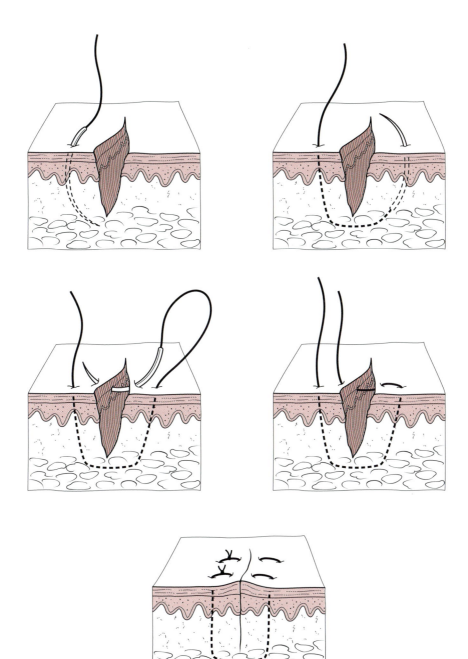

図 10-5 垂直マットレス縫合のテクニック．創縁をきちんと並ばせるため，小さい方のバイトは真皮にわずかにかかるようにする．

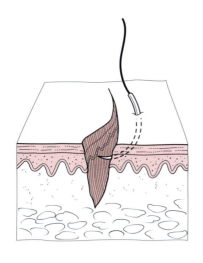
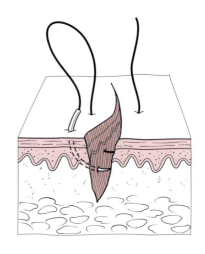
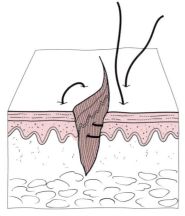
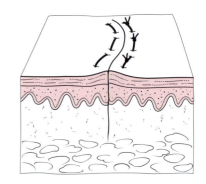

図 10-6　水平マットレス縫合のテクニック．

2．水平マットレス縫合

　創縁を外反させる別の方法として，水平マットレス縫合がある（図 10-6）．まず通常通り，皮膚に針を刺入し対側から出す．次に針を出した部分の隣，創縁に沿って約 0.5 cm 離れた部分に2回目のバイトをとり，元の創縁側の刺入点から約 0.5 cm 離れた部分に戻る．結紮すると創縁が外反する．水平マットレス縫合は手（手掌や手背）の裂創を閉創する際によく用いられる．

3）創の緊張

　縫合して創縁を合わせると，縫合糸の輪の内側にある組織に必ず緊張と圧がかかる．創縁への毛細血管の血流を保つためには，緊張を最小限にすることが大切である．過度な力が組織にかかると虚血を引き起こし，細胞壊死の原因となる[4]．細胞壊死は重度の炎症を引き起こし，最終的に不整で，醜い瘢痕になってしまう．これを防ぐためには，1回目の結紮が重要である．創縁を合わせるときは，創縁同士がわずかに触れる程度にする．1回目の結紮をきつくしすぎて，創縁が強く合わさると虚血を起こす．創縁は縫合後に少し浮腫むので，わずかなゆるみがなくなる．きつく縫合され，さらに浮腫が加わると，ひどい結果となる．

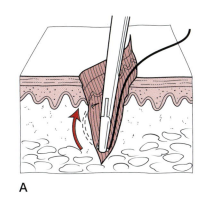
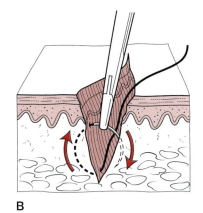
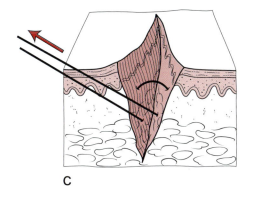
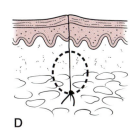
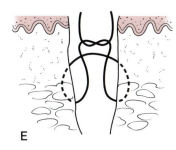

図10-7 深部縫合のテクニック．A, まず針を浅筋膜から通し真皮から出す．B, 針を対側の真皮から浅筋膜に通す．C, 刺入部と刺出部は互いに対側と同じ位置に出す．D, 刺入部・刺出部の位置を対側とあわせることにより深部で結紮を行うことができる．E, 位置が合っていない場合，交差した縫合糸により創表面に向かった力が結び目に加わり，創から突き出てしまう可能性がある．

● 創の緊張を減らすテクニック

1. 深部縫合

　適切な深部縫合は，真皮を互いに近づけ最終的に創縁にかかる緊張を減らす．図10-7に深部縫合の方法を図示した．まず，浅筋膜に針を刺し，真皮の下近くを通過させる．そして，真皮に針を通して持ち上げてくる．このときに持針器で針を把持しなおす．対側の真皮に針を通し，浅筋膜を下向きに通過させて2つ目のバイトをかける．

　深部縫合で大切なことは，針の刺入部と刺出部を互いに対側と同じ位置に出すことである．この方法で縫合すれば，結紮部を埋没できる．縫合糸の刺入部と刺出部が同じ位置に出ない場合，結び目が表面に押し上げられ，創傷治癒を阻害する．結び目の補強は3, 4回の結紮で十分である．結紮した糸はなるべく結び目に近い部分でカットし，「尻尾」を2 mm以上残さない．また，深部縫合は何度も行いたくなるが，そうしてはいけない．縫合は異物となるため，創感

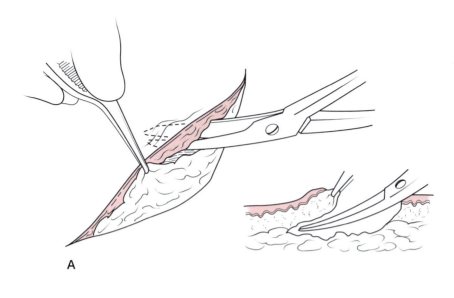

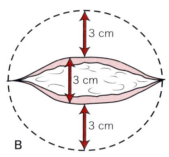

図10-8 皮下剥離のテクニック．A, 剪刀は浅筋膜と深筋膜を離開するのに使用する．創縁を切るよりも組織を広げる方がよい．B, 剥離の範囲．

染の温床となる[5]．またこれらは強い治癒反応を引き起こし，瘢痕を大きくする．創の緊張を減らすために必要最低限の深部縫合のみ行うべきである．

2．皮下剥離

　皮下剥離も創縁の緊張を減らす方法のひとつである．皮下剥離によって，深部組織から真皮と浅筋膜を切り離すことで，創縁に互いにかかる力を減らすことができる．皮下剥離が有用な部位は頭皮や，前頭部，下腿，特に脛骨前面などもともと大きな緊張がかかっている領域である．皮下剥離を行ううえで注意すべきことは，深部組織に細菌を広げる可能性があること，また深く大きな死腔をつくる可能性があることである．

　皮下剥離の手技については図10-8Aに示す．軽症創傷で皮下剥離を行うべき部位は，浅筋膜（皮下組織）と筋肉を覆う深筋膜の間である．この層を剥離していけば，皮膚（表皮と真皮）への血流と神経を傷つけずにすむ．浅筋膜と深筋膜がつながっている部分に剪刀を平行に挿入して優しく広げ，組織面を離開させる．皮下剥離は，No.15の刃をつけたメスでも行える．刃を回転させ，刃がない部分を使用すれば，切離器具とゾンデを組み合わせた器具のように使用することができる．実際の剥離は過度な出血を防ぐために最小限にとどめる．

　皮下剥離は創の端から端まで行う．創縁からの剥離距離は創の間隙とだいたい同じ距離であ

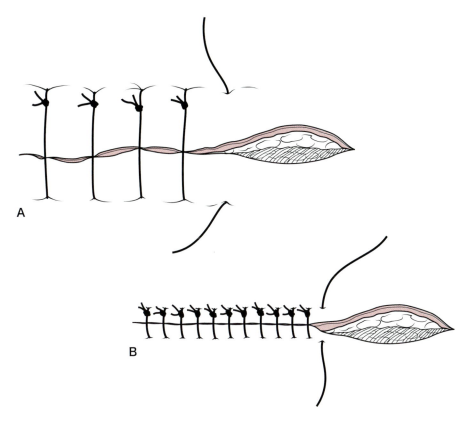

図10-9 創にかかる緊張を減らす方法．**A,** 少ない縫合数で，大きなバイトで縫合しようとすると，創にかかる緊張が増加する．**B,** より多くの縫合数で，小さなバイトで縫合すると，緊張が減る．

る．例えば，3 cm開いた創の場合，真皮の下を創縁から垂直方向に3 cm剥離する．よくある間違いは，創の端を剥離しないことである．図10-8Bに皮下剥離する適切な領域を示した．

3．追加縫合

縫合の間隔を狭めることでも，創の緊張を減らすことができる（図10-9）．力学的に，縫合の数が増えれば一つひとつの縫合にかかる力が減り，組織への潜在的な圧も減る．だが，縫合は異物であり，感染が増加する可能性を忘れてはならない．創を閉じる際は，縫合数と創縁の緊張とのバランスをうまくとる必要がある．

4）死腔

昔から創閉鎖の際には，死腔や開放部分を残すべきでないのは自明のことであった．このスペースは血腫で満たされやすく，潜在的に感染しやすい（図10-10）．また，この部位で血腫が形成されると，創傷治癒が遅れる．しかし経験的には，細菌で汚染されている場合，閉創すると感染しやすくなる[4]．深部縫合は，汚染が少なく清潔な死腔にのみ推奨されている．たとえそのような場合でも，可能な限り深部縫合は少なめにするべきである．

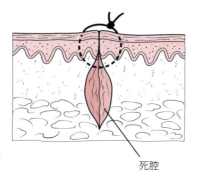
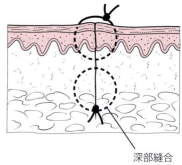

図10-10　死腔とそれをなくすための2層縫合の例．

死腔

深部縫合

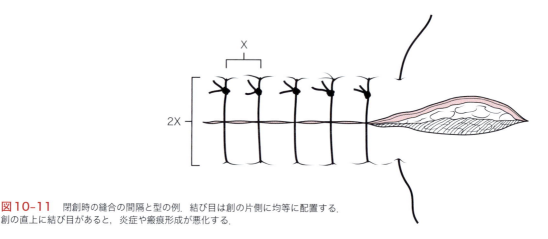

図10-11　閉創時の縫合の間隔と型の例．結び目は創の片側に均等に配置する．創の直上に結び目があると，炎症や瘢痕形成が悪化する．

5）閉創時の縫合の間隔と型

　縫合糸どうしの間隔はどれくらい空けるべきか，と創処置を学んでいる学生によく聞かれる．原則として，創に隙間が見えないような間隔で縫合すべきである．一般的には，縫合糸どうしの間隔は創縁からバイトまでの距離と同じとされている（図10-11）．しかし裂創は1例1例大きく異なる．縫合の正しい間隔は経験が教えてくれるものである．

　縫合線の最終的な外見は，整然としているべきである．結び目を裂創の片側に揃える．そうすると，見た目が整然となるのに加えて，結び目が創縁から十分に離れ，創直上の異物が余計な炎症反応を起こすのを防ぐ．また，結び目を片側に揃えると創縁が外反しやすくなる．

文献

1 ）Luck RP, et al：Cosmetic outcomes of absorbable versus nonabsorbable sutures in pediatric facial lacerations. Pediatr Emerg Care, 24：137-142, 2008
2 ）Karounis H, et al：A randomized, controlled trial comparing long-term cosmetic outcomes of traumatic pediatric lacerations repaired with absorbable plain gut versus nonabsorbable nylon sutures. Acad Emerg Med, 11：730-735, 2004
3 ）Jones JS, et al：The shorthand vertical mattress stitch：evaluation of a new suture technique. Am J Emerg Med, 11：483-485, 1993
4 ）Crikelair GF：Skin suture marks. Am J Surg, 96：631-639, 1958
5 ）Edlich RF, et al：Physical and chemical configuration of sutures in the development of surgical infection. Ann Surg, 177：679-688, 1973

Complex Skin Wounds：Advanced Repair Techniques

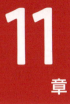

応用的な創処置テクニック
複雑な皮膚創傷

実践ポイント

- 大抵の裂創は，1～2種類の基本的手技で創閉鎖できる．しかし，なかには応用手技が必要となる複雑な創傷もある
- 長い直線の創閉鎖には時間がかかる．連続縫合，ステープラー，皮膚用接着剤を使用すれば短時間で処置できる
- 角縫合やフラップ縫合は，不規則な形の創傷の角や，フラップ状の創の先端に血流を維持するために重要な縫合法である
- 裂創内やフラップ下面に損傷した脂肪組織を残しても何もよいことはなく，むしろ感染の原因になりうる．したがって，創閉鎖する前に，損傷した脂肪組織を除去する
- 湾曲した創を閉鎖した際に，『dog-ear（犬の耳）』のような醜い形になってしまうことがある．『dog-ear法』を用いれば，見た目を改善できる

　ほとんどの創傷は10章で述べた基本的手技で創閉鎖できる．しかし，なかには複雑な創傷で処置が困難な場合もある．この章では，複雑な創傷の処置について解説する．まるで『パズルを解く』ような技術を紹介する．

1　連続縫合

1）解説

　単純な剪断力であっても，大きな裂創が生じ，縫合に長時間かかることがある．例えば，ナイフやガラス片ではそのような裂創が生じやすい．連続縫合を用いれば，時間を短縮できる[1]．5 cm以上の大きな裂創が連続縫合の適応となる．縫合にかかる時間が短縮されれば，術者はすぐにほかの外来業務ができる．ただし，連続縫合にはいくつかの欠点がある．縫合糸が切れたり場所を間違えたりした場合には，最初から全部やり直さなければいけない．また，創傷端を外反させにくい．連続縫合は直線状の裂創で，縫合しても潰れない健康かつ生着可能な皮膚への適応に限定される．もし湾曲した裂創に用いてしまうと，まるで『巾着袋』のように創が引きつってしまう．長い直線状の創縫合に用いるほかの方法として，ステープラーがある（14章参照）．

2) 手技

連続縫合の手技を**図11-1**に示す．最初に基本的な単結節縫合を行うが，結紮後の縫合糸を切らないでおく（**A**参照）．最初の結紮部から，裂創に対して45°の角度で皮下に針を通し，針を変えずにくり返し縫合していく（**B～F**参照）．外見上では，縫合糸が創と直角になる．最後のバイトは，創に対して直角に行い，前の縫合に隣接するように縫合糸を出す（**G**）．最後にかけた縫合糸をゆるくループ状にし，このループを使って結紮する．持針器の周りに糸を回し，ループ状にしておいた糸を持針器で把持する（**H**）．糸を引き，皮膚表面まで下ろす（**I**）．その後は通常の器械結びを複数回行い結紮を完成させる（**J, K**）．

2 斜めの裂創の縫合

1) 解説

皮膚表面に対し垂直でなく斜めに入っている裂創を縫合する際，対応する層どうしを合わせるのに注意が必要である．フラップ状の創を形成するほど鋭角でない斜めの外力が加わると，斜めの裂創が生じる．

2) 手技

斜めの裂創の縫合でよくみられる間違いは，薄い創端ではなく，大きい方の創端に大きいバイトをとってしまうことである．これを逆にするとよい．**図11-2**に示すように非対称に針をかけると，創端の層どうしがうまく合う．もし，創部に組織が十分にあれば，創端どうしが対称になるよう切除し，通常通り閉鎖してもよい．

3 引き抜き皮下縫合

1) 解説

形成外科医が好む縫合法で，ポリプロピレン（商品名：プロリン）のような非吸収糸を用いる．この糸はナイロン糸よりも硬く切れにくく，抜糸もしやすい[2]．新しい非吸収糸のポリブテステル（商品名：ノバフィル）も用いられる[3]．引き抜き皮下縫合の適応は，4 cm以下の直線状の裂創に限定しなければ，抜糸するのが困難になってしまう．小児では，皮膚が緊張しており縫合痕が残りやすいので，引き抜き皮下縫合がよい適応と考えられがちである．しかし，瘢痕の最終的な見た目について比較検討されたところ，通常の縫合と差はみられなかった[4]．ほかには，縫合した創の上からギプスやシーネ固定をする場合に引き抜き皮下縫合が用いられることがある．また，ケロイド形成しやすい患者には，針穿刺部にケロイドが形成されないよう，引き抜き皮下縫合をすることがある．

140 ERでの創処置 縫合・治療のスタンダード 原著第4版

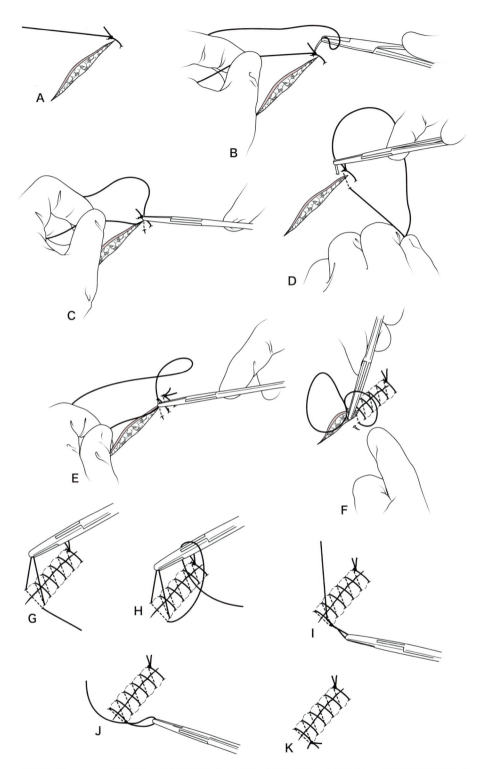

図11-1 A〜K，連続縫合．縫合は裂創の方向に対して45°に行う．そうすると，表面では裂創に対して直角に縫合糸が交差する．手技の詳細については本文を参照．

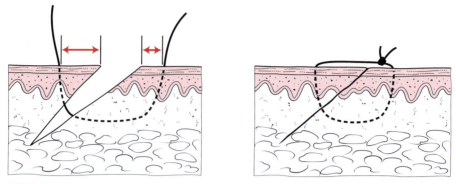

図11-2　斜めの裂創の縫合．大きい方の創縁ではバイトを小さくとる．つまり，フラップ状の創端の方では大きくとる．

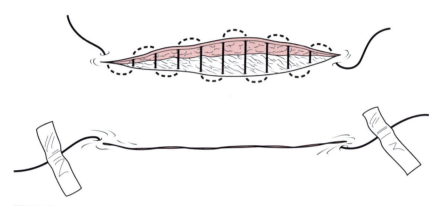

図11-3　引き抜き皮下縫合．詳細については本文参照．

2) 手技

　引き抜き皮下縫合前に，吸収糸で皮下組織を縫合し真皮どうしを近づけておく．
　引き抜き皮下縫合には4-0もしくは5-0の，ナイロン糸もしくはポリプロピレン糸を用いる．縫合する際には，針を創端から1〜1.5 cmの部分にかけて，真皮層から平行に出す．その後，2〜3 mmの深さで真皮層を水平に縫合していく（図11-3参照）．それぞれの縫合はバイトの大きさと皮膚からの深さが反対側と同じになるように行う．そして，創の終わりで糸を"尾"のように引き出す．最初と最後の部分の糸をテープで固定してもよい．顔面では縫合糸を7日間留置できる．真皮と表皮の層を正確に合わせるために，創傷用テープを併用することが多い．抜糸は，単純に糸の片方の端を鉗子や持針器で引っ張るだけである．

4 皮下連続縫合

1）解説

外科医が皮膚切開部に用いることが多い．皮下連続縫合だけで創傷を縫合するか，皮膚の結節縫合と組み合わせてもよい．直線状で汚染のない創の場合にのみ用いる．また，創端を直線状にトリミングした場合にも用いられる．

2）手技

吸収糸（商品名：Dexon，バイクリル，PDS，マクソン，モノクリルなど）を使用する．1本の糸だけで裂創全体を連続して縫合する．図11-4に示すように，縫合糸を裂創の一端に固定する．真皮もしくは真皮すぐ下の浅筋膜（皮下組織）を縫合する．裂創全長を，まるで鏡面像のように水平に縫合していく．最後のバイトは，結紮用に縫合糸をループ状にしておく（図11-4参照）．創端に隙間がみられる場合などでは，皮下連続縫合には創傷用テープを併用することが多い．

5 角部分の縫合

1）解説

裂創は不規則でギザギザなことが多く，角部分には特別な処置が必要である．角部分やフラップ部分は，基部からしか血流がないので脆弱である．角部分の先端を縫合してしまうとさらに血流を悪化させてしまう．

2）手技

角部分の毛細血管に血流を保つ方法を図11-5に示す．これは半埋没水平マットレス縫合の応用法である．ナイロン糸やポリプロピレン糸（プロリン）などの非吸収糸を使用し，角でない部分から針をかける．真皮から水平に針を出し，角側の真皮層を水平に通し，角でない部分の真皮に水平に針をかけ，最後に表皮から針を出す．

この縫合のポイントは，フラップ部分は真皮層にだけ水平に針を通し，表皮は縫合しないことである．角部分の縫合をした後，残りのフラップ部分を結節縫合もしくは半埋没水平マットレス縫合で縫合する．その際，血流を障害しないように先端から十分に離れた場所を縫合する．

たとえ複数の角部分がある星状の裂創であっても，1回ですべての角部分を縫合できる（図11-6）．角縫合は，創処置で最もよく使う縫合術の1つである．

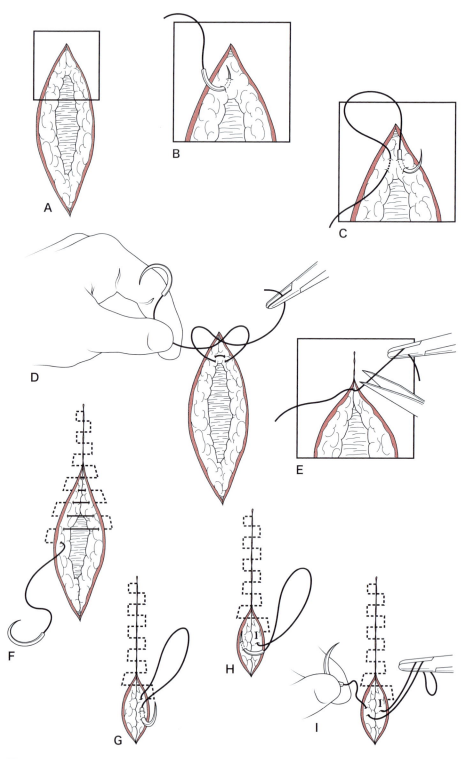

図 11-4　A〜I，皮下連続縫合．詳細については本文参照．

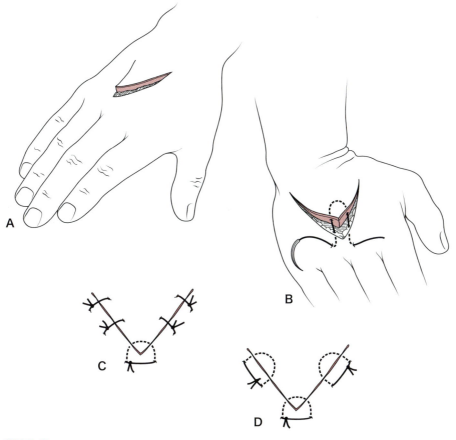

図11-5 A〜D，角部分の縫合．詳細については本文参照．

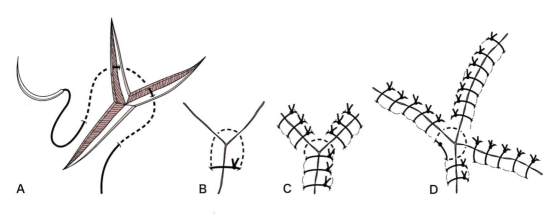

図11-6 A〜D，フラップが複数ある場合，いわゆる星状の裂創の縫合を行う方法．

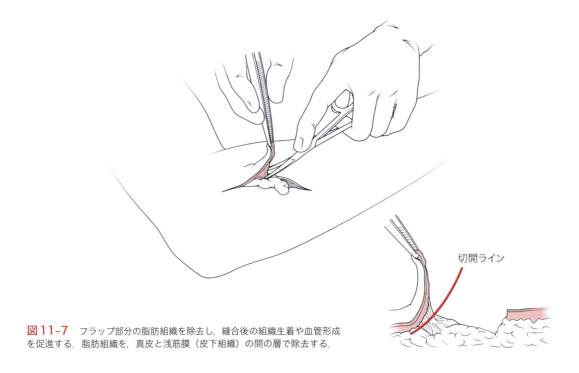

図11-7 フラップ部分の脂肪組織を除去し，縫合後の組織生着や血管形成を促進する．脂肪組織を，真皮と浅筋膜（皮下組織）の間の層で除去する．

6 部分剥離創，フラップ状の裂創の縫合

1) 解説

　　引き裂くような，あるいは剥離するような外力が加わると，皮下組織から皮膚が剥離しフラップ状の裂創になる．フラップ部分の血流は，損傷のない真皮の付着部分からのみで保たれておりとても脆弱である．一般的にフラップ基部とフラップ全体の長さの比率が3：1以上であれば，生着性があるとされる[5]．もしこの比率が小さければ生着する可能性は低い．この指標は解剖学的部位やほかの条件によっても影響を受ける．全体が長く，基部の狭いフラップは，短く基部の広いものに比べて生着しにくい．

　　フラップ基部が遠位側にある場合，先端が血流の方向とは逆を向いているので，組織への酸素や栄養素の供給が静脈還流からだけになる．このため処置には細心の注意を払い，フラップの状態，解剖学的な部位，裂創全体の長さを考慮する．フラップ基部が近位側にあれば血流は十分にあると考えられるが，処置は注意深く行う．

2) 複雑なフラップ部分の処置

　　もしフラップ部分の浅筋膜（皮下組織）に余分な脂肪があると，縫合後の治癒が妨げられる．皮膚欠損部を縫合する際のフラップは損傷した脂肪組織を残しておくよりも皮膚表面のみを用いる方がよい．この意味で，フラップの扱いは移植組織と似ている．フラップ部分の生着率を上げるために，縫合前に余分な脂肪組織を取り除いてしまうことが重要となる（図11-7参照）．アイリス剪刀を用いて，余分な脂肪を取り除き，生着可能な組織だけを残す．

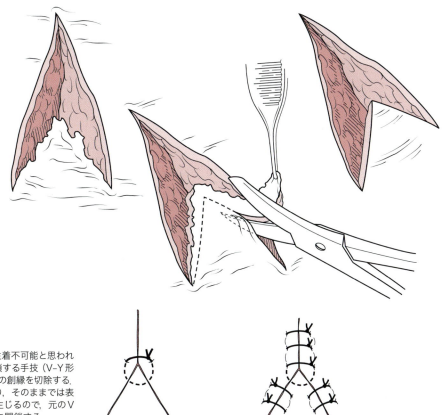

図11-8 創縁が生着不可能と思われるフラップ部分を閉鎖する手技（V-Y形成術）．フラップ部分の創縁を切除する．フラップは小さくなり，そのままでは表皮が欠損した領域が生じるので，元のV字型ではなくY字型に閉鎖する．

　もしフラップ部分の状態がよく生着する可能性が高い場合には，角状の裂創と同様に縫合する．つまり，まず半埋没水平マットレス縫合からはじめ，その後残りのフラップ部分を結節縫合で閉鎖する．

3）フラップ部分の創縁が生着不可能と思われる場合の処置（V-Y形成術）

　フラップ部分の創縁に損傷があり生着不可能と思われることがしばしばある．その場合，生着しやすくなるように創縁を切除しトリミングする．V字型の創をY字型に形成する方法を図11-8に示す．トリミングにはアイリス剪刀を用いる．トリミングするとフラップは小さくなるので，欠損部分が生じる．小さくなったフラップと創縁を角部分の縫合術の応用でY字型に閉鎖する．残りの部分は，バイトの小さい結節縫合で閉鎖する．**6** 2)で記載したように，必要に応じて脂肪組織を取り除く．

4）フラップ全体が生着不可能と思われる場合の処置

　修復できないフラップの場合，フラップを"楕円形"に整形する（図11-9）．楕円形縫合の法則に従い（9章参照），長さと幅の比を3：1にして縫合する．もし周囲に余分な組織がない場合には楕円形に整形できないので，開放創のままとする（二次治癒）かもしくは移植を考慮しなければならない．

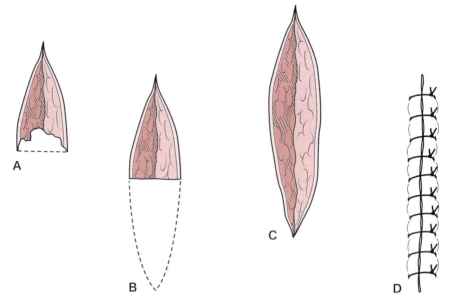

図11-9　A〜D．フラップ全体が生着不可能と思われる場合，楕円型に整形し縫合する．

7　不規則な形の裂創の縫合

1) 解説

複数の外力が同時に加わると，複雑な形の裂創が生じる．深さや幅が不規則な形の裂創の処置はとても難しく，特別な方法で創閉鎖する．

2) 手技

まず，本来の解剖学的位置の要所を縫合する（図11-10）．その後，通常の結節縫合を行うが，場合によっては特別な縫合手技や大きさを変えた縫合が必要なこともある．

8　完全に剥離した創傷の縫合

1) 解説

剥離創では，いくつかの注意すべき点がある．もし真皮層まで剥離し，浅筋膜（皮下組織）が露出していれば全層剥離創となる．表皮が剥離し，真皮層が露呈しているものは部分剥離層とされる．部分剥離創は（真皮に損傷がない場合は特に），積極的な治療介入なしで治癒する．また一般的に，1〜2 cm^{2}以下の全層剥離創では，指先も含め開放創のままで治癒（二次治癒）が可能である．

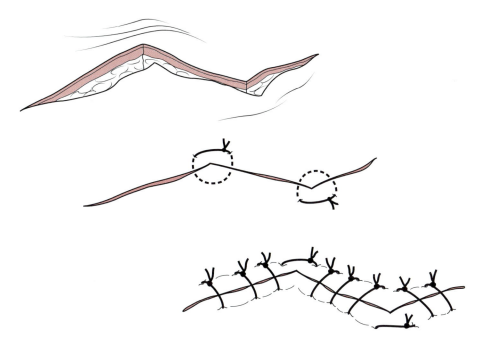

図11-10　不規則な形の裂創．最初に要所となる位置に結節縫合や角縫合を行う．

　一方，2 cm^2 よりも大きい全層剥離創であれば，移植を考慮する．この場合は必ず，専門医への相談をすべきである．移植せずに一次閉鎖できる場合もあり，その手技については後述する．

2) 三角形を楕円形に形成する方法

　三角形の欠損部分を広げて楕円形に整形する（図11-9B～D）．創の長さと幅の比率を3：1以内にすれば，単純な直線の裂創のように結節縫合で創閉鎖できる（補助的に少し深部縫合する場合もある）．創縁の張力を下げるため，皮下組織を切除しなければならないこともある．創周囲に十分な組織が残っていなければ，この手技はできない（10章参照）．

3) 円形や不規則な欠損部分を縫合する方法

　一番簡単な方法は，図11-11に示すように楕円形にする方法である．欠損部分が大きすぎる場合，双方向にV-Y形成術を用いる．この場合，No.15のメス刃でつくった2つの有茎皮弁を用いて欠損部分を補う（図11-12）．皮弁の筋膜接合部分と血流を障害しないように注意する．皮下組織を含まないように真皮を切開し，皮弁の脈管が隙間に入るようにする．

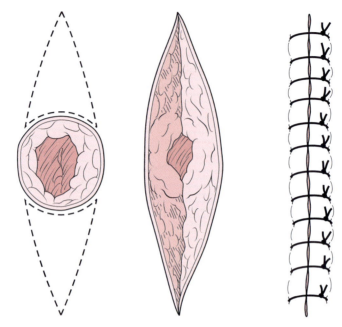

図11-11　円形の欠損部分を楕円形に整形して縫合する方法．

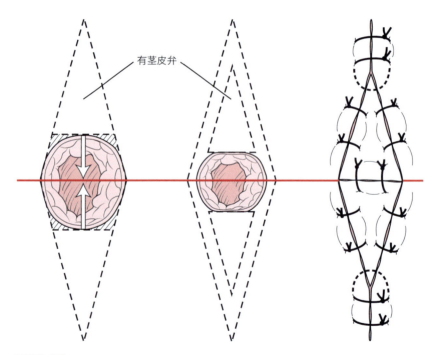

図11-12　円形や不規則な欠損部分を，双方向にV-Y形成術を用いて縫合する方法．
文献6より引用．

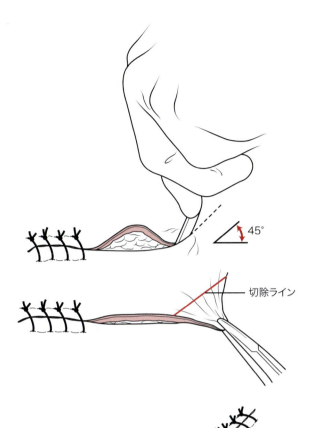

図11-13 dog-ear変形で余った皮膚の閉鎖法．裂創の軸から45°の角度で切開を加える．手技の詳細については本文を参照．

9 dog-ear（犬の耳）変形

1）解説

　湾曲した裂創の場合などで，均等に縫合していくと片方もしくは両方の創縁が膨らんでしまうことがある．片方の創縁の皮膚が余り，犬の耳のような変形をきたしてしまうので，dog-ear変形と呼ぶ．

2）dog-ear変形の閉鎖法（dog-ear法）

　No.15のメス刃を用いて，創端から皮膚が余っている方へ45°の角度で切開を加える（図11-13）．余った皮膚のフラップ部分を，切開した皮膚の形に合うよう切除し，縫合する．最終的には「ホッケーのスティック」状の少し曲がった創になる．

10 並行な裂創の縫合

1) 解説

　2つ以上の並行な裂創は，手関節や前腕の自傷行為でみられる．通常は浅い傷だが，解剖学的な部位の性質上，手関節の屈筋群下まで損傷している場合がある．したがって，閉鎖する前に創部を探索し神経や腱の機能検査を十分に行う．

2) 手技

　神経や腱の損傷がなければ，血流を障害しない閉鎖方法を選択する．すべての裂創を横切る形で水平マットレス縫合を行う場合がある（図11-14A）．もし浅い創であれば創傷用テープ

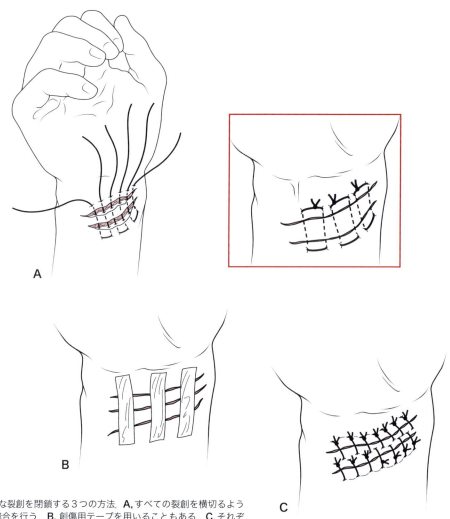

図11-14 並行な裂創を閉鎖する3つの方法．**A,** すべての裂創を横切るように水平マットレス縫合を行う．**B,** 創傷用テープを用いることもある．**C,** それぞれの表皮部分が広い場合には，交互に縫合できる．しかし，血流障害の恐れがある場合，この方法を選択すべきではない．
文献6より引用．

が有効である（図11-14B）．血流障害が生じなさそうであれば，単純に交互に縫合する方法もある（図11-14C）．

11 創縁の厚さが異なる裂創の縫合

1）解説

組織が不均一に損傷されて，それぞれの創縁の厚さがかなり異なることがある．この場合，単純な縫合法ではうまくいかない．薄い創縁を引き上げて厚い創縁に合わせる必要がある．

2）手技

図11-15に示すように，半埋没水平マットレス縫合を用いる．薄い創縁（真皮が消失した側）を縫合糸でもち上げ，厚い創縁（真皮が残存している側）と合うようにする．

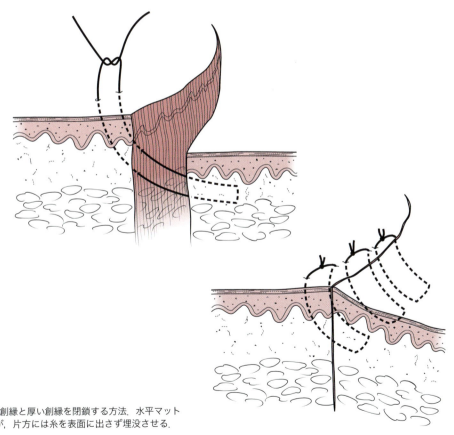

図11-15　薄い創縁と厚い創縁を閉鎖する方法．水平マットレス縫合を用いるが，片方には糸を表面に出さず埋没させる．

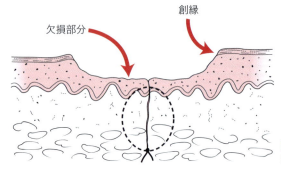

図11-16 剥離創内の裂創．深部縫合を行い，縫合糸を剥離創表面に出さないようにする．

12 剥離創内の裂創の縫合

1) 解説

剥離創内の裂創は複雑な処置が必要である．

2) 手技

創傷表面下に結び目を埋没させる深部縫合（真皮縫合）を行う（10章参照）．裂創を縫合し（図11-16），剥離創部分は二次治癒もしくは移植で治療する．

文献

1) Wong NL：Review of continuous sutures in dermatologic surgery. J Dermatol Surg Oncol, 19：923-931, 1993
2) Swanson NA & Tromovitch TA：Suture materials, 1980s：properties, uses, and abuses. Int J Dermatol, 21：373-378, 1982
3) Bernstein G：Polybutester suture. J Dermatol Surg Oncol, 14：615-616, 1988
4) Winn HR, et al：Influence of subcuticular sutures on scar formation. Am J Surg, 133：257-259, 1977
5) Grabb WC：Introduction to the clinical aspects of flap repair.「Skin flaps」（Grabb WC & Myers MB, eds），Little, Brown, 1975
6) 「Emergency wound care：principles and practice」（Zukin D & Simon R），Aspen Publishers, 1987

Special Anatomic Sites

12章 解剖学的に注意が必要な部位

実践ポイント

- 頭皮裂創は小さく無害なように見えても，血圧が低下するほどの大量出血をきたすことがある
- 毛の存在が創感染のリスクを増加させることはない．毛を剃ると，かえって創感染のリスクが高くなる．毛は閉創の準備のため，切るか，きれいにする
- 小児では特に，頭皮裂創を吸収糸で縫合することで，抜糸や抜鉤のための再受診をする必要がなくなる
- 額にはほとんど余分な組織がない．後で修復術が必要となった場合にそなえ，できる限りデブリードマンは少なくし，皮膚を温存する
- 顔面裂創は被覆材を必要としない．少量の抗菌薬軟膏を連日塗れば，早期に抜糸しやすくする
- 目の近くの裂創は，前房出血，涙管損傷など重篤な合併症の可能性がある．縫合する前に，眼とそれらの構造を注意深く診察する
- 眉毛を剃ってはいけない．眉毛が生えず，元通りに生え揃わないことがある
- 頬の裂創は，耳下腺や顔面神経を損傷していることがある．縫合前に，これらの構造を診察する
- 鼻の外傷は，鼻中隔血腫を起こしうる．鼻中隔血腫や露出した軟骨・骨がないか，耳鏡を使用して鼻孔を診察する
- 耳の裂創では軟骨が損傷していることがあるが，軟骨を縫合する必要はない．軟骨を覆う皮膚を縫合すれば，軟骨は適切な位置に戻る
- 口の赤唇縁にかかる裂創を縫合する際には，瘢痕が目立たないようにするためにアライメントを合わせることが重要である
- 抜けてしまった歯を再度戻す（再植する）ことができる可能性は，分単位で低くなる．30分以内に戻せなければ，生着できないことが多い

　　創閉鎖の基本や縫合テクニックは10章と11章で記載したが，特定の部位では解剖学的な面で特別な注意を要する．美容上問題になりやすいので，顔面の創傷については特に強調して記載する．最終的な瘢痕形成や外見に影響するので，初回治療と閉創はとても重要である．8章の表8-3（p.108）に，それぞれの部位を縫合・閉創するのに用いる資材の推奨を示した．なお，手は重要かつ複雑であるため，解剖学的な特徴について13章で別途記載する．

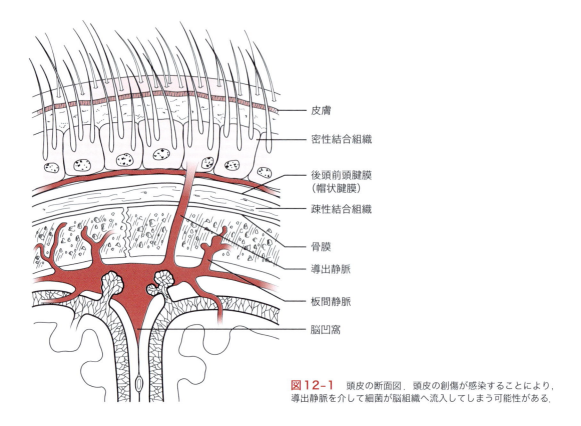

図12-1 頭皮の断面図．頭皮の創傷が感染することにより，導出静脈を介して細菌が脳組織へ流入してしまう可能性がある．

1 頭皮

　頭皮は皮膚（表皮，真皮），浅筋膜，帽状腱膜，疎性結合組織，骨膜の5層からなる（図12-1）．皮膚は，髪の毛で密に覆われている．髪の毛で瘢痕が隠れるため，たとえ不規則な形の裂創であっても美容面を気にせず閉創されがちである．しかし，ほとんどの男性が将来禿げるという事実を，創閉鎖中に考慮しなければいけない．

　皮膚の下には密性結合組織層があり，これが浅筋膜である．この層には動脈や静脈が豊富にある．この豊富な血管によって感染への抵抗力が増すが，頭皮裂創が生じると密性結合組織の血管が開いたままになる．このため，小さな裂創でもかなりの出血が生じ，循環血液量減少や低血圧が起こり，死に至る場合もある[1]．血液内にアルコールが含まれていると出血が悪化するが，頭皮裂創患者のうち50％は飲酒しているという報告もある[2]．

　次の層は，帽状腱膜である（図12-2）．密で腱のような構造で，頭蓋骨を覆っており，前方は前額部の前頭筋に，後方は後頭筋に続いている．帽状腱膜の大きく水平な裂創は，うまく縫合できなければ，前頭筋が非対称に収縮し前額部に醜い変形が生じることがある．また，帽状腱膜の縫合は感染に弱い疎性結合組織を保護する目的でも重要である．

　血液と細菌は，皮膚の裂創から損傷した帽状腱膜を通って疎性結合組織まで簡単に広がる．この層内に導出静脈という頭蓋骨や頭蓋内静脈へ続く静脈がある．この層が感染すると骨髄炎や脳膿瘍が生じる危険性がある．

　疎性結合組織層の下に，頭蓋骨の骨膜がある．骨膜は帽状腱膜と間違えやすいが，密でなく，

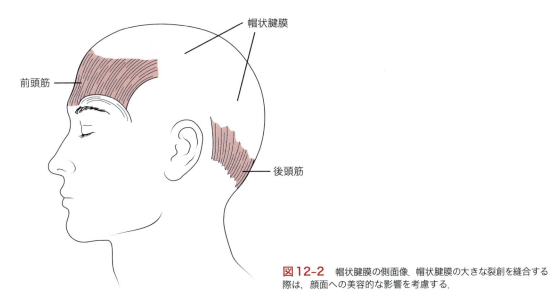

図12-2 帽状腱膜の側面像．帽状腱膜の大きな裂創を縫合する際は，顔面への美容的な影響を考慮する．

縫合しようとしても裂けてしまう．

1）閉創の準備

　大きな創では，視診・触診の際に帽状腱膜や骨の損傷を同定すべきである．骨膜は損傷しやすい部位であり，その損傷は裂創から見え，触れられることが多い．骨に近接しているため，骨膜の裂創を頭蓋骨骨折と間違うこともある．軽症頭部外傷のCT検査の適応基準が満たされていなくても，骨折を除外するためにはCT検査が推奨される[2,3]．

　もし髪の毛がどうしても閉創の邪魔になるならば，処置の前に除去する．毛はあまり細菌汚染がなく，標準的な創部洗浄液で簡単にきれいにできる[4]．ある研究では，頭皮裂創患者68人において閉創前に髪の毛を除去しなかったが，創部感染は1件もみられなかった[5]．機械的な理由で毛の除去が必要ならば，ハサミで切るか，安全カミソリで剃ればよい[6]．しかし皮膚を剃ると，創感染が増加する[7,8]．創部を露出するもう1つの方法は，創周囲の髪の毛にワセリンや抗菌薬軟膏を塗り，毛を創部から離すようにべったりのばすことである．

　頭皮は大量に出血しやすいため，閉創前に止血操作が必要である．出血している頭皮を縫合するのは難しい．とはいえ，密性結合組織内に血管があるため，血管クランプや血管を結紮するのもまた困難である．この場合，汚染がひどければ簡単に洗浄したうえで，生理食塩水で湿らせたガーゼで創部を覆い，弾性包帯を巻いて圧迫する．この包帯は，30〜60分そのままにしておく．このように圧迫すれば，たいてい止血が得られる．

　また，アドレナリン添加リドカインの注射にも止血効果がある．閉創や水平マットレス縫合（図12-3），8の字縫合（それら自体にも止血効果がある）の前に創周囲へ投与する．

　頭皮を止血する3つ目の方法は，止血剤の使用である．利用できるものとして，酸化セルロース（商品名：サージセル）とゼラチンスポンジ（商品名：ゼルフォーム）があり，皮膚や頭皮の創傷に効果的である[9]．しかし止血剤は，頭皮縫合の邪魔になり，吸収されるのに2〜6週間もかかるため，最後の手段とした方がよい．

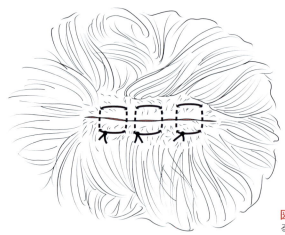

図 12-3　不整に離開した頭皮の創部に対する水平マットレス縫合.

2）帽状腱膜の裂創

　帽状腱膜は前頭筋を頭蓋骨に固定しておくために重要な構造物である．もし前額部の帽状腱膜に大きな裂創があれば，醜く変形してしまうのを防ぐために，3-0か4-0の吸収糸で個別に縫合する必要がある．前頭筋と帽状腱膜の接合部が前頭頭皮線に沿ってきちんと固定されていなければ，表情がゆがみ，非対称になってしまう．前額部以外の帽状腱膜の裂創も，疎性結合組織層の感染を防ぐため閉鎖した方がよい．

3）単純な裂創

　ハサミで切ったような単純な裂創は，5-0もしくは4-0の非吸収性モノフィラメントナイロンやステープラー，早期吸収糸で閉創する．抜糸が不要であることから，小児ではこの早期吸収糸がしばしば好まれる．同様の理由で，成人に用いる医師もいる．ポリグラクチン910（商品名：バイクリルラピッド）も吸収糸であり後で抜糸の必要がないため，頭皮裂創の閉創に使われている[10,11]．ポリグラクチン910で縫合した場合も，創離開や感染率は低く，ほかの糸と変わりない[12]．ステープラーは，頭皮の裂創でよく使われ，標準的な縫合と同じように治癒する[13,14]．小児の頭皮裂創については，ステープラーで閉創しても通常通り縫合しても美容的な結果に違いはなかった[15]．ステープラーと縫合を比較した場合，ステープラーは処置に要する時間が有意に短く，医療費が安かった[16]．

　頭皮の閉創で，単純で器材を必要としないものとして，髪を編む方法がある．頭皮の裂創を洗浄し治療するのに毛の除去は必要なく，髪の毛そのものが閉創の材料になる[17]．直線的かつ表面的な裂創で，周囲に小さな結紮をつくるのに十分な髪の毛がある場合に，この方法は最適である．まず，創部を洗浄し，きれいにする（7章参照）．そして，片側約10〜20本ずつの髪の毛を生理食塩水か水で湿らせ，ひとまとめにして糸をつくる．創縁の両側の2本の糸を本結び（固結び）で縛り，鉗子を使って，結び目が緩まないようにきつく締める．その後少量のシアノアクリレート系皮膚用接着剤（商品名：ダーマボンド）を使って，結び目を補強する．縫合やステープラーは，創部の安全性が保たれるが，患者は抜糸・抜鉤のために再受診しなければいけない．

4) 不整な辺縁のある圧迫裂創

頭皮の裂創は，鋭的な外傷よりも鈍的な外傷によって起きることが多い．この場合，創部と辺縁は不整でぼろぼろになっており，頭皮を単結節で縫合するのは難しい．また，頭皮は余分な組織がないため，デブリードマンは最小限にしないと，創部を寄せるために異常に強い緊張がかかってしまう．頭皮は血管が豊富であり，たとえ完全に組織を寄せられなくても，最終的にはうまく治癒する．丁寧に創縁を整えた後，創縁を寄せるのには水平マットレス縫合が推奨される．水平マットレス縫合は，出血の多い創部を閉創するときにも有用である．

圧挫傷は複雑な星形の裂創になるため，慎重なデブリードマンが推奨される．ほとんどの角部分・フラップ部分は，11章で説明した角縫合（フラップ縫合）を用いて縫合することになる．残った部分は単結節縫合や半埋没水平マットレス縫合で縫合する．

5) 剥離創

高速の力が頭皮をかするような形で加わると，大きなフラップ状の裂創や頭皮の一部分が完全に欠損した創傷になる．頭蓋内損傷を合併することもある．これらの創傷は専門家が対応することが望ましい．完全に剥離した頭皮は，ほかの切断組織と同様，生理食塩水で湿らせたガーゼに包み，ビニール袋に入れ，氷で冷やす．適切に保存しておけば，欠損部へ移植や微小血管吻合を行い再接着できるかもしれない．

6) アフターケア

縫合後，創部血腫を防ぐために，一時的に（24時間程度）裂創の被覆材の上から弾性包帯で軽い圧迫を行う場合もある．この際，弾性包帯を一定時間後に取り外すよう患者に説明する．

ほとんどの頭皮裂創は，被覆材を必要とせず，薄く抗菌薬軟膏を塗るだけでよい．抜糸までの期間は，成人であれば7〜9日，小児であれば5〜7日である．閉創の24時間後から，優しく頭を洗うことが可能である．洗浄後，毎日の抗菌薬軟膏塗布が推奨される．

2 前額部

前額部は，小児も成人も受傷頻度が高い．また，前額部は目立つので美容的に重要な部位である．前額部の創処置について3つのポイントがある．

- 皮膚のしわと平行に存在する皮膚割線は，瘢痕形成に大きく影響する．皮膚割線に垂直な裂創は，平行な裂創より瘢痕が残りやすい（3章参照）．
- 前額部は組織に余裕がないため，大きな切除はできない．ぼろぼろになった創部は切除したくなるものだが，注意深く評価し，避けるべきである．小さな欠損でも，修復しすぎてうっかり大きな欠損にしてしまうことがある[18]．ぼろぼろになった断片であってもできる限り多くの組織を残すように心がける．そうすれば，創部の状態がよりよくなってから美容的修正をすることが可能である．

● 皮膚や深部組織はできるだけ吸収糸では縫合しないようにする．過度の組織反応により瘢痕が大きくなる．

1) 閉創の準備

　小さな裂創の局所麻酔は，出血を減らすためにアドレナリン添加のものを使い，直接浸潤麻酔もしくは周囲浸潤麻酔を行う．裂創が大きい場合・複数ある場合では，前額部ブロックで麻酔するのがよい（6章参照）．前額部ブロックでは針を刺す回数を少なくし，組織のゆがみを減らすことで創縁をより正確に合わせることができる．

　麻酔後，創部を探索し，骨の異常がないか，異物がないかを確認する．いずれかを疑うときは，X線撮影が推奨される．一見すると小さく大したことのない創部から，大きなガラス片が見つかることがある．スポンジで優しく洗浄し，No.11メスでデブリードマンを行うことで，ほとんどの異物は除去できる．それでも残った異物は外科的に除去する．砂や汚れが残存していると将来的に刺青のようになってしまうため，初回治療時に除去するよう，最大限に努力する．異物残存を疑う場合，専門家への相談も考慮すべきである．

2) 単純な裂創

　ほとんどの裂創は，6-0非吸収糸を使って，単結節縫合で閉創できる．バイクリルラピッドのような吸収糸も同様に皮膚縫合に使われる[19]．深い裂創は，5-0吸収糸を用いた真皮縫合（深部縫合）が必要かもしれない．表皮は，少ない針数で大きく縫合するより，多くの針数で小さく（創縁に近い位置で）縫合するべきである．こうすれば，創縁の緊張が減り正確に合わせることができる．

3) 複雑な裂創

① 多数の細かな裂創やフラップ，擦過傷（フロントガラス外傷）

　最も気の遠くなるような創傷のひとつが，フロントガラス外傷と呼ばれるもので，裂創や擦過傷，えぐり傷，小さなフラップが一度に複数生じることが特徴である．麻酔は，前額部神経ブロックを用いる．5 mm未満の小さなフラップは，6-0非吸収糸で皮膚縫合する（図12-4）．より大きなフラップは，角縫合を使って閉創する．部分層の擦過傷と浅いえぐり傷（大きさ5〜10 mm未満，深さ1〜2 mm）は，二次治癒として残しておいてもよいが，ほかの裂創は皮膚縫合で閉じる．抗菌薬軟膏を1日3回塗布するだけで被覆としては十分である．創部が重篤であれば，美容的懸念から，専門科への相談が推奨される．また，技術的に難しくなくても，創処置に時間がかかり救急医のほかの仕事に影響するようであれば，専門科への相談を考慮する．

② 創縁がぼろぼろの裂創，大きなフラップ，組織欠損

　ぼろぼろになった創縁は，9章で述べたようにトリミングすることがある．もし，創縁の凸凹や離開が広くなく，裂創が皮膚割線に平行で，かつ十分な余剰組織がある場合，完全な切除も選択肢の1つである．皮膚割線に垂直な裂創は，余剰組織が少なく，大きく切除することができない．また，切除を考慮する際，組織は原則として温存すべきということを心に留めてお

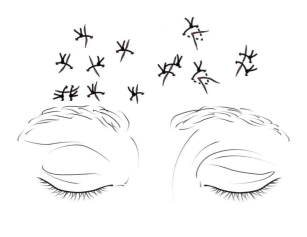

図12-4 フロントガラス外傷によって生じた小さい擦過傷や裂創は，単結節縫合や角縫合で閉創される．

かなければいけない．切除してよいかどうか悩んだときは，生着可能そうなものは保存を試みるか専門家に相談すべきである．

　頭皮付近の大きな部分剥離層は，処置後にうっ血とリンパ浮腫でフラップ部分がひどく腫れることがあり，これをトラップドア現象と呼ぶ．基部が上にあるU字型のフラップで起こりやすい．このような裂創は，専門家に対応してもらうのが望ましい．

4) アフターケア

　顔面裂創は通常，被覆材を必要としない．石鹸水で湿らせた綿棒で創部を軽くきれいにした後，抗菌薬軟膏を毎日塗布することで，創部が保護され，痂皮が減り抜糸しやすくなる．顔面縫合は，瘢痕形成を防ぐために3～5日で抜糸する．大きな裂創（2 cm以上）は抜糸後1週間，創傷用テープで補強する．

3　眉毛と眼瞼

　眼と眼周囲組織は，比較的軽症な外傷であっても重篤な損傷を受けやすい．図12-5で縫合前に損傷の有無を確認すべき，解剖学的に重要な部位を示している．ここに記載されているような部位が損傷されているようであれば，迅速に専門家に相談することが推奨される．

　下眼瞼内側部の裂創では，涙管（涙小管と鼻涙管）や内眼角の内側眼瞼靱帯を損傷している可能性がある．頬に多く涙が流れてくるようであれば，涙管損傷の可能性を示唆する．内側眼瞼靱帯が損傷していれば，眼瞼が側方にずれ，斜視のような見た目になる．

　上眼瞼挙筋は，開眼時に眼瞼を正常な位置に維持する働きがある．この筋が損傷すれば，外傷性の眼瞼下垂が生じる．上眼瞼の裂創から眼窩脂肪が露出しているとき，この筋の損傷を疑

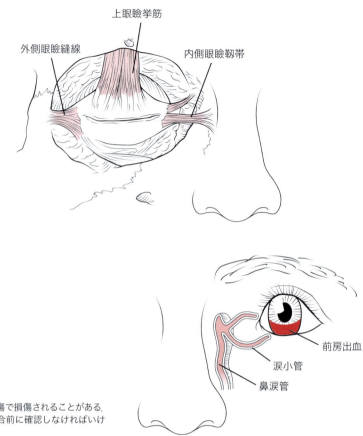

図 12-5 重要な解剖学的構造が眼外傷で損傷されることがある．これらの構造に問題がないか，裂創の縫合前に確認しなければいけない（本文参照）．

う．眼窩脂肪の露出は，眼窩隔膜が損傷されたことを示す．上眼瞼挙筋は眼窩隔膜からはじまっており，眼窩隔膜損傷は筋損傷を示唆する．

　前房出血，角膜損傷，眼窩吹き抜け骨折，異物を除外するために，外眼筋の機能，対光反射，角膜染色を含む眼の丁寧な診察が必要不可欠である．これらの損傷のなかで，前房出血が最も重篤である．前房出血は眼への直接打撃で生じ，直立姿勢をとったときや座ったときに血液が重力で下へ溜まり，眼の前房に血液の層ができることでわかる．臥位の患者では，血液の層が虹彩を超えて前房全体に広がり，患側の虹彩が健側の虹彩と異なった色になる．また，患者は視力低下を訴える．

1）閉創の準備

　27Gか30Gの細い針を使って，眼瞼に直接局所麻酔薬を注射することが望ましい．アドレナリン添加のものである必要はない．眉毛の周辺の場合，同じ麻酔方法が使えるが，こちらはアドレナリン添加の局所麻酔薬が出血のコントロールに役立つ．洗浄液が眼に入り角膜を刺激してしまわないよう，特に注意する．10：1に生理食塩水で薄めたポビドンヨード溶液（スクラブ液でないもの）や非イオン性界面活性剤〔商品名：Shur-Clens（訳注：日本未発売）〕が洗浄液として選択される[20]．液がこぼれたときのために，閉眼した眼瞼縁上に4×4インチ（訳

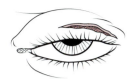 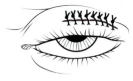

図12-6　上眼瞼の瞼縁にかからない裂創は，たいてい水平であり，単純な皮膚縫合で閉創できる．

注：約10 cm四方）の折りたたんだ外科用滅菌ガーゼを置いておく．睫毛や眉毛は元どおり生えるとは限らないため，決して剃ってはいけない．

2) 瞼縁にかからない眼瞼裂創の閉鎖

　瞼縁にかからない裂創は，一般に水平で，たいていは上眼瞼に起こる．単純な裂創で表層のものであれば，6-0非吸収糸を用いた皮膚縫合で閉鎖できる（図12-6）．被覆材は必要ない．これらの裂創は，時間とともに瘢痕がわからなくなるくらいきれいに治る．

　最近まで，顔面の閉創には非吸収糸のみが推奨されていた．しかし，顔面と眼瞼裂創を早期に吸収されるポリグラクチン910（バイクリルラピッド）で閉創する医師もいる[21]．この利点は，抜糸のために再度受診する必要がないことである．バイクリルラピッドは7〜10日以内に自然に吸収される．7-0バイクリルラピッドを用いた眼瞼周囲の裂創の研究では，非吸収糸（ナイロン）を用いたものと治療成績が変わりないことが示された[22]．むしろ，バイクリルラピッド群の方では2カ月後の縫合痕がみられなかった．

3) 瞼縁にかかる眼瞼裂創の閉鎖

　瞼縁にかかる裂創は，適切な位置で閉鎖するのにきわめて精密な縫合を必要とする．もし不適切に縫合すると，異常な外反や内反が合併症として生じてしまう．瞼縁にかかる外傷の処置は，おそらく専門家へ相談したほうが望ましい（図12-7）．

4) 眉毛裂創の閉創

　単純で，合併症のない眉毛裂創は，5-0非吸収糸で閉創できる．上述の通り，眉毛は決して剃ったり，切ってはいけない．時折，1本か2本の深部縫合が浅筋膜を寄せるために必要になる．変形を防ぐために，眉毛辺縁のラインを適切に合わせることが重要である．閉創をはじめる際は，まず最初に眉毛の上下の辺縁のラインを縫合し，必要に応じて深部縫合を行う．

　裂創の辺縁がぼろぼろで，失活しているようであれば，注意深く切除することがある．原則として，毛幹に平行にデブリードマンすべきである（図12-8）．こうすれば，見た目の悪い瘢痕になるのを防げる．

5) アフターケア

　眼瞼や眉毛の裂創に被覆材は必要ない．毎日，創部をきれいにし，抗菌薬軟膏を塗布する．小児と成人どちらも，3〜5日後に抜糸する．

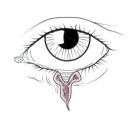
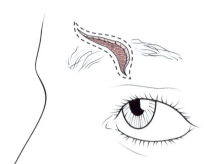
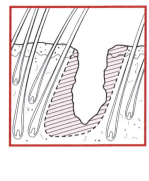

図12-7 瞼縁にかかる裂創は専門家に処置を依頼するのが望ましい．

図12-8 ほとんどの眉毛部分の裂創は，デブリードマンなしで閉創できる．しかし，もしぼろぼろになった組織や失活した組織を除去する必要がある場合は，毛幹に平行に切除することで，見た目の悪い瘢痕になるのを防げる．

4 頬・頬骨部

　頬には，耳下腺と顔面神経という2つの主要な構造がある．これらは鋭的裂創で損傷されやすい（図12-9）．皮下約1.5 cmの深さにある耳下腺が損傷されると，創部から唾液が漏れる．また，口腔内の視診で，耳下腺管の開口部（上の第2臼歯付近の頬粘膜に存在する）から血性の液体が排出されるのをしばしば認める．

　顔面神経については，5本の神経枝がすべて無傷であることを確認することが必要である．側頭枝は，患者に眉毛を上げて前額部にしわを寄せてもらうことで確認する．頬骨枝は，開閉眼するように患者に指示することで確認する．匂いを嗅ぐときのように鼻翼を膨らませる動作でも確認できる．頬筋枝と下顎枝は，笑顔やしかめっ面をするように唇を動かしてもらう．最後に，頸枝は広頸筋を支配しており，首をすくめるように指示することで確認できる．

1) 閉創の準備

　頬は6章，7章で述べたような標準的な方法で，麻酔し洗浄する．眼に洗浄液がこぼれないように注意する．

2) 単純頬部裂創の閉創

　6-0非吸収糸を使った標準的な皮膚縫合で，ほとんどの裂創が閉創できる．単純な裂創は，吸収糸で閉創することもできる．この場合，縫合糸は通常7日以内になくなる．もし残っていれば，縫合痕が残らないように軽く糸をこすり落とすよう患者に指導する．線状で緊張が弱い裂創では，皮膚用接着剤も選択肢となる．多くの人は，頬や顔面に生来のしわがある．これらは口唇の赤唇縁と同じくらい美容的に重要であり，縫合に特別な注意を要する．閉創を進める前に，最初の皮膚縫合を，しわのラインに合わせて行う．

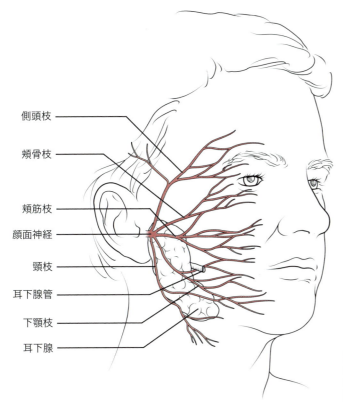

側頭枝
頬骨枝
頬筋枝
顔面神経
頸枝
耳下腺管
下顎枝
耳下腺

図12-9 耳下腺と顔面神経は，頬・頬骨部にある．耳より前の裂創は，さまざまな顔面神経の枝，耳下腺，耳下腺管に損傷がないか注意深く確認しなければいけない．

3) 深部もしくは貫通性裂創

　頬の軟部組織に深く入り込む，もしくは口腔内へ貫通する複雑な裂創は，先ほど述べたように耳下腺や顔面神経損傷のリスクである．耳下腺や顔面神経に損傷がなければ，縫合を進める．もし損傷が疑われるようであれば，専門家へのコンサルトが必要となる．貫通創の口腔内側の創は，3～5 cm未満であれば開放したままにする．大きな粘膜裂創は，5-0クロミックカットグットで閉創する．外側の創は洗浄し，6-0非吸収糸で縫合する．

4) アフターケア

　頬部では，被覆材は通常不要である．毎日きれいにし，抗菌薬軟膏を塗布することで，成人も小児も3～5日で抜糸できるようになる．

5　鼻

　鼻は，骨と軟骨から構成される．鼻への直接的な打撃により，血腫や遅発性膿瘍を生じ，鼻中隔を含む鼻構造を圧迫・損傷することがある[23]（図12-10）．血腫をドレナージしないと，鼻中隔の圧迫性壊死により構造破壊を生じる．鼻の裂創は，よくある外傷で，骨折を合併することがある．X線では骨折がわからない場合があり，触診の方が骨傷や転位に対して感度が高い．
　鼻の皮膚は余剰がほとんどなく，固定されている．また縫合の際に容易に裂ける．そのため，

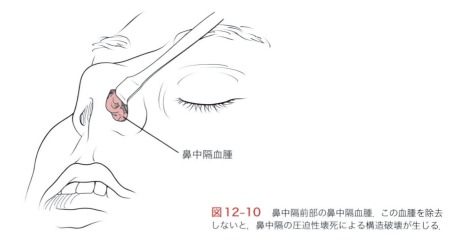

図12-10　鼻中隔前部の鼻中隔血腫．この血腫を除去しないと，鼻中隔の圧迫性壊死による構造破壊が生じる．

細心の注意を払って処置を行わなければいけない．デブリードマンは，顔面の専門医へのコンサルテーションができる状況に限り考慮すべきである．

1）閉創の準備

まず，先ほど述べたような損傷がないか鼻を診察する．鼻中隔血腫は，鼻中隔前部（キーゼルバッハ部位）に，青く膨らんだ血腫として観察される．うまく診察するには，鼻鏡と強い光源が必要である．ペンライトと耳鏡では，不十分かもしれない．

鼻の麻酔は，27Gか30Gの針とアドレナリン添加なしの麻酔薬を用いて，直接浸潤麻酔で行うのがよい．鼻ブロックは実施が難しく，一般的にはより大きい修復の場合に限られる．鼻の洗浄は，ポビドンヨード溶液と生理食塩水を用いる．

2）皮膚裂創

ほとんどの皮膚裂創は，6-0非吸収糸で皮膚縫合できる．鼻の皮膚は内反しやすいため，縫合のバイトを小さくする．また，皮膚は容易に裂けるため，過度な緊張がかからないように，十分注意しなければいけない．緊張がかかるようであれば，6-0もしくは5-0吸収糸で1，2針の深部縫合をし，皮膚縫合をサポートする．複雑で不整な創は，注意深く対応しなければいけない．鼻の皮膚はほとんど余剰がないため，デブリードマンは最小限にする．最もよい対応は，小さな断片やフラップを皮膚縫合するか，専門家に相談することである．

3）外鼻孔と軟骨の裂創

外鼻孔裂創には，皮膚と軟骨，粘膜を含む．外鼻孔縁を整えることは，「切れ込み」のような見た目になるのを防ぐためにきわめて重要である．皮膚は6-0非吸収糸で閉創し，粘膜は5-0もしくは6-0吸収糸で閉創する．軟骨は，覆っている皮膚と粘膜を閉創することで十分治癒するため，縫合の必要はない．軟骨が露出すると慢性的な軟骨炎になってしまう可能性があり，軟骨を完全に覆うことは必須である．皮膚や軟骨の剥離や切断損傷は，専門家に対応してもらう．

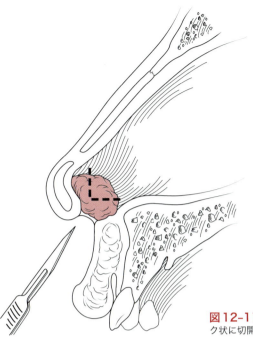

図12-11　鼻中隔血腫のドレナージ法．No.11のメスで，ホッケースティック状に切開する．ドレナージ後，ワセリンをしみ込ませたガーゼを詰める．

4) 鼻中隔血腫

　鼻中隔血腫は，ホッケースティック型もしくは三日月型の切開でドレナージする（図12-11）．切開は常に血腫の最も貯まっている部分に対して行う．再度血腫ができるのを防ぐため，鼻前部にワセリン軟膏をしみ込ませたガーゼを詰め，24～48時間以内に専門家にフォローアップしてもらう．ガーゼを詰めるときは，副鼻腔感染予防のために，しばしば抗菌薬が推奨される．アモキシシリンとST合剤〔商品名：Bactrim（訳注：日本ではバクタなど）〕が適している．

5) 骨を含んだ裂創

　転位のない鼻骨骨折を伴う単純裂創は，先ほど述べた方法で閉創できる．転位のある骨折を伴うものや，骨片から粘膜損傷をきたしたもの，軟骨を含んだ大規模なものなどの複雑な裂創は，専門家が対応することが望ましい．鼻損傷において，稀だが重篤な合併症として髄液漏がある．髄液漏では，鼻から透明な液体や薄い血液が垂れ落ちてくる．この液体を濾紙に垂らすと，中央の血性の点の周囲に，髄液の透明な輪ができる（訳注：ダブルリングサインと呼ぶ）．

6) アフターケア

　鼻の裂創では，被覆材は使っても使わなくてもどちらでもよい．多くの場合単純な絆創膏で十分である．小児でも成人でも，皮膚縫合は3～5日で抜糸となる．鼻の裂創での抗菌薬の価値は不明瞭である．顔は血流が豊富なので創部感染しにくい．抗菌薬を使うかどうかは，それぞれの状況による．骨折を伴う外傷は専門家に紹介するべきである．受傷部位が腫脹していて，解剖が不明瞭であれば，受傷後3～5日後の紹介を予定する[24]．腫脹が引き，変形や解剖が明らかになってから，美容面のために，骨折した鼻骨のより正確な修復が行われることがある．

6 耳

耳は，しっかりと付着した皮膚に覆われた軟骨でできており，ほとんど浅筋膜（皮下組織）がない．耳への直接打撃が加わると，対耳輪と呼ばれる軟骨の折れ曲がった部分に血腫（軟骨膜血腫）を形成することがあり，血腫によって皮膚と軟骨の間に圧がかかり軟骨が破壊される（図12-12）．最終的には，よく知られる「カリフラワー耳」（訳注：餃子耳ともいう）になる．開放創の修復の最も重要な目的は，露出した軟骨を覆うことである．それがうまくいかないと，軟骨炎や軟骨破壊につながる．

1) 修復の準備

外耳に血腫形成や軟骨損傷がないか診察することに加え，内耳と鼓膜も診察する．耳への鈍的外傷は，鼓膜穿孔を起こす．耳の裂創に合併する最も重要な損傷は頭蓋底骨折であり，鼓室内血腫やバトルサイン（乳様突起付近の出血斑）で診断できる．

小さく単純な裂創は，アドレナリン添加なしの局所麻酔薬と27Gもしくは30Gの針を用いて直接浸潤麻酔を行う．針は，注意深く皮膚と軟骨の間に穿刺し，創縁が歪まないように少量のみ麻酔薬を注入する．大きく，複雑な裂創では，6章で述べたように耳介神経ブロックを用いる．洗浄はポビドンヨード溶液で行う．耳は複雑な形態をしているため，綿棒を用いると，凹部の洗浄や乾いた血液を除去する際に役立つ．

2) 単純な裂創

軟骨を含まない耳輪や耳垂の単純な裂創は，6-0非吸収糸による結節縫合で閉創できる（図12-13）．創縁の内反を防ぐために，縫合のバイトを小さく（1〜2mm程度）にする．もしデブリードマンが必要であれば，軟骨を露出しないように最小限にすべきである．縫合後4〜5日で抜糸する．

3) 軟骨を含んだ裂創

軟骨を貫通したり，剪断している裂創では，軟骨を覆っている皮膚を慎重に縫合する．皮膚が十分に付着していて支持性があれば，引き裂かれた軟骨を縫合する必要はない．また，軟骨は容易に裂けてしまうため縫合しにくい．鋭く貫通した裂創は，裂創の前面と後面を縫合する．軟骨は縫合しなくても整う．耳輪の縁の皮膚が外反しているか確認し，瘢痕収縮で割れ目にならないようにする．

軟骨を含む不整な創の処置では，① デブリードマンは最小にしなければいけない，② 軟骨を露出したままにしてはいけない，という2つの原則を考慮する．軟骨が露出し，皮膚に過度の緊張をかけなければ軟骨を覆えないのであれば，皮膚と軟骨の辺縁が一致するように露出した軟骨をデブリードマンすることもある．5mm程度であれば，変形させずデブリードマンできる．軟骨は縫合しない（図12-14）．複雑な軟骨損傷は，専門家に相談する必要がある．

168　ERでの創処置　縫合・治療のスタンダード　原著第4版

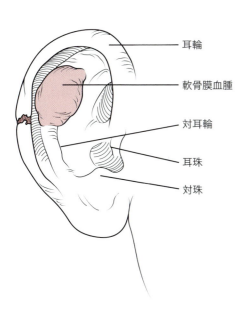

図12-12 外耳の解剖．軟骨膜血腫は耳への鈍的外傷によって生じ，裂創に合併する．

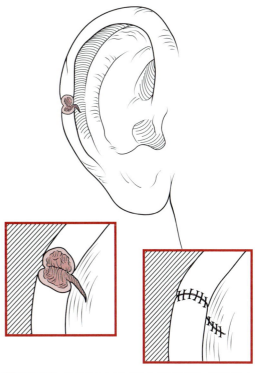

図12-13 軟骨を含まない耳の単純な裂創は，結節縫合もしくは連続皮膚縫合で閉創する．

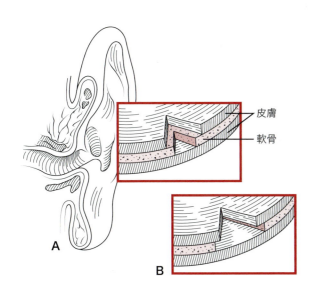

図12-14 A，皮膚創縁より軟骨が露出する場合は，軟骨を組織剪刀を使って切りとり，前面と後面を皮膚で完全に覆えるようにする．B，皮膚は単純皮膚縫合で閉創する．軟骨は縫合しない．
文献25より引用．

4) 軟骨膜血腫

　軟骨膜血腫がある場合，十分にドレナージしなければいけない．血腫ドレナージまでに72時間を超えると，カリフラワー耳のリスクが増加する[26]．血腫を小切開し，軟骨膜と軟骨の間のスペースから血腫を除去する．小さいゴム製ドレーンを留置することもある．ドレナージ後，

乳様突起部を被覆する方法で被覆する（20章参照）．24時間以内に包帯を外し，血腫の再蓄積がないか確認する．通常，耳の複雑な裂創や血腫は，専門家の指示下で治療するのが望ましい．

5) アフターケア

耳は被覆するのが難しいので，被覆材は使わないことが多い．毎日軽く洗浄し，抗菌薬軟膏を塗布することが推奨される．帰宅後に軟骨膜血腫が再蓄積してくる可能性を疑う場合，上で記載したように乳様突起部を被覆する方法（20章参照）が推奨される．成人では4〜5日，小児では3〜5日で抜糸できる．軟骨の損傷がある場合や，軟骨膜血腫をドレナージしたときには，予防的抗菌薬投与が推奨される．選択肢として，ジクロキサシリン，第一世代セファロスポリン，アモキシシリン/クラブラン酸がある．ペニシリンアレルギー患者では，エリスロマイシンやクリンダマイシンを使用する．単純で，軟骨を含まない外傷は，抗菌薬を必要としない．

7　口唇

口唇の裂創は，慎重に適切に縫合しないと，醜い見た目になる．赤唇縁やそのふちの白いラインのずれは，ほんの1mmであっても一目で気づかれる．一次治癒が終わってしまうと，もはや容易に修正することはできない．その他の重要な解剖学的構造は，粘膜境界（口唇の口腔内と口腔外の境界部分）と，その下にある口輪筋である．これらは構造的にも美容的にも重要で，慎重かつ正確な処置が必要である．垂直方向の貫通損傷によって，これら3つすべてが損傷することも多い．

1) 閉創の準備

口は細菌が多く，創処置中も清潔とはいえないが，肉眼で見えるようなゴミや汚れを除去するため洗浄する．歯が欠けている場合，創内に歯の破片がないか注意深く探す．歯の破片が創内に残っていると，ひどい炎症や感染が起こり，創傷治癒に悪影響を及ぼす．破片がどこへ行ったかわからないときは，破片を探すために顔側面のX線軟部組織画像を撮影する．

口唇の麻酔は，上口唇には眼窩下神経ブロックを，下口唇にはオトガイ神経ブロックを行うことが望ましい（6章参照）．裂創への直接浸潤麻酔を行うと，口唇の極端なゆがみを生じ，創縁を合わせるのが難しくなってしまう．

2) 単純裂創

ほとんどの口唇裂創は，大きな修正術やデブリードマンの必要はない．閉創のポイントは，先ほど記載したように，元の解剖構造どおりの適切な位置に戻すことである．赤唇縁を含む浅い裂創であれば，最初に赤唇縁を1針縫合し，慎重に合わせる（図12-15）．赤唇縁のラインがきちんと整えば，創部の残りを6-0非吸収糸で閉創する．粘膜境界が損傷されている場合も，同じように慎重に位置を整える．裂創が粘膜境界を越えて口腔内に至っている場合，クロミッ

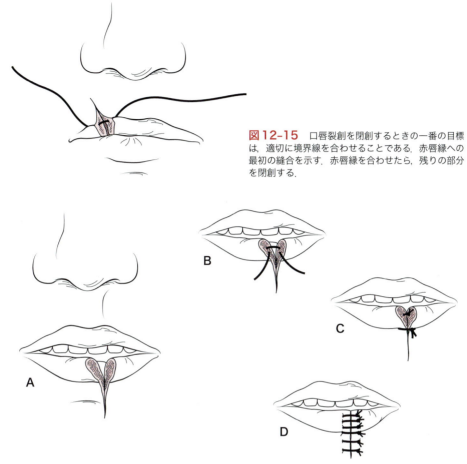

図12-15　口唇裂創を閉創するときの一番の目標は，適切に境界線を合わせることである．赤唇縁への最初の縫合を示す．赤唇縁を合わせたら，残りの部分を閉創する．

図12-16　A，口輪筋を含む貫通性の口唇裂創．B，ポリグリコール酸（PGA）などの吸収糸を用いて口輪筋を閉創する．C，口輪筋を縫合したら，赤唇縁を合わせる．D，残りの部分を，ナイロン糸で単純皮膚縫合する．

クカットグットなどの5-0吸収糸でその部分を閉創する．ポリグラクチン910（商品名：バイクリル）も同様で，緩まず急速に吸収されるため推奨される．

3）複雑な裂創，貫通創

　顔のほかの部位と異なり，口唇は修正術を加える場合がある．失活した組織の比較的大きな部分（上口唇もしくは下口唇の25％）を，重篤な変形を起こさない範囲で，V字型に切除する．ただし，鼻の下の上口唇や，人中，口角は除く．患者が見た目への影響をとても心配している場合，美容面の問題についての判断はかなり難しい．そのような患者の見た目に影響しそうな創傷は，専門家に相談した方がよいだろう．

　垂直性の貫通性裂創の修復について図12-16で示した．修復は，赤唇縁の閉創からはじめる．次に，口輪筋を慎重にポリグリコール酸（PGA）などの5-0吸収糸で深部縫合する．しっかりと留めるため，筋を覆っている繊維ごと深部縫合すべきである．残った部分は，6-0非吸収糸で皮膚と露出した口唇を縫合する．粘膜境界の内側にある口腔部分には，5-0吸収糸を用いる．

4) アフターケア

口唇に被覆材は使わない．患者には，縫合部に過剰な圧がかからないように指導する．また，食物残渣が縫合部に入るのを防ぐため，毎食後口をすすぐように患者に伝える．口腔外の縫合は，成人では4〜5日，小児では3〜5日で抜糸し，縫合痕の形成を防ぐ．口腔内裂創の対照研究で，経口ペニシリンVカリウムを1日4回5日間投与すると，感染に対して予防効果があることが示されている[27]．ペニシリンアレルギー患者にはエリスロマイシンやクリンダマイシンを代用として考慮してもよい．

8 口腔

口腔内には頬粘膜，歯肉，歯，唾液腺と唾液腺管，舌，下顎骨，上顎骨の歯槽突起などさまざまな構造があり，それぞれに特別な対応が必要である．また，口腔損傷は気道閉塞を起こす危険性がある．

1) 修復の準備

気道関連以外で口腔評価において最も重要なことは，唾液腺，骨，歯に問題がないか確認することである．それには視診と触診が必須である．歯は特に厄介で，欠損がある場合は破片がどこにいったのか確認しなければいけない．破片は容易に粘膜内や口唇の深部組織に入り込み，閉創前に除去しないと炎症や感染を引き起こす．歯や歯の破片がどこにいったかわからないときは，X線軟部組織画像の撮影を行うべきである．

2) 頬粘膜と歯肉裂創

頬粘膜や歯肉の裂創は，創縁が広く離れており，フラップを形成していなければ，基本的に縫合しなくても治癒する．創縁が2〜3 cm以上離れている場合は，1〜3針の縫合が必要である．歯の間に入り込むフラップは，切除するか閉創する．縫合する場合，5-0クロミックカットグットなどの吸収糸が使われる．口腔内はほかの部位より明らかに治癒が早く，大きな裂創でさえ，ほとんどは縫合なしで閉じる．処置後，柔らかいものを食べることと，食後軽く口をすすぐことを患者に指導する．

時折，歯肉への損傷時にフラップが生じる．歯肉は支持組織が薄く弱いため，フラップは簡単に縫合できない．図12-17に，歯の周囲での縫合・固定の方法を示す．4-0か5-0クロミックカットグットなどの吸収糸を用いる．

3) 舌裂創

舌裂創の修復は難しい．1.5 cm以下の小さい裂創で，舌を伸ばしても傷が広く開かなければ自然に治癒する．傷が広く開く場合や，活動性に出血している場合，フラップ状になっている場合，筋を含んでいる場合はたいてい縫合が必要である．これらの創処置の成功の秘訣は，患者からの信頼を得ておくことである．怖がっている子どもから信頼を得ることは難しいので，

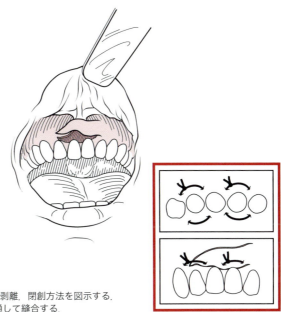

図12-17 歯肉・粘膜組織の剥離，閉創方法を図示する．歯の周囲と剥離したフラップを通して縫合する．

鎮静や麻酔を行える手術環境が望ましい．助手がいれば，乾いたガーゼで舌を押さえ，前もって麻酔した部分にタオルクランプを置くなどしてもらう．助手や術者がけがをしないように，バイトブロックを準備する．創部は，アドレナリン添加なしの局所麻酔薬を用いて直接浸潤麻酔を行う．舌は急速に治癒し，吸収糸（4-0クロミックカットグット，PGAもしくはバイクリル）で閉創する．縫合は，粘膜と筋を含むように，バイトを大きくかける．

4) アフターケア

処置後，最初の2，3日は，柔らかい食事と水分が推奨される．食後，口腔内をすすぐことも大切である．

5) 歯科外傷

口腔への外傷によって，歯がぐらつくことがある．歯を指で軽くゆらしてもぐらつきがわずか（＜2 mm）であれば，通常何もしなくても治癒する．歯槽骨骨折に合併した亜脱臼や明らかなぐらつきがあれば，歯の安定化のために処置を必要とする．

無傷の歯が抜けることもある．これらの歯は解剖学的に損傷がなければ歯槽に戻せるが，生着する可能性は時間とともに（分単位で）低下していく．できれば，救急外来に到着したらすぐに抜けた歯を歯槽に戻すべきである[28]．歯槽に細かいゴミがあるようであれば，優しく除去する．激しい接触は避けるべきである．歯は歯根ではなく歯冠を持つ．歯周靱帯の損傷を避けるために，歯を洗浄しないようにする．靱帯細胞には生理食塩水でさえ有害かもしれない．

歯が簡単に再挿入できない場合，歯科か口腔外科にコンサルトできるまで，① 患者の口の頬粘膜と歯肉の間，② ハンクス平衡塩溶液，③ 牛乳の3つの方法で保存できる[29]．生理食塩水は避けるべきである．歯槽外で30分経過すると，歯が生着する可能性は急速に低下する．たとえ

歯周靱帯が残り歯が再生着しても，神経血管性の後遺症のため，後で歯根管の治療が必要になる．

9 会陰部

会陰部損傷（陰茎，陰嚢，膣口）は，重要な構造を含み特別な注意を要する．診察する際は，尿道，海綿体，精巣，直腸を評価しなければいけない．尿道出血，排尿障害があれば尿道損傷を疑う．陰茎は，薄い皮膚で覆われており，陰茎の裂創は，しばしば海綿体の損傷を合併する．精巣は，白膜と呼ばれる被膜様の繊維で覆われている．海綿体や白膜の断裂は，専門家による修復を必要とする．陰唇の裂創は単純であることが多いが，まれに尿道や直腸の損傷を合併していることがある．

1) 閉創の準備

会陰部の創傷は，ほかの部位と同様，洗浄液と生理食塩水で洗浄する．単純な裂創は，リドカインかブピバカインで直接麻酔する．虚血や終動脈の収縮の危険性があるため，陰茎を局所麻酔する際は，アドレナリン含有の麻酔薬を使用してはいけない．

2) 陰茎と陰嚢の裂創

陰茎の皮膚はとても薄いため，非吸収糸（5-0ナイロンなど）を用いて単層で縫合する．陰嚢の皮膚の縫合は，10日以内に脱落するように，クロミックカットグットで行う．クロミックカットグットが使えない場合，ほかの吸収糸で代替できるが，脱落までに時間がかかると考えられる．どちらにしても，治癒が早く皺の多い皮膚の抜糸は難しいため，抜糸の不要な吸収糸を用いるべきである．

3) 外陰部の裂創

陰唇の裂創は，深部の筋肉も巻き込むことがある．この場合，筋肉をしっかりと寄せるために，2層で閉創しなければいけない．大陰唇上の皮膚は，非吸収糸，例えばナイロンやポリプロピレンで閉創できる．小陰唇は粘膜で覆われており，吸収糸で閉創する．膣口の単純な裂創は，大きくなければ，自然治癒する．大きな，もしくは複雑な創傷は，専門家に紹介することが望ましい．

4) アフターケア

会陰部を被覆材で覆うのは難しい．男性ではスポーツ用サポーターでガーゼを固定する，女性では生理用ナプキンを使う，といった方法もある．会陰部の衛生は重要であり，毎日優しく石鹸と水できれいにするのがよい．入浴後や被覆前に抗菌薬軟膏〔商品名：Neosporin（訳注：日本未発売）〕を塗布することが推奨される．陰茎の場合，抜糸は成人であれば7～10日，小児であれば6～8日で行う．

174　ERでの創処置　縫合・治療のスタンダード　原著第4版

10 膝

膝の裂創は，重要な構造物が損傷していないか慎重な確認が大切である．縫合前に，腓骨神経や，膝蓋腱，内側・外側側副靱帯，膝蓋骨すべての機能に問題がないか，損傷がないかを確認しなければいけない．関節腔は特に重要である．裂創が関節腔内にまで貫通している可能性があるときは，メチレンブルーを数滴滴下した生理食塩水50 mLを，清潔操作で，裂創から遠い位置より関節穿刺の手技で関節内へ注入する．もし関節包が破れていれば，染料液が裂創から漏出する．より微妙な外傷では，フルオレセイン染色と紫外線検知ランプを用いる．

膝の裂創は，砂や地面の汚れが混入していることも多い．時間がかかったとしても，閉創前の念入りな洗浄やデブリードマンが必要である．合併症のない非貫通性の裂創は，局所麻酔後，ナイロン糸で閉創する．時折，吸収糸を用いた深部縫合が必要な場合もある．

● アフターケア

膝の裂創の治癒には，数日間の固定と挙上が重要である．創部が膝の伸側にあったり，創部が大きければ，少なくとも48〜72時間松葉杖を使用させる．膝の屈曲は，ぶ厚い被覆材を用いて抑制する．成人では10〜14日，小児では8〜10日で抜糸する．

11 下腿

下腿裂創に関して最も困ることは，創縁にかかる緊張である．もともと，脛骨を覆っている皮膚はほかの部位に比べて緊張が強い．図12-18では，創縁の緊張をなるべく弱くする方法を示している．4-0ナイロン糸で，円盤状の綿球を通して縫合する．この方法を使えば，創縁の緊張を均等に分散し，縫合部が裂けるのを防ぐことができる．この綿球を用いた方法は，特に高齢者や皮膚が薄い場合に役立つ．皮下剥離や深部縫合によっても緊張を和らげることができる．

高齢者のすねの剥離創やフラップ状の裂創は，創傷用テープで閉鎖してもよい[30]（11章参照）．テープを使えば，縫合やステープラーのように皮膚が裂けることはない．テープは自然に剥がれ落ちるまでそのままにしておくことで，治癒途中に創離開するのを予防できる．

● アフターケア

下腿の裂創・創傷を挙上しておくことは重要である．dependent edema（重力による下腿浮腫）が起こらないよう注意すべきである．成人であれば8〜12日，小児であれば6〜10日で抜糸する．

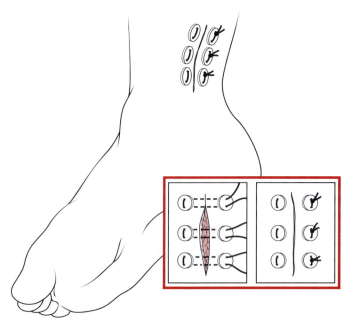

図12-18 下腿（すね）の創縁には強い緊張がかかっているため，3-0もしくは4-0ナイロン糸で縫合する際に，円盤状の綿球を使うとよい．
文献25より引用．

12 足

　足は解剖学的に複雑で，構造は手と似ている．手と同様に，屈筋腱に達する完全裂創は修復する必要がある（13章参照）．伸筋腱損傷は，皮膚を一次的に閉創し，シーネを当てる．これらの状況では，専門家へのコンサルトが推奨される．足底の麻酔は，後脛骨神経ブロックや腓腹神経ブロックが望ましい（6章参照）．追加の局所浸潤麻酔が必要になる場合もある．表面背側の裂創は，4-0か5-0ナイロン糸で閉創する．足底や踵の裂創は，3-0ナイロン糸で閉創できる．足趾間のweb部分（水かき部分）の裂創は手と同様に処置する．これらの部分はあまり重要な構造物が中にないので，皮膚の修復だけで十分である．

● アフターケア

　下腿創傷と同様，治療には挙上が重要である．足底の創傷には特に松葉杖を利用すべきである．成人であれば10〜12日，小児であれば8〜10日で抜糸する．

文 献

1) Hamilton JR, et al：Fatal hemorrhage from simple lacerations of the scalp. Forensic Sci Med Pathol, 1：267-271, 2005
2) Fullarton GM, et al：An evaluation of open scalp wounds. Arch Emerg Med, 4：11-16, 1987
3) Stiell IG, et al：Comparison of the Canadian CT Head Rule and the New Orleans Criteria in patients with minor head injury. JAMA, 294：1511-1518, 2005
4) Pecora DV, et al：Location of cutaneous microorganisms. Surgery, 64：1114-1118, 1968

5）Howell JM & Morgan JA：Scalp laceration repair without prior hair removal. Am J Emerg Med, 6：7–10, 1988

6）Edlich R：Special considerations in wound management. Am J Emerg Med, 19：1089, 1990

7）Cruse PJ & Foord R：A five–year prospective study of 23,649 surgical wounds. Arch Surg, 107：206–210, 1973

8）Seropian R & Reynolds BM：Wound infections after preoperative depilatory versus razor preparation. Am J Surg, 121：251–254, 1971

9）Achneck HE, et al：A comprehensive review of topical hemostatic agents：efficacy and recommendations for use. Ann Surg, 251：217–228, 2010

10）Tandon SC, et al：Irradiated polyglactin 910：a new synthetic absorbable suture. J R Coll Surg Edinb, 40：185-187, 1995

11）Missori P, et al：Closure of skin or scalp with absorbable sutures. Plast Reconstr Surg, 112：924–925, 2003

12）Aderriotis D & Sàndor GK：Outcomes of irradiated polyglactin 910 Vicryl Rapide fast–absorbing suture in oral and scalp wounds. J Can Dent Assoc, 65：345–347, 1999

13）George TK & Simpson DC：Skin wound closure with staples in the Accident and Emergency Department. J R Coll Surg Edinb, 30：54–56, 1985

14）Roth JH & Windle BH：Staple versus suture closure of skin incisions in a pig model. Can J Surg, 31：19-20, 1988

15）Khan AN, et al：Cosmetic outcome of scalp wound closure with staples in the pediatric emergency department：a prospective, randomized trial. Pediatr Emerg Care, 18：171–173, 2002

16）Orlinsky M, et al：Cost analysis of stapling versus suturing for skin closure. Am J Emerg Med, 13：77–81, 1995

17）Aoki N, et al：Hair–braiding closure for superficial wounds. Surg Neurol, 46：150–151, 1996

18）Duschoff IM：About face. Emerg Med, 25–77, 1974

19）Parell GJ & Becker GD：Comparison of absorbable with nonabsorbable sutures in closure of facial skin wounds. Arch Facial Plast Surg, 5：488–490, 2003

20）Edlich RF, et al：Principles of emergency wound management. Ann Emerg Med, 17：1284–1302, 1988

21）Luck RP, et al：Cosmetic outcomes of absorbable versus nonabsorbable sutures in pediatric facial lacerations. Pediatr Emerg Care, 24：137–142, 2008

22）Talbot AW, et al：Use of 7/0 Vicryl（coated polyglactin 910）and 7/0 Vicryl–rapide（irradiated polyglactin 910）in skin closure in ophthalmic plastic surgery. Orbit, 21：1–8, 2002

23）Dubach P, et al：Late–onset posttraumatic septal hematoma and abscess formation in a six–year–old Tamil girl—case report and literature review. Rhinology, 46：342–344, 2008

24）Rohrich RJ & Adams WP Jr：Nasal fracture management：minimizing secondary nasal deformities. Plast Reconstr Surg, 106：266–273, 2000

25）「Emergency wound care：principles and practice」（Zukin D & Simon R）, Aspen Publishers, 1987

26）Butt WE：Auricular haematoma—treatment options. Aust N Z J Surg, 57：391–392, 1987

27）Steele MT, et al：Prophylactic penicillin for intraoral wounds. Ann Emerg Med, 18：847–852, 1989

28）Bringhurst C, et al：Oral trauma in the emergency department. Am J Emerg Med, 11：486–490, 1993

29）Trope M：Clinical management of the avulsed tooth. Dent Clin North Am, 39：93–112, 1995

30）King MT：Flap wounds of the shin. Injury, 12：354–359, 1981

The Hand

13章 手の創処置

実践ポイント

- 痛みによる失神を防ぐため，手を怪我した患者の処置は仰臥位で行う
- 腫脹に伴う二次性の虚血などを防ぐため，受傷した手にある装飾品はすべて取り外す
- 手の創傷に対する"Golden period"は受傷から6〜8時間である．この時間を過ぎると，感染のリスクが上昇する
- 神経損傷に伴う感覚障害を評価する標準的な方法に二点識別覚検査があるが，検査結果が正常であっても患者が感覚低下を訴える場合には，神経損傷を疑う
- 外表面上何でもないような傷であっても，特に穿通創の場合には腱や神経の損傷を伴う場合があるため，注意深い診察を行う
- 腱損傷は，損傷が部分的である場合や，伸筋腱の相互接続により，一見正常に機能しているように見えることがある．そのため直接創内を探索し腱に損傷がないか調べるのが確実である
- 吸収糸は非吸収糸と比較して同等の成績であるため，手の縫合において吸収糸も一般的に使用されるようになってきている
- たとえ爪の面積の50％を超える爪下血腫であっても，爪が爪床から外れていなければ，穿孔術で治療可能であり，爪抜去や爪床縫合の必要はない
- 指尖部損傷は，爪床損傷や骨露出がなければ，外科的な介入や組織移植を行わなくても良好に治癒する
- 腱損傷や神経損傷は，後日の修復術が可能である．受傷時には皮膚を縫合し，専門外来の紹介予約を行う
- 市中感染型メチシリン耐性黄色ブドウ球菌（community-acquired methicillin-resistant *Staphylococcus aureus*：CA-MRSA）の出現により，手の創傷に対する感染や予防的抗菌薬は複雑になっている

1 初期治療

　　手に創傷を負った患者の診察には準備が必要である．軽微な創傷の場合を除き，患者をストレッチャーに寝かせてから処置を行う．手の創傷は痛みを伴うため，患者は不安を感じやすい．患者を仰臥位にすることで，予期せぬ迷走神経反射による失神を防ぐことができる．また仰臥位にすることで，受傷部位を挙上しやすくなり，受傷部位の腫脹を防ぐこともできる．

　　指輪や宝石などの装飾品は，指の虚血の原因となるためすべて取り外す．ほとんどの指輪は，

潤滑油を用いてゆっくりと引っ張ると外せる．指が腫脹してしまい指輪が外れないときには，指輪を専用のリングカッターで切断し，ケリー鉗子で指輪を広げれば取り外すことができる〔2章，図2-1（p.22）を参照〕．患者は指輪が壊れることを気にするが，宝石店で修復できることを説明すると安心する．それ以外の指輪除去の方法を図13-1に示している．アンビリカルテープや絹糸を指にグルグル巻きにして，小さな鉗子を用いて指輪の下を通してから紐や糸を解くと，指輪を外すことができる．

まれに装飾品が硬鋼製やチタン製の場合，通常のリングカッターを含む除去方法を試みてもうまくいかないときがある．その際は，以下の方法を試みる[1]．

- 1インチ幅（訳注：約2.5 cm）の弾性包帯を，指先から指輪の方向に向けてきつく巻く．指輪の近くの部位では浮腫が強いため，追加の包帯が必要になることもある．
- 15分間，手を心臓よりも高い位置に挙上する．点滴スタンドに腕を固定するとやりやすい．アイスパックで指を冷やすことも有効である．
- 15分後，上腕に血圧計を巻いて250 mmHgまで加圧し，血液が前腕や指に行かないようにする．
- 弾性包帯をすみやかに除去し，潤滑油を指に塗ってから指輪を外す．
- 1回目でうまくいかなかった場合には，浮腫が残存している可能性がある．この手技をくり返し試みることも有効である．

創部を包帯などで手当てしてから医療機関を受診する患者は多い．この包帯は滅菌されていないので，医療機関でガーゼを交換する必要がある．慎重にガーゼを取り外し，生理食塩水を

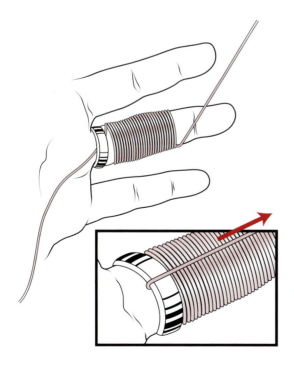

図13-1 糸を用いて指輪を外すテクニック．糸をDIP関節より遠位から指輪に向かって巻く．指輪まで巻いたら，止血鉗子などを用いて糸を指輪の下に通す．指輪の近位部から糸を引っ張っていくと，ゆっくりと指輪が外れる．

含ませた滅菌ガーゼで創部を覆い，そのうえから2〜3インチ（訳注：5〜8 cm）の包帯を当てる．もし活動性の出血がある場合には，ガーゼで用手的圧迫を行う．過度に出血し四肢用ターニケットを使用するようなことは稀である．

もし，創部が土壌などにより著しく汚染されている場合や，治療開始までに時間がかかる場合には，創部洗浄液もしくは生理食塩水を用いて優しく洗浄する[2]．受傷から創処置までの時間が1時間かかるごとに感染症の発生リスクが上昇するが，早期の洗浄により感染を防ぐことができる．

創処置を行う前に創部洗浄液に傷を浸す処置は日常的に行われている．洗浄液に浸すことで汚染部分が取り除かれ，細菌が死滅すると考えられているが，これを支持する科学的データは存在しない[3,4]．四肢に創部洗浄液を使用することが推奨されるのは，縫合処置の前に創部周囲の皮膚に付着した汚染を大まかに取り除きたいときのみである．

2 専門用語

手や指の創傷に関して適切にカルテに記載し，専門家にコンサルトを行うためには，専門用語の理解が必要である．適切な専門用語を用いれば，すべての創傷を正確に表現できる．示指第2関節の手の甲側にある1 cmの裂創は，正確には"示指PIP関節背側の1 cmの裂創"と表現する．図13-2および図13-3に関節やランドマークを記載した．手の甲側を背側と呼び，手のひら側を掌側と呼ぶ．掌側にある主なランドマークは母指球と小指球である．指はそれぞれ母指，示指，中指，環指，小指と呼ぶ．指の領域はもとにある指骨の名前で呼ぶ．指関節については略語を用いることが通常で，それらは図13-2に示している．

内側や外側といった用語の代わりに，手指では橈側や尺側と表現する．こうすれば，内側や外側と表現した際に生じる混乱を避けられる．手指のいかなる部位に生じた傷であっても，橈骨側に生じた傷は橈側と表現する．例えば，小指に生じた傷は，その傷が小指の橈骨側か尺骨側のどちらにあるかによって，橈側か尺側と表現する（図13-3）．

3 病歴聴取

創処置や支持療法をどの方法で，いつ行うか決めるために，受傷に関する病歴は重要である．受傷からの経過時間によって，いつ治療するかが変わってくる．汚染のない，剪断力によって生じた創傷であれば，受傷から6〜8時間経過していても安全に処置できる．張力や圧挫によって生じた創傷は，創部が脆弱であるため，より早い処置が望ましい．高度に汚染した創傷や切断創であれば，専門家にコンサルトするために根治治療せず，遅延一次閉鎖を行うこともある．このような判断はケースバイケースである．

穿通創は傷口がかなり小さく，一見大したことがなさそうに見える．しかし神経や腱の損傷を見逃さないよう十分注意を払う必要がある．また，異物残存が疑われる場合には，X線撮影

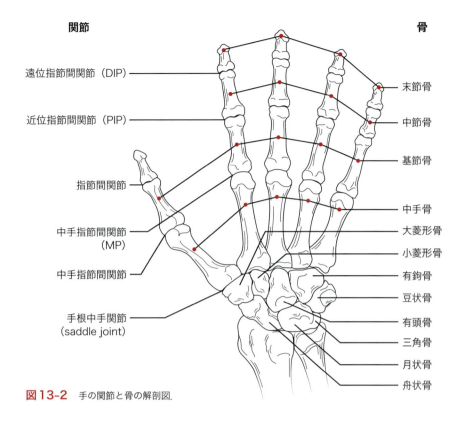

図13-2 手の関節と骨の解剖図.

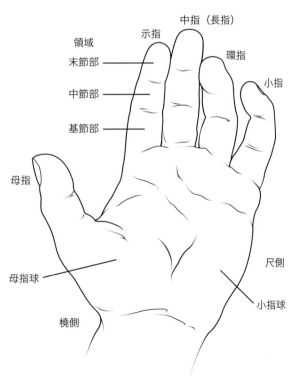

図13-3 手の表面の解剖図.
橈側と尺側に注意する.

手の表面の解剖（掌側）

を適宜行う．

このほかに重要な病歴として，患者の利き手，過去に生じた手の変形，職業や趣味を聴取する必要がある．これらの情報は緊急時にはあまり重要な情報ではないように思われるが，処置の方法によっては，例えば指尖部損傷の患者がギターを弾けなくなってしまうかもしれない．ギターを演奏する患者であれば，爪床を保護すべきである．一方で，爪床を仕事や趣味に活用しない患者にとっては，爪床を温存することはあまり重要ではないこともある．

また，アレルギー歴も確認すべきである．創処置の際には，破傷風トキソイドや局所麻酔，鎮痛薬，複数の抗菌薬など多くの薬物を使用するからである．

4 手の診察

手の診察では，注意深く創部を観察し，機能の評価を行う．神経損傷の有無は運動機能と感覚機能によって判断される．腱損傷の有無は，部位ごとの機能検査手技によって判断される．腱は部分的に損傷することがあり，その場合には機能が保たれているように見えるため，創内を探索して直接目視で腱損傷がないか確認する必要がある．手指は血流がとても豊富で，また血管と神経は束状に走行しているので，もし切断した血管や出血している血管があれば，血流不全の可能性よりも，むしろ神経損傷が懸念される．また必要に応じてX線撮影を実施し，骨折や異物の評価を行う．最終的には，創内を探索し直視下で解剖学的な損傷がないか評価を行う．

1）神経損傷の評価

① 運動機能

手の運動機能と感覚機能には3本の神経が関与している．橈骨神経は手関節と手指の伸展を担う前腕の手外筋を支配しており，手自体に限局した筋肉は一切支配していない．橈骨神経の運動機能は，試験者によって逆方向へ力がかかった状態でも患者が手関節と手指を背屈できるかどうかを検査する（図13-4）．神経損傷がなく正常な筋力があれば，試験者の力に逆らって手関節を背屈することができる．

尺骨神経は尺側手根屈筋や深指屈筋だけでなく，手の多くの内在筋を支配しており，すべての骨間筋と環指・小指の虫様筋も支配している．尺骨神経の運動機能は，手指を扇のように開いたり閉じたりさせて評価する．検査法としては，ペンなどを指の間で挟ませる方法がある（図13-5）．神経損傷がなければ，試験者が指間の物をとることは容易ではない．この方法で全ての指を確認する．

正中神経は，手関節の屈筋，浅指屈筋，深指屈筋の一部（尺骨神経とともに支配），そして手の残りの内在筋を支配し，特に母指の対立運動に関与している．母指の対立運動の一部は，尺骨神経が支配する骨間筋からも影響を受けている．患者に母指と小指をくっつける動作をしてもらうことで機能が評価できる．母指と小指でつくられた“輪”は神経損傷がない場合，容易に崩すことはできない（図13-6）．

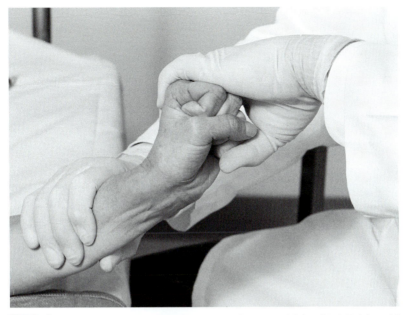

図13-4 橈骨神経の評価方法．患者に握りこぶしを背屈させ，試験者は背屈を戻すように抵抗をかける．

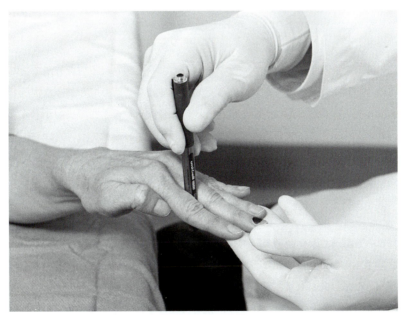

図13-5 尺骨神経の評価方法．患者に，試験者が引っ張ってもペンが抜けないように指を閉じて抵抗させる．

② **感覚機能**

　感覚機能はさまざまな方法で評価することができる．尖っていないものを用いた評価は簡単だが，詳細な評価は難しい．しかし，受傷した手と受傷していない手を触って比較することは，神経損傷の迅速なスクリーニングとしては有用である．もし神経損傷があれば，患者が左右で

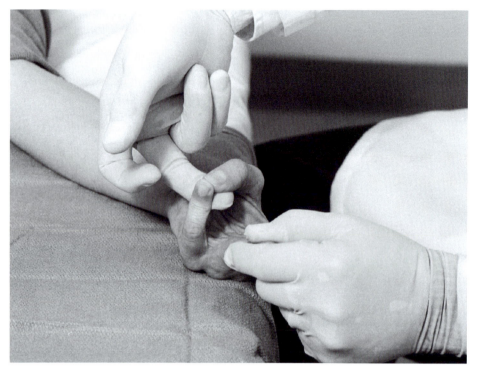

図13-6 正中神経の評価方法．患者に母指と小指をくっつけた輪をつくらせる．この輪は試験者が力を加えても簡単には壊れないはずである．

の感覚の違いを表現する．ピンプリック法は最もよく実施される検査方法で，これに鈍的な刺激を組み合わせて行う評価も有効である．完全に神経が切断してしまった状況では，患者は鈍的な刺激と鋭的な刺激の違いがわからない．肉体労働者など手指の皮膚が厚くなっている患者では，ピンプリック法による指先の評価は難しいことがある．

　感覚の評価において最も正確な方法は，二点識別覚検査である[5]．両端を任意の距離に開いたり閉じたりできるペーパークリップを用いると便利である（図13-7）．それぞれの指の橈側と尺側では神経支配が異なるので，両側とも検査を行う．神経損傷がなければ，6 mm以上離れた2点を識別することができるはずである．大抵は，3 mmに至るまで識別できる．8 mm以上離れないと識別できない場合，明らかに異常と判断する．

　主な神経のうち，橈骨神経は手の感覚神経にはあまり関与しておらず，手背の橈骨側，母指の背側，そして示指と中指と環指半分の手背側近位部の感覚に関与している（図13-8）．橈骨神経領域の感覚検査を迅速に行うには，橈骨神経の単独支配になっている第1指間で検査するのが簡便である．

　尺骨神経の支配領域は，手掌および手背の尺側部分，小指全体，環指の尺側半分である．尺骨神経の評価は，尺骨神経の単独支配である小指の指尖部で検査を行うのがよい．

　残りの部分は正中神経によって支配されている．正中神経の支配領域は，手掌の橈側，母指・示指・中指の掌側，そして環指の橈側半分である．図13-8に示されるように，正中神経は母指・示指・中指の指尖部を支配しており，さらに手背側の末節部も支配している．正中神経の単独支配領域は，示指の指腹部である．

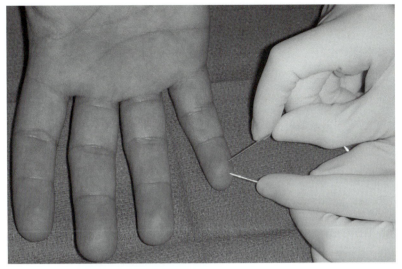

図13-7 二点識別覚検査による感覚神経の評価方法．曲げたペーパークリップを用いる．複数の距離で2点を刺激する．詳細は本文を参照．

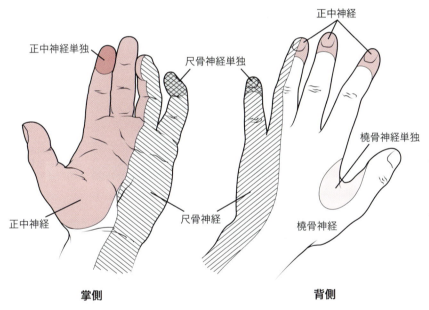

図13-8 3つの主要な神経による，手の感覚神経の支配図．正中神経，尺骨神経，橈骨神経それぞれの神経が単独で支配している部分に注目する．

　これら3つの主要な神経の損傷よりも，それぞれの指内にある指神経の損傷の方が頻度が高い．各指にはそれぞれ4本の神経が走行している．手掌側にある2本の神経の支配域が広く，特に重要である（**図13-9**）．残りの2本は手背側の神経である．指の手掌側部分と指尖部の爪床に生じる感覚刺激は，掌側の神経を通じて伝達される．手および指に裂創や穿通創を受傷した患者では，創部よりも遠位で感覚検査を行う．

　さまざまな刺激を感覚神経の検査に用いることができるが，最も神経損傷を正確に示す検査は，前述の通り二点識別覚検査である．受傷直後の初回診察時では，指神経損傷に関する検査

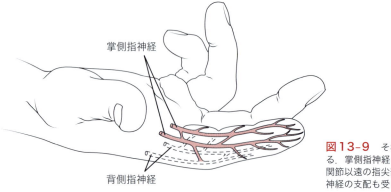

図13-9　それぞれの指には4本の指神経がある．掌側指神経の方が優位で，指の掌側と，DIP関節以遠の指尖部の触覚を伝える．爪床は掌側指神経の支配も受けている．

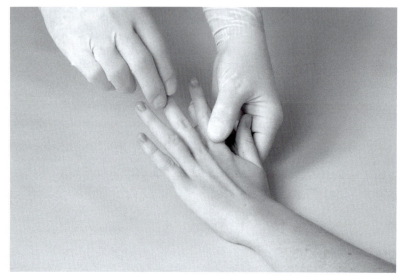

図13-10　伸筋腱の検査．それぞれの指を力に逆らって伸展させる．試験者の力に容易に負けないはずである．

を常に完璧に行えるわけではない．患者には疼痛や不安があり，また皮膚が硬化していたりすると二点識別覚検査の精度に影響する．たとえ検査の結果が矛盾したり，神経損傷が明らかでない場合であっても，患者が「感覚が鈍い」というのであれば，その症状を真摯に受け止め手の外科専門医へのコンサルテーションを検討すべきである．このような状況では，皮膚を縫合し数日内に紹介することが一般的である．

2) 腱損傷の評価

① 伸展の評価

　伸筋腱の評価は，試験者の力に逆らって指を伸展させることで単純に評価できる（図13-10）．この検査はとても簡単なように思えるが，伸筋腱は解剖学的に複雑なため，結果の解釈には注意が必要である．手関節には伸展に関与する3つの大きな伸筋腱が走行しているが，もしこれらの伸筋腱が断裂した場合でも，指の伸筋腱によって手首の背屈はできる．しかしその力は弱く，試験者によって容易に抑えられる程度となる．母指は外転筋と2本の伸筋腱で支えられているが，もし1本の伸筋腱が断裂しても，もう1本の伸筋腱によって機能する．母指以外の指

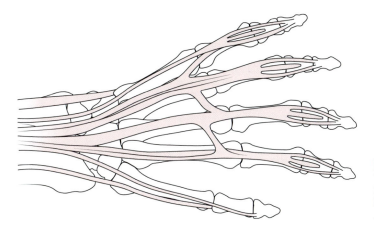

図13-11　伸筋腱の解剖．中手骨遠位で伸筋腱どうしが相互接続していることに注意する．この部分より近位で伸筋腱が切断しても，接続する隣の伸筋腱を通じた作用で指を伸展することができる．

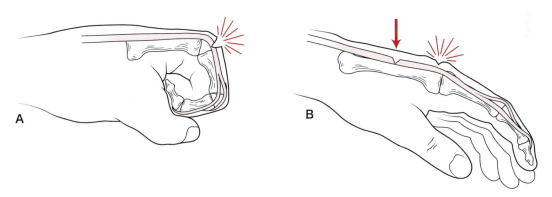

図13-12　腱と創部のずれ．A, 拳を握った状態で腱が部分的に損傷している．B, しかし，指を伸展した状態で創部を探索すると，損傷した腱が手関節側に移動するために，損傷部分を見逃してしまう．受傷した際の手の形に戻して創部の探索を行うべきである．

には伸展を担う主要な伸筋腱が1本ずつ存在するが，示指と小指では，主要な伸筋腱が機能しない状態であっても，弱く伸展させることができる小さな伸筋腱が備わっている．

　指の伸展機能の検査結果を誤って解釈してしまうもう1つの解剖学的な特徴は，伸筋腱が手関節を通るときに平坦化し，手背でほかの指の伸筋腱と相互に接続していることである（図13-11）．断裂した腱でも弱く伸展できるのは，この相互接続によって，断裂した伸筋腱が前腕に引っ張られるのが防がれるためである．これにより屈筋腱よりも断端が見つけやすいので，伸筋腱の方が修復しやすい．

　もし伸筋腱の機能障害が疑われる場合，創部を慎重に探索するべきである．伸筋腱は表層に位置しているので，適切に探索すれば容易に見つけられる．このときに重要なのは，診察時や創部を探索するとき，手の状態が受傷時と異なる可能性があるということである（図13-12）．手や指を動かし腱をスライドさせながら創部を探索する．

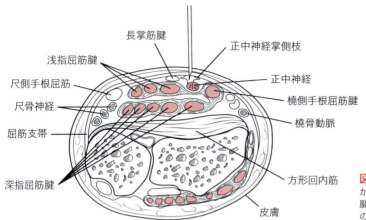

図13-13 手関節の断面図．正中神経が表層を走行していることに注意．長掌筋腱の損傷があった場合には，正中神経損傷の可能性を考慮すること．

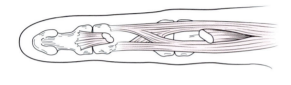

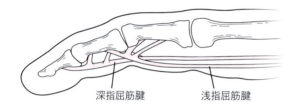

図13-14 深指屈筋腱と浅指屈筋腱の関係．深指屈筋腱は浅指屈筋腱を2つに割くようにして走行する．浅指屈筋腱は中節骨に付着し，深指屈筋腱は末節骨に付着している．

② 屈曲の評価

　母指には屈筋腱は1本しかないが，示指から小指までにはそれぞれ2本の屈筋腱が存在する．手関節の手掌側は複雑で脆弱な領域であり，また重要な構造物が数多く走行している．図13-13に示すように，正中神経は，最も表層に位置する長掌筋腱よりやや深層・橈側に位置している．したがって創部が手首の場合には，軽微な創傷であっても腱損傷や神経損傷の可能性を考慮する．

　各指の屈筋腱は深指屈筋腱と浅指屈筋腱から構成されている．深指屈筋腱はものを握る動作などの大きな力や粗大な運動に関与している．深指屈筋腱は浅指屈筋腱の深層を走行しているが，中節骨の位置で浅指屈筋腱の間を通過し末節骨に伸びている（図13-14）．深指屈筋腱の機能検査は，中節部を伸展した状態で指を固定し浅指屈筋腱の機能を抑えた状態で行う（図13-15）．深指屈筋腱のみに支配される末節部を屈曲するように指示し，60°の屈曲ができれば正常である．

　浅指屈筋腱は指の位置を維持する機能を有しており，指を強く屈曲するのに使われている．中節骨の位置で深指屈筋腱と交差するまで深指屈筋腱の表層を走行し，中節骨の近位部に付着

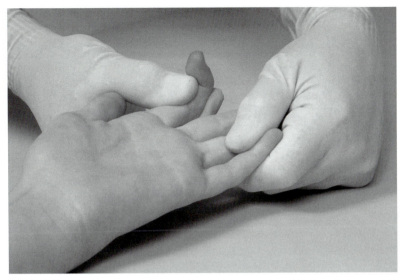

図13-15　深指屈筋腱の検査．浅指屈筋腱の機能を抑えながら，末節部を屈曲させる．末節部は深指屈筋腱のみによって屈曲する．

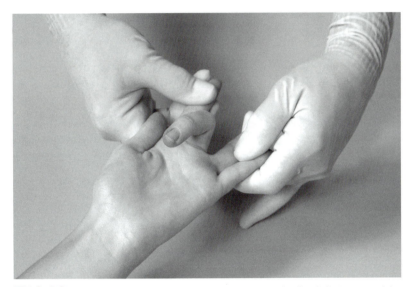

図13-16　浅指屈筋腱の検査．評価する指以外の指をすべて伸展位で保持することにより，深指屈筋腱の機能を抑える．浅指屈筋腱が正常であればPIP関節から屈曲する．

する．浅指屈筋腱の機能評価を行うためには，深指屈筋腱の機能を抑える必要がある．図13-16に示すように，評価する指以外のすべての指を伸展位で保持した状態でMP関節とPIP関節を屈曲させることで評価できる．もし浅指屈筋腱が損傷していた場合には，指を屈曲できない．

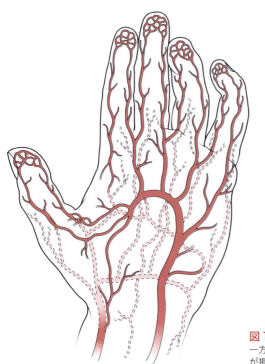

図13-17 手は血流が豊富である．橈骨動脈ないしは尺骨動脈の一方が途絶しても，手の循環が維持できることはよくある．指の動脈が損傷した際には指神経の損傷を疑う．

5 循環

　手の血流は，非常に豊富である（図13-17）．橈骨動脈ないしは尺骨動脈のいずれかが完全に途絶したとしても，ほとんどの場合，手の血流は維持される．血管損傷に伴う血流不全は，通常，救急外来では処置不可能な大きな損傷に伴うことが多く，専門家へのコンサルテーションが必要である．手の外傷では脈拍が触知可能かをカルテに記載すべきだが，循環の評価として最も適切な指標は，皮膚の色や，冷感，圧迫で皮膚が白色になるかどうか，爪床の毛細血管の再充満があるかどうかである．動脈は神経と一緒に神経血管束を走行しているので，指の動脈性出血を認めた場合には神経損傷の合併を疑う．

6 画像検査

　画像検査は手の創傷評価でよく行われる検査である．鈍的外傷による創傷では骨折を除外する必要がある．骨折の治療だけでも慎重かつ特別な対応が必要であるのはもちろんだが，創傷を伴う骨折の場合には，開放骨折として対応する必要がある．通常，開放骨折の場合には専門家へコンサルテーションを行う．また手の損傷では異物が問題となることがあり，X線撮影は金属やその他の異物の同定に有用である．多くの医師に誤解されがちであるが，ほぼすべての種類のガラスはX線で同定可能で，95％が同定できたという報告もある（詳細は16章を参照）[6]．

7　創部の探索

　結論から言うと，すべての手の創傷では縫合を行う前に，注意深く丁寧に創を探索すべきである．機能検査では正常であっても，部分的な腱損傷や関節包の損傷は創部を探索しなければ否定できない．通常このような場合には，アドソン鉗子やスキンフックを用いて創縁を広げ，モスキート鉗子を用いて深部の組織を分け，視野を確保する．特に止血した状態で行えることが望ましい．創部が小さくても深部構造物の損傷が疑われる場合には，十分な探索のため創部を延長切開しなければならないことがある．9章でターニケットの使用方法，創部の延長切開，創部の探索に関する詳細を記載している．もし重要な手の構造物に損傷が疑われる場合には，専門家にアドバイスを仰ぐ．

8　手の創傷：各論

　手に生じる創傷にはさまざまな種類がある．そのなかでも特によく遭遇するものについて記載する．重傷の場合や，複雑な創傷の場合，また機能障害をきたしている場合に関しては，専門家へのコンサルテーションが望ましい．動物咬傷は15章，熱傷は17章で取り扱う．

1) 単純な裂創

　10章で述べた創処置の基本原理と手技は，手においても同様である．ほとんどの手背および手掌の裂創に対する麻酔は，創部への直接浸潤麻酔を行えば問題ない（6章を参照のこと）．大きな裂創の場合には，手関節での神経ブロック注射で麻酔を行うことができる．基節部より遠位の創傷に対しては，指ブロック麻酔を行う．

　手の裂創においてデブリードマンを行う際には十分に注意する．皮膚を過剰に取り除くと，創部の被覆が困難となり，瘢痕拘縮が生じ機能障害をきたすことがある．一方，脂肪組織は細菌が繁殖しやすく，汚染された組織や失活した組織をデブリードマンする際にはあまり注意はいらない．しかし傷ついた脂肪は再生しないため，手掌のパッドとしての役割は失われてしまう．したがって，大量の脂肪を取り除かなければならない症例は専門家へコンサルトすることが推奨される．

　手には重要な構造物が密集しているので，深部縫合は避けた方がよい．いかなる縫合資材であっても“異物”となり，炎症や組織の瘢痕化を招くため，腱の動きなどの重要で繊細な機能に障害を残す可能性がある．皮膚縫合だけであれば，死腔ができることはほとんどない．また，手の創傷に対してかかる張力はもともと弱いので，さらに張力を弱めるための深部縫合は不要である．

　手の皮膚縫合に推奨される糸は，非吸収糸の5-0ナイロン糸である．手掌側の裂創であれば，カットグットやバイクリルラピッド（商品名）のような吸収糸で縫合してもよい[7]．吸収糸での縫合は非吸収糸と比較しても治療成績に差はない．創部が手背の場合には，より長期の張力を要するため，非吸収糸が好ましい．

適切に創縁を閉鎖するために必要な数だけ縫う．手の裂創はほとんど瘢痕を形成せずに治癒するため，過度に縫合する必要はなく，多くの場合，単結紮縫合で十分である．しかし，手（特に手背）の縫合は内反しやすいので，このようなケースでは水平マットレス縫合が有用である．

2) 指尖部損傷

指尖部損傷の治療法は，十分な研究がまだ行われておらず，定まっていない．どのような治療法を選択するかは，医師によってかなり異なる．創部の爪を除去するかについても，担当医によって意見が異なる．しかし，治療法に関する一定の原則は存在する．それは指の長さを保つこと，爪の再生能力を維持すること，指尖部の軟部組織を保護すること，そして感覚機能を温存することである[8]．

指尖部と爪床は解剖学的にも機能的にも複雑な構造をしている（図13-18）．神経および毛細血管は指腹部まで走行している．指腹部は軽微な外傷から指尖部や末節骨を守るように，軟部組織で満たされている．指尖部の感覚機能温存は，すべての手指動作に関与するために重要である．指腹部全層にわたる欠損が生じたとしても，軟部組織には十分再生する能力があると考えられている．septaと呼ばれる線維組織が皮膚と骨組織を固定しており（図13-19），この構造は指を使う際に皮膚が滑ることを防いでいる．可能な限りseptaは解剖学的に元の状態に戻すことが望ましい．

爪は複数の構造から成り立っている．爪そのものは，爪上皮の下に位置する爪根と，爪床に付着する爪甲に分けられる．爪基部は新しい爪を産生する爪母と，成長した爪が通過する爪床に分けられる．爪上皮は爪根を覆う構造をしている．爪に関する創処置の基本的原則の1つとして，爪上皮と爪母の癒着を防ぐことがあげられる．もし癒着が生じると，正しい爪の再生が著しく阻害されてしまう可能性がある．これを避けるための具体的な処置方法については後述する．

指尖部損傷は，①鈍的外傷（爪下血腫），②爪床裂創，③組織欠損を伴う指尖部損傷の3つに分けて考えることができる．爪下の異物については，16章で述べる．

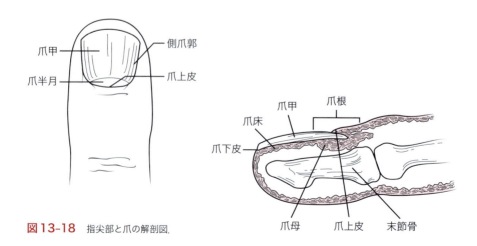

図13-18　指尖部と爪の解剖図．

① 鈍的外傷(爪下血腫)

爪の面積の半分を超えるような大きな爪下血腫を認めた際には,爪床裂創が合併しており,これまでは爪を剥がして縫合処置することが必要であるとされてきた[9].しかし,爪下血腫があっても爪の損傷がなければ爪の除去や爪床の縫合は不要であるとの研究結果がある.爪の面積の50%を超える爪下血腫を形成した16名の患者と末節骨骨折を合併した14名の患者を含む45名の爪下血腫患者を処置後6カ月以上追跡した研究では,すべての患者で爪下血腫に対して爪穿孔術のみが実施され[10],受傷後1週間はスプリントによる固定と患部保護が行われた.結果,すべての患者において治療成績は良好だった.創部感染や骨髄炎,その後の爪の変形を生じた症例は1例もなかった.なお,爪そのものの破損があった患者や,以前から爪が変形している患者は除外されている.

最近の研究でも,爪穿孔術のみを実施した方がよい結果であったとの報告がある[11].爪を剥がして爪床を縫合した群では,合併症がより増加し,費用も血腫除去のみに比べ4倍かかった.どちらの研究も著者の経験と合致している.血腫の大きさや骨折の有無にかかわらず,爪が爪床に固定されている場合には,処置は爪穿孔術による血腫除去のみにすることが好ましい.

爪穿孔術には複数の方法が存在する.熱したペーパークリップでドレナージ孔を開ける方法には技術と経験が必要である.クリップは赤くなるまで熱する必要があり,その後すぐに爪に当てなければいけない.熱が冷めやすいため爪を貫通するには,この手技を何度もくり返す必要がある.18G針とNo.11のメス刃を回転させドリルとして使用しドレナージ孔をつくることもできる.しかし,この場合にはドレナージ孔が小さくなり血餅で詰まりやすく,また指尖部に圧力をかけてしまう.より効果的で痛みが少ない方法はバッテリー駆動のドリルを使う方法である.

電気焼灼器は鉛筆のように扱い,簡単かつ正確に血腫を除去することができる(図13-20).ドレナージに十分な大きさの孔を開けても熱で火傷することはないと患者に説明すると,手技を受け入れてもらいやすい.熱線が爪を貫通するときも,熱は血腫にすぐ吸収されるため安全である.

爪下血腫の評価と治療法について以下にまとめる.

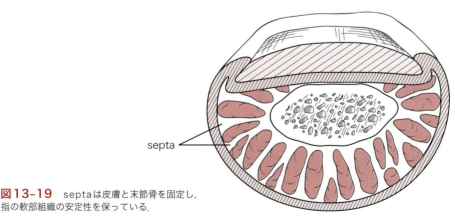

図13-19　septaは皮膚と末節骨を固定し,指の軟部組織の安定性を保っている.

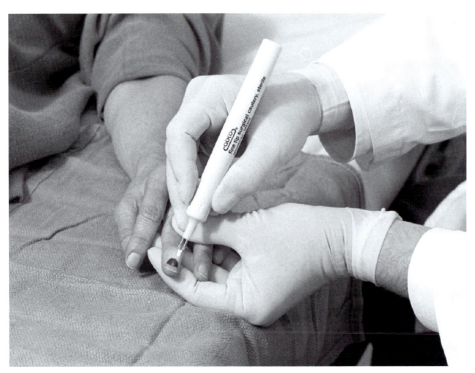

図13-20　電気焼灼器を用いた爪下血腫のドレナージ．

- いかなるサイズの血腫であっても，爪が爪床に固定されていて，転位を伴う骨折が合併していない症例に対しては，爪穿孔術による血腫ドレナージのみを実施する．爪床裂創や，転位のない末節骨骨折を合併していても，スプリント固定を行えば問題なく治癒し機能も元どおりに改善される．
- 爪の除去は，爪が外れたり破損・変形した患者に対して実施する．この場合，後述する方法で爪を剥がし，もし爪床に裂創があれば6-0吸収糸で縫合する．
- 骨折を合併した爪下血腫は定義的には開放骨折に分類される．しかし，現実には開放骨折に準じて対処する必要はない．抗菌薬も爪が正しい位置に残っている場合には不要である．

② 爪床裂創

　鈍的外傷によって生じた爪床裂創は創縁を丁寧にそろえて修復し，5-0ないしは6-0吸収糸で縫合を行う．爪に損傷がなければ，外れた爪をもとの位置に戻す（図13-21）．これは爪母と爪上皮間の癒着と肉芽形成を防ぐためである．また爪は骨折に対するスプリント固定のような機能をもち，創部を保護するのにも役立つ．正しい位置に固定するため，爪に孔を開けて2本の5-0の非吸収糸で縫い付ける（図13-21）．もし爪が利用できない状況であるときには，アダプティック（商品名）やペンローズドレーンのような非固着性の被覆材を爪上皮の下に挿入し留置する（図13-22）．爪や被覆材は7〜10日間留置する．
　小児の圧挫傷に伴う指尖部損傷は複雑になりやすく，救急外来での初診では損傷の全貌が明

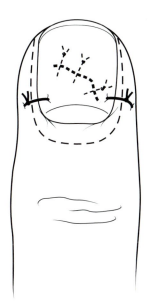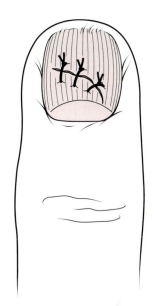

図13-21 爪床裂創．爪を除去し爪床裂創を発見したら，6-0の吸収糸で縫合する．もし爪が無傷であれば，縫合の後にスプリント固定の目的で爪をもとの位置に戻し，7～10日間留置して爪床と爪上皮が癒着するのを防ぐ．爪は図に示すように爪甲の側面を縫合して固定する．

図13-22 爪床裂創．爪が利用できない状態のときには，小さなステントを留置して，爪床と爪上皮の癒着を防ぐ．5～7日間したら除去する．

らかにならないことがある[12]．腫脹，疼痛，組織のゆがみがあるため，治療方針を判断するのが難しい．こういった複雑な損傷の場合には，洗浄，組織温存，抗菌薬処方，被覆を行い，専門外来へ紹介する．受傷後2週間まで縫合を遅らせても，長期的な予後は良好である[12]．

　爪根が部分的に脱臼し，爪上皮の下から外れていることがある．爪根が破損している場合には，前述した理由のため，爪根を切除し，非固着性の被覆材で爪上皮部を7～10日間保護する（図13-23）．最終的には，新しい爪が成長し，残った爪を押し出してくれる．

　鋭利なもの，または剪断力によって生じた指尖部と爪の裂創は，通常，普通の縫合で処置できる．爪と爪床に対し横軸方向の裂創がある場合には，裂創の遠位部分の爪を除去し，爪床を露出させれば処置を行える．爪床の縫合は6-0の吸収糸で行う（図13-24）．爪根を温存することは，今後生えてくる爪の成長にとって大切である．

　爪床と爪上皮にかかる長軸方向の裂創の場合には，どちらにもに慎重な処置が必要である．爪床は6-0の吸収糸で縫合する（図13-25）．爪上皮とその周囲の皮膚の縫合は，吸収糸と非吸収糸〔カットグットやバイクリル（商品名）など〕のどちらを使用してもよい．もし爪が完全にとれている場合には，前述の通り，爪床と爪上皮の癒着を防ぐため，爪をもとに戻すか，あるいは被覆材を挿入して10～14日間固定する．非吸収糸で縫合した場合には10～12日後に抜糸を行う．

③ 爪の除去法

　爪の除去法を図13-26に示す．止血鉗子あるいはアイリス剪刀を爪甲と爪床の間に挿入する．ゆっくりと進め，爪甲を爪床から持ち上げて剥がしていく．爪床を傷つけないよう注意しながら爪甲を爪母まで剥がす．爪上皮部分も丁寧に爪甲から剥がす．爪甲が剥がれてきたら，

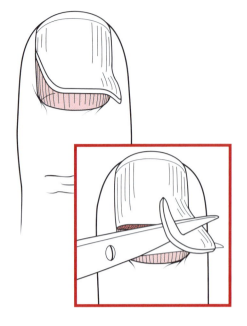
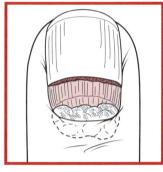

図13-23 爪根の脱臼．もし爪根をもとの位置に戻すことができなければ，ペンローズドレーンやアダプティックのようなもので，5～7日間保護を行う．新しい爪が成長し，古い爪を押し出す．

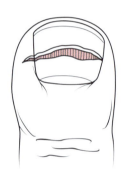
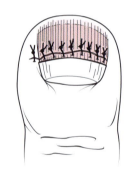
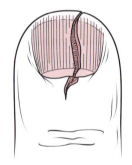
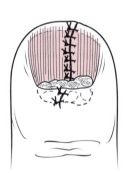

図13-24 爪床に対して横軸方向の裂創の場合，爪根を温存して処置することが可能な場合がある．創より遠位の爪甲を，組織用剪刀を用いて除去する．爪床は吸収糸で縫合する．爪は吸収糸が吸収された後に，創部を超えて成長していく．

図13-25 爪床に対して長軸方向の裂傷の場合には，爪を完全に除去して処置を行うのがよい．爪床の処置がすんだ後に，爪上皮と爪床の癒着を防ぐために，ペンローズドレーンやアダプティックなどを最低5～7日間留置する．

止血鉗子で爪を把持し，引っ張って爪上皮の下から剥がす．爪は容易には外れないので，ある程度の力をかける必要がある．

④ 組織欠損を伴う指尖部損傷

組織欠損を伴う指尖部損傷（図13-27）の治療法に関しても論争が続いている．問題となるのは，欠損部に組織を移植するのか，それともそのまま保存的治療をするかということである．組織欠損が1 cm²以下で，骨や爪床の損傷を伴わない場合には，保存的治療を選択するというコンセンサスがある[13]．それより大きな欠損を伴う場合や骨露出を伴う場合の治療法は定まっていない．小児でも成人でも1.8 cm×2.6 cm以内の欠損であれば，骨露出があったとしても，移植を行わずに治癒できたとの報告がある[14～18]．骨が露出していても，末節部の軟部組織が自然に骨を覆っていく[18,19]．組織移植と保存的治療を比較した場合，感染の発生率や休職期間は

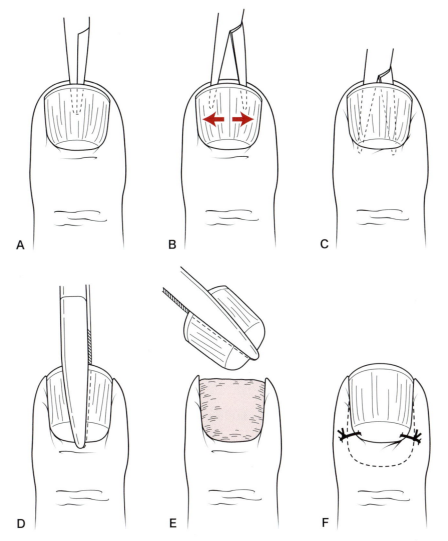

図13-26 爪の除去の方法. A, 爪甲と爪床の間に止血鉗子やアイリス剪刀を入れる. B, 爪甲を爪床から丁寧に剥がしていく. C, 爪母に達するまで剥がしていく. D, 爪をしっかりと把持し, 爪床から取り外す (E). F, もし爪が損傷なく温存できたなら, スプリント固定目的でもとの位置に戻し, 2本の5-0の非吸収糸で縫合固定する.

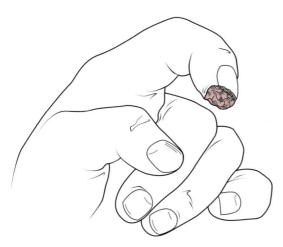

図13-27 組織欠損を伴う指尖部損傷.

197

同等であった[20]．ある研究では，保存的治療における感染率は移植を行った群よりも明らかに低かったと報告されている[21]．まとめると，組織欠損を伴う指尖部損傷を保存的に治療した場合20〜30日間の治療期間が必要となる．再生される指腹組織の大きさや量，質・機能面は十分に保たれる．二点識別覚は平均2.5 mmとほぼ正常にまで回復する．この結果に約90％の患者は満足を示す[22]．保存的治療よりも慎重な外科的修復が推奨される状況として，爪床裂創を合併し爪床修復が必要な場合があげられる．爪床を修復しなければ，爪が変形した状態で再生されるためである[21]．

　組織欠損を伴う指尖部損傷の治療指針は以下の通りである．

- 欠損が1 cm以下で骨の露出がない場合には，保存的治療を選択する．
- 欠損が1 cmを超えても，爪の損傷や骨の露出がない場合には，組織移植よりも保存的治療を検討する．小児では保存的治療でも十分治療できる．施設によっては，専門家へコンサルテーションし方針を決定することもある．
- 爪損傷も伴う指尖部損傷の場合には，爪床の修復が必要である．専門家へのコンサルテーションが必要な場合もある．
- 骨の露出を伴う場合には，治療方針の決定のため，専門家にコンサルテーションを行う．
- 指尖部損傷の被覆材としては，Xeroform〔商品名（訳注：日本未発売）〕やアダプティックといった非固着性被覆材およびガーゼや包帯を用いる．詳細は**20章**で述べる．後述するが，骨の露出がある場合には，抗菌薬の処方を行うことを推奨する．

3）腱損傷

　すべての屈筋腱損傷は（上肢であっても下肢であっても）専門家へのコンサルトが必要で，救急外来では縫合しない．屈筋腱の縫合には整った手術環境が必要なことに加えて，経験のある術者が適切な器具や拡大鏡を用いて処置することが望ましいからである．最も整った環境下であっても，屈筋腱の修復ではトラブルや合併症が生じることがある．"No man's land（訳注：人間がメスを入れてはいけないところ）"として知られるZone IIにおける損傷は，処置がとても難しい（**図13-28**）．

　多くの場合，屈筋腱損傷は受傷後3週間以内に腱縫合術を行えば修復可能とされている[23]．7〜10日以内に実施された場合には予後がよい[24]．3週間を過ぎた症例では，再建術が必要となる．救急外来では専門家にコンサルトを行い，許可を得たうえで，皮膚を閉鎖し，腱縫合術に向けたフォローアップの外来の予約を行う．皮膚の縫合は標準的な創部の洗浄を行ってから行い，縫合の後にはスプリント固定を行う．また第一世代セファロスポリン系抗菌薬の点滴投与を行い，帰宅時には経口セファロスポリンかジクロキサシリンを処方する．アレルギーがある患者ではクリンダマイシンを処方する．汚染が強い場合や，皮膚の欠損を伴う場合，また骨が不安定な場合や，組織欠損を伴う症例では緊急手術を行う．

　手背に生じた伸筋腱損傷で，手関節遠位からMP関節の間（Zone IV）に1カ所だけのものであれば，十分な訓練を受けた術者に限り，救急外来で処置を行ってもよい[25]．伸筋腱損傷の修

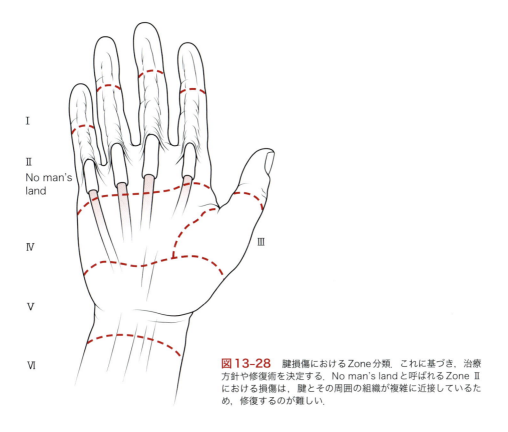

図13-28　腱損傷におけるZone分類．これに基づき，治療方針や修復術を決定する．No man's landと呼ばれるZone IIにおける損傷は，腱とその周囲の組織が複雑に近接しているため，修復するのが難しい．

復を行えるようになるためには，複数の症例で腱縫合術を専門家に指導してもらう必要がある．また，適切な固定器具の使用方法とその後の治療について理解しておくことは重要である．この場合には，その後の治療を引き継ぐ専門家が救急外来での治療方針に関して合意していることが必要である．

以下の条件に合致すれば救急外来で伸筋腱の縫合を行ってよい．

① 損傷部位が手関節遠位からMP関節までの間（Zone IV）
② 皮膚と腱の創縁が鋭で変形や汚染がない
③ 受傷から8時間以内である
④ 切断された腱の両端が容易に見える
⑤ 組織への損傷を最低限にするため必要な器材が準備できている
⑥ 患者が診察に協力的で後日の外来受診を約束できる

伸筋腱の縫合法は図13-29に示す．直針とナイロンやポリプロピレンなどの4-0非吸収糸で8の字縫合を行う．皮膚は5-0非吸収糸で縫合する．縫合後には手掌側に前腕から指までかかるスプリント固定を行い，創部は非固着性の被覆材で被覆し，さらにガーゼや包帯などで創部処置を行う．手首は伸展位30°で固定し，MP関節は屈曲位20°で固定を行う．指は軽く屈曲させるだけである．3週間スプリント固定を行うが，後日の専門外来受診はそれより前に行う．

慎重な創部探索によって部分的な腱損傷を見つける症例は多々ある．部分損傷だった場合の

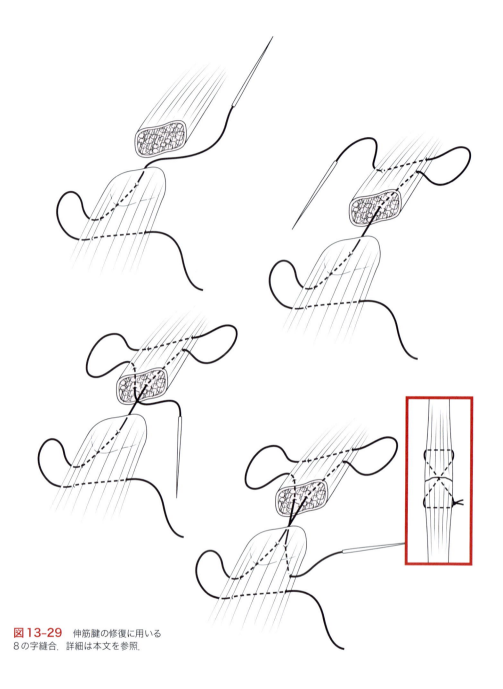

図13-29 伸筋腱の修復に用いる8の字縫合．詳細は本文を参照．

マネジメント法は明確には定まっていない．縫合しなかった場合には，突然の腱断裂や，ばね指や引っかかりの原因になることが報告されている[26]．一方，腱縫合をせず皮膚縫合とスプリント固定でうまく治療できたとの報告もある[26,27]．腱損傷の程度は断面積を参考に判断することができるといわれており，一般的には腱損傷が断面積の50％を超える場合には，完全断裂に準じて腱の修復を行う．これよりも小さな損傷の場合でも，ばね指や引っかかりを防ぐ目的で，腱を整復する処置を行ってもよい．専門家の指導に従い，適切なスプリント固定とリハビリテーション，そしてフォローアップ外来を計画する．

4) 神経損傷

　上肢の主要な神経の損傷により感覚や運動に障害が生じた場合には，緊急のコンサルテーションが必要である．しかし指の神経損傷への対応はこの通りではない．外科的神経修復の適応となるのは二点識別覚が10 mmを超える場合である[28]．複雑でない神経切断症例では，待機的修復術の方が早期修復よりも予後がよい[29, 30]．待機的修復術では修復を行う環境や時間の調整が可能で，損傷した神経をより詳細に観察することができ，皮膚を早期に縫合すれば感染症も生じにくい．待機的な修復の場合，滅菌した術野で処置を行う．救急外来では，専門家にコンサルテーションを行い，皮膚だけを縫合して被覆材で創部を保護し，1～2日後の専門外来を手配する．神経修復は通常，受傷後10日以内を目安に行われる．もし汚染がひどい場合や，組織が生着不可能な場合，ほかの合併症がある場合には，より早期のコンサルテーションを推奨する．近年の研究では，手掌側の指神経損傷について，超音波を用いると切断された神経を正確に描出できるとの報告がある[31]．その際には12～14 MHzのリニアプローブを使用する．浮腫による影響を軽減するため，超音波検査は受傷後数日経過してから行う．

5) 切断組織の扱い

　救急医はしばしば切断組織を取り扱う場面に遭遇する．切断に対する根本的処置は救急医の対応範疇を超える内容になるが，特に再接合を専門家が行う場合，それまで断端部と切断組織を適切に管理することが重要である．

　負傷した断端部は優しく洗浄し軽く生理食塩水を含ませたガーゼで覆い，それを包帯で覆う．自然に血管が収縮し血小板が凝集するため，ターニケットを用いた止血処置が必要になることは滅多にない．予防的抗菌薬として第一世代セファロスポリンを経静脈投与する．

　切断組織は乾燥した滅菌ガーゼで保護する．生理食塩水に浸すと不要な浮腫が生じ，再接着術が困難になる．ガーゼで覆われた切断組織を小さなプラスチック製のコップかビニール袋に入れたうえで氷につけると切断組織を冷却することができる．氷が切断組織と直接接触すると凍結し壊死してしまうので，絶対に直接接触しないよう注意する．これらの処置を行い，専門家の到着を待つか，もしくは適切な医療施設へ患者を搬送する．

6) 爪周囲炎

　最もよくある手の感染症は爪周囲炎である[32]．爪周囲炎は爪上皮の感染症であり，通常は爪根と爪上皮の間の膿だまりと関連している．感染は爪上皮の片側にだけ生じるのが一般的で，側爪郭に生じることが多い．しかし，片側で発生した爪周囲炎が波及し，馬蹄型のように，正中を通過して反対側にまで感染が及ぶこともある．また，膿が爪甲下の空間に広がることがある．爪周囲炎で最も頻度の多い起因菌はグラム陽性球菌で，A群溶血性レンサ球菌かペニシリン耐性黄色ブドウ球菌である[32, 33]．

　軟部組織感染に関する最も重大な事件として，市中感染型メチシリン耐性黄色ブドウ球菌（community-acquired methicillin-resistant *Staphylococcus aureus*：CA-MRSA）の出現があげられる[34]．CA-MRSAは爪周囲炎を含む手の感染症においても同定されている．

　爪周囲炎に対する最も簡単なドレナージの方法は，No.11のメス刃を爪甲と爪上皮の間に挿

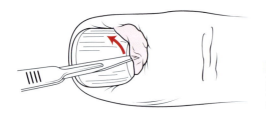

図13-30　単純な爪周囲炎のドレナージ方法．爪甲と爪上皮部の間にNo.11のメス刃を挿入する．この簡単な手技でほとんどの爪周囲炎に対応できる．

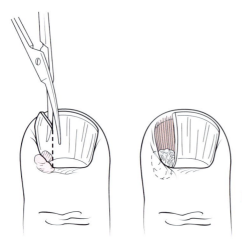

図13-31　爪周囲炎が爪甲の下にまで進展し，爪甲と爪床の間に炎症が波及していると思われる場合，爪の部分除去が必要である．爪の除去が終わったら，被覆材かドレーンを5〜7日間留置する．

入し，刃先で切開を加え，爪上皮を持ち上げる方法である（図13-30）．術者が慣れていて患者が落ち着いていれば，この手技は麻酔なしでできる．そうでなければ，指ブロックで麻酔してから実施してもよい．ドレナージ後はバンドエイド（商品名）のような絆創膏で覆う．患者には1日2回，バンドエイドを剥がして温かい石鹸水で創部を洗浄するように指導する．洗浄後にはバンドエイドを貼って創部を保護してもらう．専門家のなかには，爪上皮の下へドレーン留置を勧めるものもいる．糖尿病などのリスク因子がなければ，このようなドレーン留置は必要ないと思われる．抗菌薬を処方している症例も散見されるが，ドレナージが良好で蜂窩織炎を合併していない症例では，抗菌薬処方は不要である．もし蜂窩織炎の合併がある場合には，第一世代セファロスポリンかクリンダマイシン（アレルギーの場合）を7日間分処方する．また，CA-MRSAが懸念される場合には，ST合剤やクリンダマイシン，ドキシサイクリンを処方する．

　爪周囲炎が爪甲と爪床の間にまで進展することがあり，爪甲の下に膿があるのが見える．このような場合には，部分的ないしは完全な爪の除去が推奨される．爪上皮の下をNo.11のメス刃でドレナージするだけでは不十分である．図13-31で爪周囲炎が爪の下にまで進展した場合に実施すべき部分的な爪甲除去の方法を示している．また，爪周囲炎が進展して爪上皮全体と爪根に広がった場合には，図13-32に示す方法で治療する．爪上皮の切開は爪根を開放して除去するために行う．完全なドレナージを目的として，爪全体の除去が必要になる場合もある．このような複雑な爪周囲炎では抗菌薬の処方が推奨される．抗菌薬に関しては，この後に取り上げる．

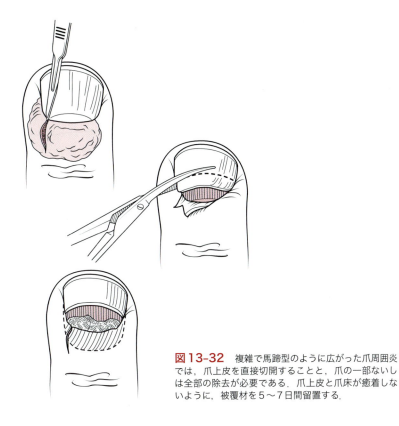

図13-32 複雑で馬蹄型のように広がった爪周囲炎では，爪上皮を直接切開することと，爪の一部ないしは全部の除去が必要である．爪上皮と爪床が癒着しないように，被覆材を5～7日間留置する．

7) 瘭疽
　　ひょうそ

瘭疽は指尖部の指腹部に膿が溜まる感染症のことである（図13-33）．指腹部が腫脹し，激しい痛みを伴う．頻度の多い起因菌は，A群溶血性レンサ球菌 とペニシリン耐性黄色ブドウ球菌である[32,33]．前述したCA-MRSAが関与する場合もある．爪周囲炎でも瘭疽であっても，感染が腱へ波及していないか調べる必要があり，下記の4項目（カナベルの4徴）を認めた場合には，腱鞘炎の可能性を考える[35]．

- 指のびまん性腫脹
- 安静時の軽度屈曲位
- 屈筋腱に沿った激しい圧痛
- 受動伸展時の疼痛

長年にわたり，瘭疽をドレナージする方法が検討されてきた．指腹部のseptaを切開するため，fish-mouth法と呼ばれる方法や側方からの切開術が検討されたが，いずれも後遺症の発生率を増加させてしまった[36]．

最も単純な瘭疽のドレナージ方法は，直接長軸方向に切開する方法である（図13-34）[36]．切開部分を開放しておくために，非固着性の被覆材もしくは，ペンローズドレーンや輪ゴムのようなゴム素材を小さく加工したものを挿入する．48時間後の再診時にドレーンを抜去し，そ

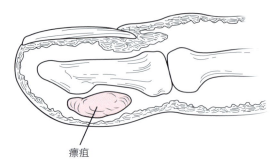

図13-33 指腹部に発生した瘭疽.

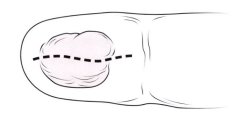

図13-34 瘭疽のドレナージ方法. 最も腫脹し波動がある部分を直接切開する.

の後は爪周囲炎と同様に1日2回石鹸水で洗浄する. 抗菌薬は初診時からCA-MRSAもカバーできるよう処方する.

8) 高圧注入損傷

　塗装スプレーやグリースガン(訳注：潤滑油を注入する際に使用する工具)などの高圧注入器によって生じる損傷は，一見すると軽症に見える. しかし, これらの工具は針穴のような小さな穴から, 15,000 psi (訳注：1 psi = 52 mmHg) もの圧力でのジェット噴射をする. さまざまな種類の塗料や潤滑油・化学製品が, 皮膚を貫き, 組織面や腱鞘に沿って手全体に広がる. 潤滑油と塗料による受傷が最も多い[31].

　傷口はただの小さな刺傷に見える. 多くの事故は示指の指尖部に生じ, これは工具が作動するか確認する際に事故が生じるためである. 化学物質のなかには, すぐには化学反応や疼痛を引き起こさないものもあり, 石油はその1つである. 何の自覚症状も感じない患者もいる. しかし, 傷口が小さいことや, 自覚症状が少ないことに騙されてはいけない. 時間が経過すると激しい痛みや腫脹, そして手全体の炎症が出現する. 緊急コンサルテーションが必要である. 一部の専門家は, 重篤な腫脹が起きる前に, 手の筋膜切開術を行うことを推奨している. それによって, 化学反応で組織内圧が上昇し虚血が起きるのを防ぎ, 原因となる化学物質を除去して壊死組織のデブリードマンを行う. 最終的に48％の症例で切断術を行うことになると報告されている[37].

9 手の創傷に対する抗菌薬

　手の創傷に対する抗菌薬は, 適切な研究が存在しないため, 経験的に投薬されている. いくつかの研究は, 単純な創傷に対する予防的抗菌薬はほとんど効果がないことを示している[4,12,38]. 指尖部損傷などの複雑な創傷には, 予防的抗菌薬を処方することが多いが, これをはっきりと支持する研究は存在しない. このような場合であっても抗菌薬の効果はないという報告もある[15,17]. とはいえ, 指尖部損傷の場合には抗菌薬を処方するのが一般的である.

　299名の爪床損傷患者を対象とした大規模研究で, 単純な裂創や組織欠損創などの創傷すべ

てに抗菌薬を使用しなかったところ，わずか2名にしか感染症は生じなかった[39]．ほかの研究では，骨が露出している圧挫創では，抗菌薬によって感染率が下がったという報告がある[40]．爪周囲炎でさえ，抗菌薬によって予後が改善したという報告はない．このような議論があるものの，経験に基づく診療方法と臨床判断を参考に，いくつかの抗菌薬処方の推奨がある．以下のような場合には抗菌薬を使用する．

- 8時間以上経過した創傷
- 圧挫創で組織損傷が疑われる場合
- 汚染がひどく，十分な洗浄やデブリードマンが必要なもの
- 指尖部損傷で骨露出を伴うもの
- 開放骨折
- 腱や関節の損傷を伴うもの
- 動物咬傷（詳細は15章を参照）
- 爪の下に膿がある複雑な爪周囲炎
- 瘭疽
- 免疫不全や糖尿病の患者

抗菌薬の選択についても議論がある．第一世代セファロスポリンは第一選択になる薬剤で，通常の創傷治療に関連するグラム陽性菌およびグラム陰性菌のほとんどをカバーする[41]．セファレキシンやアモキシシリン/クラブラン酸が該当する．ペニシリンアレルギーの患者では，アジスロマイシンやクリンダマイシンが代替薬になる．抗菌薬の効果を発揮するためには，できるだけ早く，できれば受傷から3〜4時間以内に投与するのが望ましい[42]．効果を最大限にするために初回は経静脈投与する．この際，第一世代セファロスポリンとしてセファゾリンを，ペニシリンアレルギー患者にはクリンダマイシンを使用する．予防抗菌薬の投与期間は4〜5日間である．前述の通り，もしCA-MRSAが疑われる場合には，これをカバーする抗菌薬を処方する．CA-MRSAのリスク因子として，小児，非経口薬物の乱用者，男性間性交渉者，刑務所に服役中の者，軍人，そしてチームスポーツの競技者があげられる[40]．CA-MRSAをカバーする抗菌薬は，クリンダマイシン，ST合剤，ドキシサイクリンである．地域のアンチバイオグラムを参考にする．

10 被覆とその後のケア

基本な指の被覆方法については20章で扱う．Xeroformは最もよく使用される非固着性の被覆材で，アダプティックと同様のものである．アダプティックを使用する場合には，上からガーゼと包帯で被覆する[43]．アダプティックは滲出液や痂皮が多い場合も粘着性が保たれ，剥離創や指尖部損傷においてほかの被覆材よりも優れていることが示されている．指尖部損傷の場合には，指先を多くのガーゼで保護する．復職する患者や手作業を行う患者には，金属性のスプ

リントをあてる.

　一般的には48時間以内に，創部の被覆材を外し再度診察することが望ましい．もし縫合部分に感染徴候があれば，できるだけ早く抜糸を行って創部の洗浄を行う．手の感染症は悲惨な結果になることがあり，小さな感染が急速に広がることも多い．一般的には8〜10日後に抜糸する.

文 献

1) Cresap CR：Removal of a hardened steel ring from an extremely swollen finger. Am J Emerg Med, 13：318–320, 1995
2) Custer J, et al：Studies in the management of the contaminated wound. V. An assessment of the effectiveness of pHisoHex and Betadine surgical scrub solutions. Am J Surg, 121：572–575, 1971
3) Lammers RL, et al：Effect of povidone–iodine and saline soaking on bacterial counts in acute, traumatic, contaminated wounds. Ann Emerg Med, 19：709–714, 1990
4) Roberts AH & Teddy PJ：A prospective trial of prophylactic antibiotics in hand lacerations. Br J Surg, 64：394–396, 1977
5) Gellis M & Pool R：Two–point discrimination distances in the normal hand and forearm：application to various methods of fingertip reconstruction. Plast Reconstr Surg, 59：57–63, 1977
6) Tandberg D：Glass in the hand and foot. Will an X–ray film show it？JAMA, 248：1872–1874, 1982
7) Shetty PC, et al：Emergency department repair of hand lacerations using absorbable vicryl sutures. J Emerg Med, 15：673–674, 1997
8) Margles SW：Principles of management of acute hand injuries. Surg Clin North Am, 60：665–686, 1980
9) Simon RR & Wolgin M：Subungual hematoma：association with occult laceration requiring repair. Am J Emerg Med, 5：302–304, 1987
10) Seaberg DC, et al：Treatment of subungual hematomas with nail trephination：a prospective study. Am J Emerg Med, 9：209–210, 1991
11) Roser SE & Gellman H：Comparison of nail bed repair versus nail trephination for subungual hematomas in children. J Hand Surg Am, 24：1166–1170, 1999
12) Giddins GE & Hill RA：Late diagnosis and treatment of crush injuries of the fingertip in children. Injury, 29：447–450, 1998
13) Louis DS, et al：Open treatment of digital tip injuries. JAMA, 244：697–698, 1980
14) Douglas BS：Conservative management of guillotine amputation of the finger in children. Aust Paediatr J, 8：86–89, 1972
15) Fox JW 4th, et al：Nonoperative management of fingertip pulp amputation by occlusive dressings. Am J Surg, 133：255–256, 1977
16) Ipsen T, et al：Conservative treatment of fingertip injuries. Injury, 18：203–205, 1987
17) Lamon RP, et al：Open treatment of fingertip amputations. Ann Emerg Med, 12：358–360, 1983
18) Young WA & Andrassy RJ：Conservative management of fingertip amputations in children. Tex Med, 79：58–60, 1983
19) Farrell RG, et al：Conservative management of fingertip amputations. JACEP, 6：243–246, 1977
20) Holm A & Zachariae L：Fingertip lesions. An evaluation of conservative treatment versus free skin grafting. Acta Orthop Scand, 45：382–392, 1974
21) Chow SP & Ho E：Open treatment of fingertip injuries in adults. J Hand Surg Am, 7：470–476, 1982
22) Martin C & González del Pino J：Controversies in the treatment of fingertip amputations. Conservative versus surgical reconstruction. Clin Orthop Relat Res：63–73, 1998
23) Steinberg DR：Acute flexor tendon injuries. Orthop Clin North Am, 23：125–140, 1992
24) Tottenham VM, et al：Effects of delayed therapeutic intervention following zone II flexor tendon repair. J Hand Ther, 8：23–26, 1995
25) Blair WF & Steyers CM：Extensor tendon injuries. Orthop Clin North Am, 23：141–148, 1992
26) McGeorge DD & Stilwell JH：Partial flexor tendon injuries：to repair or not. J Hand Surg Br, 17：176–177, 1992
27) Wray RC Jr & Weeks PM：Treatment of partial tendon lacerations. Hand, 12：163–166, 1980
28) Siddiqui A, et al：Incidence of neurapraxia in digital nerve injuries. J Reconstr Microsurg, 16：95–98, 2000

29) Millesi H : Reappraisal of nerve repair. Surg Clin North Am, 61 : 321–340, 1981

30) Wyrick JD & Stern PJ : Secondary nerve reconstruction. Hand Clin, 8 : 587–598, 1992

31) Umans H, et al : Sonographic assessment of volar digital nerve injury in the context of penetrating trauma. AJR Am J Roentgenol, 194 : 1310–1313, 2010

32) Bell MS : The changing pattern of pyogenic infections of the hand. Hand, 8 : 298–302, 1976

33) Eaton RG & Butsch DP : Antibiotic guidelines for hand infections. Surg Gynecol Obstet, 130 : 119–122, 1970

34) Cohen PR, et al : Community-acquired methicillin-resistant *Staphylococcus aureus* skin infections : a review of epidemiology, clinical features, management, and prevention. Int J Dermatol, 46 : 1–11, 2007

35) Clark DC : Common acute hand infections. Am Fam Physician, 68 : 2167–2176, 2003

36) Kilgore ES Jr, et al : Treatment of felons. Am J Surg, 130 : 194–198, 1975

37) Vasilevski D, et al : High-pressure injection injuries to the hand. Am J Emerg Med, 18 : 820–824, 2000

38) Worlock P, et al : The role of prophylactic antibodies following hand injuries. Br J Clin Pract, 34 : 290–292, 1980

39) Zook EG, et al : A study of nail bed injuries : causes, treatment, and prognosis. J Hand Surg Am, 9 : 247–252, 1984

40) Sloan JP, et al : Antibiotics in open fractures of the distal phalanx ? J Hand Surg Br, 12 : 123–124, 1987

41) 「2011 EMRA Antibiotic Guide 14th Updated ed」(Levine BJ, eds), Emergency Medicine Residents' Association, 2010

42) Edlich RF, et al : Resistance of the surgical wound to antimicrobial prophylaxis and its mechanisms of development. Am J Surg, 126 : 583–591, 1973

43) de Alwis W : Fingertip injuries. Emerg Med Australas, 18 : 229–237, 2006

14章 創閉鎖における縫合代替手段

Tissue Adhesives and Alternative Wound Closure

実践ポイント

- 創閉鎖における縫合の代替手段として皮膚用接着剤や創傷用テープ，ステープラーなどがあげられる．ほとんどの場合，どれでも最終的に縫合した場合と同様の見た目になる
- 皮膚用接着剤のなかで，オクチルシアノアクリレート（商品名：ダーマボンド）は創閉鎖に最も適した性質をもつ
- 皮膚用接着剤は皮下組織に対する毒性を有するため，皮膚表面への使用にとどめておくべきである
- 皮膚用接着剤は液体であるため，目や口への垂れ込みを防ぐように注意する必要がある
- 創傷用テープは，幅が狭く直線的な裂創（通常，顔面が多い）に用いる．また，フラップ状になっている創部や，高齢者の脆弱な皮膚へも使用できる
- ステープラーは縫合よりも組織反応が少ないので，瘢痕形成や感染を生じにくいと考えられる
- ステープラーで創閉鎖を行う際，針が深くまで入り込まないように，皮膚に優しく接触させてからステープラーのハンドルを握るようにすることが重要である

　　　長年にわたる使用実績から，縫合の代替手段（皮膚用接着剤，創傷用テープ，ステープラー）は定着してきており，創傷治療においても日常的に使用されるようになってきている．救急医はステープラーを好む．なぜなら，使用が簡単で時間も節約でき，治療成績もよいからである．ステープラーは頭皮や体幹部の裂創に特に有用である．創傷用テープは1980年代に登場し，ほとんど張力のない直線状の裂創や，手術創，縫合糸を抜糸した後の創離開を防ぐためなどに使用されてきた．また近年では新しい代替手段として，皮膚用接着剤を使えるようになった．

1 皮膚用接着剤

　　　皮膚用接着剤は比較的新しい裂創閉鎖方法である．1980年代以降，ヨーロッパやカナダ，中東，アジア諸国で使用実績があり，米国では1998年にFDA（米国食品医薬品局）によって認可された．皮膚用接着剤は一般家庭用の瞬間接着剤に用いられているシアノアクリレートという接着剤から派生して医療用として開発された製品であり，耐久性・接着力が高く，かつ無毒である[1]．

　　　1998年まではn-ブチルシアノアクリレート〔商品名：ヒストアクリル・Indermil（訳注：

Indermilは日本未販売）〕が世界で最もよく使われている皮膚用接着剤だった[2].

　1998年に，新しい化合物であるオクチルシアノアクリレート（ダーマボンド）が発売された[3]．ダーマボンドにはヒストアクリルと比較し，多くの優れた点がある[4]．ダーマボンドには可塑剤が含まれ柔らかいため，不規則な面や動く面に使いやすい．また細菌の侵入を防ぎ，強度も高く創離開しにくいという特徴がある[5]．さらに，滅菌包装されており室温で保存できる．米国では現在，ダーマボンドが創傷治療に最も理想的な皮膚用接着剤なのである．

　ダーマボンドは多くの創傷に対して，縫合や創傷用テープ，ステープラーの代わりに使用できる．顔面の創傷には特に効果的である．裂創の長さに制限はなく，適切にシーネ固定すれば関節面にも使用可能である[6]．また，特に皮膚の薄い部位の創傷や高齢者の皮膚，ステロイドによって脆弱になった皮膚に対して，ダーマボンドは縫合よりも優れている．もし簡単に創縁を寄せることができれば，ダーマボンドはフラップや角のある裂創にも使用可能である．ただし皮膚用接着剤は粘膜や髪の毛が生える部分，体重がかかる部分には使用できない．

　以下が皮膚用接着剤の使用を検討する基準である．

- 「golden period」以内（訳注：9章参照）の新しい裂創
- 創部にかかる緊張が少なく，創縁を寄せやすい裂創
- 汚染されておらず，隙間なく閉創できる裂創
- ほとんど，もしくは全く出血がない裂創
- 接着剤が流れ落ちないようにできる状況の裂創

　瘢痕の見た目は，接着剤と縫合で差がない[1,7,8]．ある研究では，小児の裂創を3カ月間フォローアップしたところ，接着剤で閉鎖した群と縫合した群は盲検化された評価者には区別できなかった[7]．また，子どもの創処置について，以前受けた縫合術と皮膚用接着剤のどちらがよかったかを保護者に比較調査した結果，簡便性と快適さの2つの理由で，皮膚用接着剤をより好む傾向にあった[9]．しかし，子どもたちは接着剤を自分で剥がしてしまうことがあると報告されている[10]．そのような場合には，遷延性一次閉鎖をすればうまく治癒する．

　なお，統計学的有意差はないが，皮膚用接着剤を使用して閉創した創傷と縫合により閉創した創傷とでは前者のほうが感染率が低い傾向があった．また実験条件下ではあるが接着剤による閉創は縫合よりも汚染に対する抵抗性が高いと報告されている[2]．

　皮膚用接着剤の最も魅力的な特徴は，創閉鎖にかかる時間が短く，麻酔も必要としない点である．創閉鎖にかかる時間は一般的な縫合術の約1/2〜1/5程度である[7,8,10]．

　接着剤は数秒以内に化学的に重合するので，使用後30〜60秒間だけ創部を保持しておけばよい．接着剤で閉じた創は縫合した創よりも，直後に離開してしまう危険性が高い[2]．ただし，閉創して7日後には，接着剤で閉じた創部と縫合で閉じた創部で引張力や破断に対する強度の差はなくなる．皮膚用接着剤の破断強度は4-0ナイロンのそれと同等程度である[4]．接着剤による創閉鎖は技術的な専門知識をあまり必要とせず，抜糸のために患者が再受診する必要がない[1,2]．長い裂創には強度を高めるために，創傷用テープと皮膚用接着剤を併用してもよい[11]．

　皮膚用接着剤は皮膚表面のみに用いるべきで，創傷内へ垂れ込まないよう気をつける．組織

内にシアノアクリレートが入ってしまった場合，急性の炎症反応や，巨細胞反応，封入体形成，漿液腫を生じる[12]．

皮下や臓器内では，シアノアクリレートは約1年もの長期間，組織内に残留することがある[13]．しかし，シアノアクリレートは創傷治療への安全性を示したデータが蓄積している[1,14]．

大量のシアノアクリレートは放熱し，痛みの原因となる．皮膚用接着剤は少量を外部に塗布し，創傷が治癒してから剥がす．

1）接着剤を用いた閉創の方法

ダーマボンドにはビニールで覆われたガラスアンプルとアプリケーター（塗布用先端部）が同封されている（図14-1）．最近までは接着剤の粘稠度とアプリケーターの選択肢は1つしかなかったが，創部から接着剤が垂れ落ちるのを防ぐため，より粘稠度の高いものが開発された[1,15]．低粘度のものと比較し，高粘度の接着剤は有意に創部からはみ出なくなった．ただし，それ以外の治療成績は同等であった[16]．

標準的なアプリケーターは丸みを帯びており，塗布中に過度の圧力をかけてしまうと創縁を押し下げたり，内反させたりする可能性がある．新しいチゼルチップ（訳注：工具のノミのような形状）ではより用途が広くなり，創縁が内反してしまうような過度の圧力をかけることなく接着剤を均一に塗布することができる．

皮膚用接着剤の使用手順は以下の通りである（図14-2）．

- 創部の洗浄と，（必要に応じて）デブリードマンを行った後は明らかな出血がないよう止血する．ただし，接着剤は水分や血液など液体の存在下で重合するため，創部を厳密に乾燥させる必要はない．
- 創部が真上を向くように患者の体位を変え，接着剤が垂れ落ちることを防ぐ．余分な接着剤を拭きとるためにガーゼを用意しておくことを勧める．また，ワセリンなどを塗布することによって，接着剤の流出を防ぐことができる．
- 眼は，接着剤が垂れ込みやすく，眼瞼が接着剤でくっついてしまうことがある．したがって，もし裂創が眼の上方に存在するなら患者をトレンデレンブルグ体位（訳注：仰臥位で頭部より腰部を高く保つ体位）のように少し傾ける[17]．一方，裂創が眼の下方に存在するなら患者を逆トレンデレンブルグ体位とする．
- 患者を適切な体位にした後，ダーマボンドのアプリケーターを押しつぶし，接着剤をアプリケーターが覆われるくらい押し出す．
- 創部を指や鑷子などで優しく寄せる．場合によっては，助手が創縁を寄せ，過剰な接着剤を除去するなどの補助をすることも考慮する．
- 接着剤は5〜10 mmのゆとりをもって傷の直上に塗布する．次に30〜60秒間，接着剤の重合が完了するまで，指や鑷子などで創縁を保持しておく．15〜20秒後にもう一度接着剤を塗布してもよい．しっかり創閉鎖するには3層塗布することが推奨される．なお，接着剤の強度が最大になるまで2分半ほど要する[18]．

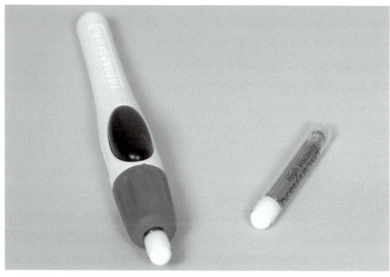

図14-1 ダーマボンドのアプリケーター．左：PROPEN・右：Precision tip．

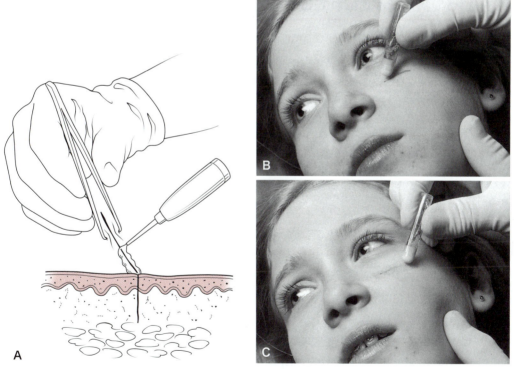

図14-2 皮膚用接着剤の使用法．**A,** 創縁を指や鑷子で寄せ，接着剤を塗布する．**B,** アプリケーターを用い，創縁に沿って愛護的に塗布する．**C,** 完全に創閉鎖するには3〜4層の塗布が必要である．

Histo-Acryl Blue は接着剤に青色染料を混ぜたものである（訳注：日本の皮膚用ヒストアクリルは無色透明であるため，以下，単にヒストアクリルと記載する）．ヒストアクリルはダーマボンドほど万能ではなく，短く直線的な裂創の際に推奨される．ヒストアクリルはアプリケーター付きの容器に入っているが，先端を切りとって25G針に付け替えることでより使いやすくなる．

ヒストアクリルの粘稠度はダーマボンドとは異なるため，使用方法も異なる．創縁を近づけた後，「スポット溶接」のように小さな滴を創部に沿って創傷が閉鎖するまで塗布していく．その後，確実に重合するまで30～60秒間創縁を保持する必要がある．

ヒストアクリルはダーマボンドよりも脆く，容易に破断する可能性がある[19]．

2) 接着剤を用いた閉創後のアフターケア

閉創後24時間は清潔を保ち，かつ水に濡らさないように患者に指導する．24時間経過した後は創部が離開しないように十分な注意を払ったうえで軽く洗浄することができる．

もし帰宅後に創部が離開したら，再受診するよう患者に指導する．そしてその場合，創傷用テープや縫合糸を用いて遅延性一次閉鎖を行う．接着剤は自然に剥がれ落ちるか，角質化した表皮が自然に脱落した際に一緒に落ちるため，接着剤の除去のために再受診する必要はない．

3) 誤って接着剤がこぼれてしまった場合の対応

接着剤は液体であるため，誤って創部から流れ落ちたり，創部と関係ない部分に滴下したりする可能性がある．そのようなことが起こりやすい部分として，眼・鼻・口腔・耳・指などがあげられる．垂れ落ちた場合，可能であれば乾燥してしまう前に拭きとる．

重合が起きてしまった場合は，ワセリンを用いると剥離しやすくなる．ワセリンの代わりに抗菌薬含有の軟膏を用いてもよい．最も効率よく除去できる物質はアセトンである．ただし，アセトンは繊細な組織に対しては毒性があるため，特に眼の周囲への使用は細心の注意を払う必要がある．完全に乾燥した接着剤を剥がす際には鉗子が役立つこともある．

2 創傷用テープ

創傷用テープの利点として，縫合と比べて麻酔の必要性が少ないこと，使用時の簡便さと迅速性，張力が創部全体に均一にかかること，縫合糸痕がつかないこと，非専門医でも使用できること，抜糸の必要性がないことなどがあげられる[20]．また，フラップ状の裂創を閉創する際にも有用であり，縫合糸より創部感染しにくいという特徴をもつ[21, 22]．

しかし創傷用テープは油っぽい部分や，髪の毛の生えている部分，関節，皮膚がたるんでいる部分，皮膚緊張のせいで隙間のある創，小さい子どもや非協力的な患者にはうまく使用できない．美容的な治療成績は皮膚用接着剤とほぼ同等である[23]．

混乱するくらい多くの種類の創傷用テープが市場に出回っている．商品名としてはステリストリップが最も有名であるが，その他にShur-Strip, Cover-Strips, Suture-Strip, Clearon, Nichi-Strip（商品名：ファスナート），Curi-Stripといったさまざまなブランドが存在し，異な

る多孔度・粘着性・柔軟性・破断強度・伸長能力をもつテープが発売されている．なお，Clearonとステリストリップを比較した過去の研究ではステリストリップの方が総じてよい治療成績であった[24]．

6種類のテープ（Curi-Strip，ステリストリップ，ファスナート，Cicagraf，Suture-Strip，Suture-Strip Plus）について，実験条件下でおのおのの性能を比較・ランクづけし総合点で評価した別の研究では，ファスナート，Curi-Stripおよびステリストリップが最高ランクと評価された[25]．実験条件下では，創傷用テープはナイロン糸での縫合よりも感染への抵抗性は高く，また植皮や皮弁の際にも適している．

1）創傷用テープの適応

創傷用テープは以下の状況で使用を考慮する．

- 浅く，直線的で，ほとんど皮膚緊張のない状態の裂創．部位としては前額部・顎部・頬骨隆起部・胸部・四肢の関節以外の部分など
- 縫合糸によって創縁の血液灌流が悪化する可能性のあるフラップ状の創傷
- 通常より感染のリスクが高い裂創
- 高齢者やステロイド長期使用患者の薄く，脆弱な皮膚の裂創
- 抜糸後における創離開予防の補助

不規則な創傷・血液や滲出液が除去できない創部・皮膚がこすれてしまう部分（間擦部）・関節表面には創傷用テープは使いにくい．

2）創傷用テープの使用方法

救急外来では，0.25インチ幅（約6 mm）の創傷用テープをさまざまな長さで用いることが多い．ただし4〜5 cmを超える創傷では0.5インチ幅（約1.2 mm）のテープの方が望ましい．以下の手順で使用する．

- 創傷を洗浄し，必要に応じてデブリードマンを行う．完全に止血し，皮膚表面を乾燥させる．
- 粘着力を高めるためにベンゾインを用いることがある．ベンゾインは傷口にこぼさないように注意する．またベンゾインは粘着性をもつまで乾燥させる．
- 創傷用テープは裏紙を剥がす前に，任意の長さにカットする．皮膚に貼る長さは創部の両縁からそれぞれ2〜3 cmになるようにする．
- ミシン目に沿って裏紙の片方をテープが変形しないように丁寧に剥がす（図14-3）．
- テープを1枚ずつ鑷子で裏紙から剥がす（図14-4）．
- テープの半分を創部中央の片側にしっかりと貼りつけ，もう半分を指で保持しておく（図14-5）．反対側の創縁をもう片方の手の指で寄せ，テープをしっかりと貼りつける（図14-6）．

- 中央に貼ったテープの隣に，ほかのテープを距離が均等になるよう貼っていく．これを創縁が開かないようになるまでくり返す（図14-7）．テープは少なくとも2～3 mmの間隔を空けたほうがよいとされている．テープで創部を完全に覆ってしまうと，滲出液がテープの下にたまり，テープが剥がれてしまう．
- 最後に，テープの両端に追加のテープを上から垂直に貼ることで，テープ端がめくれ上がったり，テープ端での皮膚緊張が引き起こす小さな皮膚の皺が発生したりするのを防ぐ（図14-8）．

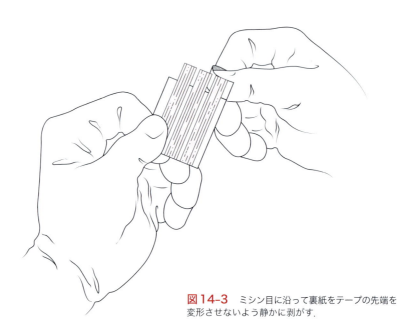

図14-3　ミシン目に沿って裏紙をテープの先端を変形させないよう静かに剥がす．

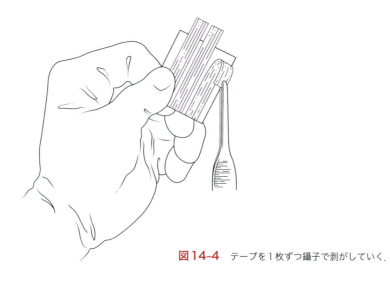

図14-4　テープを1枚ずつ鑷子で剥がしていく．

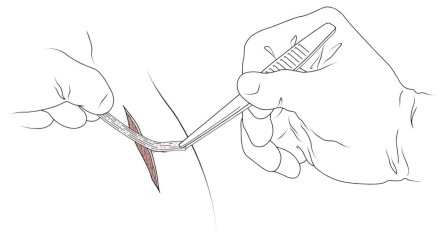

図 14-5　テープを創部中央の片側にしっかりと貼付する．

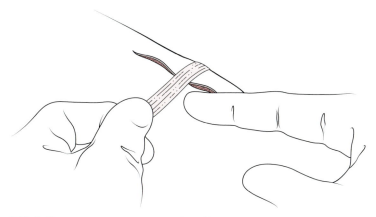

図 14-6　反対側の創縁を寄せ，テープを貼付する．

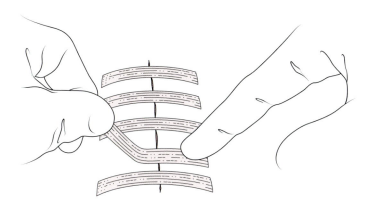

図 14-7　創縁が開かないように十分な数のテープを貼付する．通常，2〜3 mm ずつテープを離す．

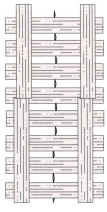

図 14-8　テープの両端に，垂直になるよう追加のテープを貼付し，皮膚に皺が寄るのとテープの早期剥離を防ぐ．

14　創閉鎖における縫合代替手段

3) テープによる閉創後のアフターケア

創傷用テープは，少なくとも縫合した場合の抜糸までの期間と同程度は留置する必要がある．縫合による創閉鎖とは異なり，濡らしたり湿らせたりしてはいけない．創傷用テープが剥がれてしまい，創離開の原因となる．

また，指に巻きつけるようにテープを貼付してはいけない．テープは伸縮性に乏しいため駆血帯のようになってしまう．

3 ステープラー

自動縫合器としてのスキンステープラーが導入されて以来しばらくは，外科手術後の閉創という本来の目的を超えての使用には消極的な風潮があった．縫合の代わりにステープラーを使用することによって多大な時間の節約が可能となるにもかかわらず，過去の動物実験や臨床研究では，縫合と同程度に正確な針の配置が可能か，縫合と同程度の張力に対する強度を維持できるのかについての疑問がつきまとった[26]．

しかしながらその後，複数の動物実験で，創部の張力に対する強度はステープラーの方が大きいという結果が示されている[27, 28]．さらにステープラーを用いた場合，創部での炎症反応が生じにくく，また感染への抵抗性も高いといわれている[29]．

盲検化のうえで評価を行った臨床研究では，裂創に対してステープラーと縫合では最終的な美容面での有意差はなかった[30, 31]．この研究では，頭皮・頸部・前腕および上腕・体幹部・臀部・下肢を対象とし，また成人だけでなく小児も対象としている．ステープラーによる閉創に要した時間は縫合に要した時間のおよそ1/4〜1/5であった．ステープラーを使用するデメリットとしてコストの問題があげられているが，救急医は多忙であり，時間を節約することと，ステープラー使用のコストを節約することとのどちらを優先すべきか判断する必要がある[32]．

ステープラー針が固定されている間は患者の不快感は少ないとされているが，縫合糸の抜糸と比較すると抜鉤時に不快感が強いといわれている[27]．

1) ステープラー使用の適応

創傷にステープラーを使用することが推奨されるのは以下の状況である．

- 頭皮・体幹および四肢の直線的で鋭的な（剪断力によって生じた）裂創．ステープラーは手にも使用されてきたが，推奨できるほど十分な経験的根拠はない．同様に，顔面創傷への使用も避けるべきである．
- 致死的な外傷の緊急手術で，一時的に広範囲の裂創をすぐに閉創したいとき．

ステープラーで創閉鎖した際に，CTやMRIの検査を行うことは避けるべきである．

ステープラー針はCTで縞状のアーチファクトを生じうる．とはいえある程度有用な画像を得ることはできるので，重篤な状況下で臨床的に必要と判断されればCTを撮像するべきであ

216　ERでの創処置　縫合・治療のスタンダード　原著第4版

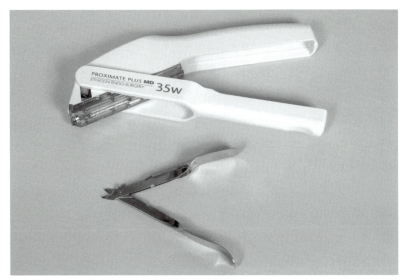

図14-9 ステープラー（上）とリムーバー（抜鉤器）（下）．

る．また，MRI撮影時にはステープラー針が磁力で動いてしまうことがあり，MRI撮影が予想される患者へのステープラー使用は避けるべきである．

2) ステープラーの使用方法

　ステープラーは大幅に進歩しており，多くの製品が存在する．

　リフレックスワン（商品名）は代表的なステープラー（1カートリッジあたり35針装填）であり，幅の広いステープラー針を長方形の形状にすることで傷を閉じる（図14-9）．リフレックスワンは通常，外科手術や体幹・四肢の長い裂創に使用される．

　プリサイスステープラー（商品名）はより小さな円弧状の形にすることで傷を閉じることができる〔1カートリッジあたり10針装填（訳注：日本では5針・15針・25針での販売）〕．プリサイスステープラーはより精密さとコントロールが要求されるような短い外傷性の裂創に対して有用である．また，これらのステープラーを使用する際には，基本的な創処置器具と，通常の麻酔薬が必要である．

　ステープラー使用手順は以下の通りである．

- 鑷子を用いて創縁を合わせながら外反させる（図14-10）．もし可能であれば，術者が針を打ち込む際には，助手が創縁を外反させるとよい．
- ステープラーを創部の直上に軽く当てる．このとき皮膚にあまり強く押しつけないようにする（図14-11）．
- 均等な力で静かにトリガーやハンドルを握り，針を組織に打ち込む（図14-12）．

- 打ち込まれたステープラー針は，皮膚との間に隙間がある状態が正しい．よくある間違いとして，皮膚に強く押しつけながら針を打ち込んでしまい，針が創部の深すぎる部位に打ち込まれてしまう，ということがある．
- 針を曲げながら打ち込むという性質上，針を打ち込んだ後，ステープラーを引くような形で針を離す．

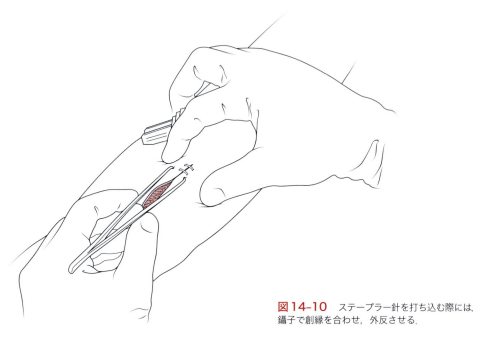

図14-10　ステープラー針を打ち込む際には，鑷子で創縁を合わせ，外反させる．

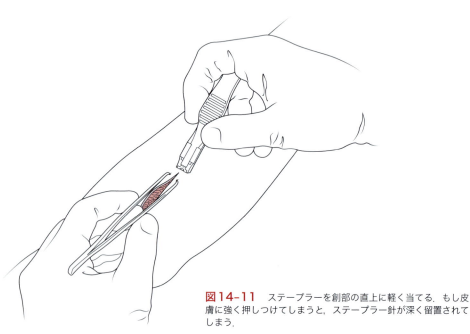

図14-11　ステープラーを創部の直上に軽く当てる．もし皮膚に強く押しつけてしまうと，ステープラー針が深く留置されてしまう．

3) ステープラー使用後のアフターケア

　ステープラー針は，縫合した場合と同じ期間留置しておく．
　ステープラー針の抜鉤にはそれぞれの会社から販売されているリムーバー（抜鉤器）が必要になる．リムーバーの下アゴ部分を針の下側に潜り込ませ，上アゴ部分を閉じることで針を開き，抜くことができる（図14-13）．

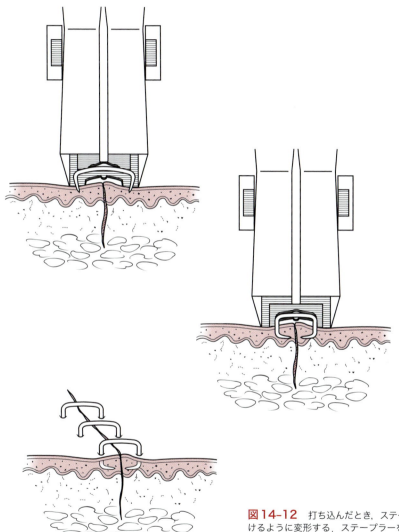

図14-12　打ち込んだとき，ステープラー針は創縁を近づけるように変形する．ステープラーを皮膚に強く押しつけてはいけない．

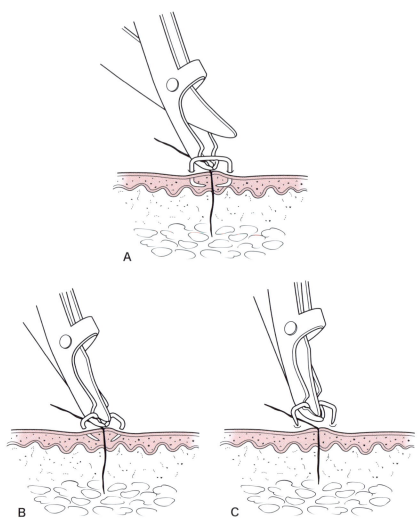

図14-13 ステープラー針の抜鉤方法. **A**, リムーバーの下アゴ部分をステープラー針の下側に入れる. **B**, リムーバーの上アゴ部分でステープラー針をゆっくり押し込む. **C**, ステープラー針が容易に変形するので, 愛護的に抜去する.

文 献

1) Farion KJ, et al：Tissue adhesives for traumatic lacerations：a systematic review of randomized controlled trials. Acad Emerg Med, 10：110-118, 2003
2) Noordzij JP, et al：Tissue adhesive wound repair revisited. J Emerg Med, 12：645-649, 1994
3) Switzer EF, et al：Subcuticular closure versus Dermabond：a prospective randomized trial. Am Surg, 69：434-436, 2003
4) Wackett A & Singer AJ：The Role of Topical Skin Adhesives in Wound Repair. Emerg Med, 41：31-32, 2009
5) Mertz PM, et al：Barrier and antibacterial properties of 2-octyl cyanoacrylate-derived wound treatment films. J Cutan Med Surg, 7：1-6, 2003
6) Saxena AK & Willital GH：Octylcyanoacrylate tissue adhesive in the repair of pediatric extremity lacerations. Am Surg, 65：470-472, 1999
7) Quinn JV, et al：A randomized, controlled trial comparing a tissue adhesive with suturing in the repair of pediatric facial lacerations. Ann Emerg Med, 22：1130-1135, 1993
8) Yaron M, et al：Efficacy of tissue glue for laceration repair in an animal model. Acad Emerg Med, 2：259-263, 1995

9) Bruns TB, et al : Laceration repair using a tissue adhesive in a children's emergency department. Pediatrics, 98 : 673-675, 1996

10) Watson DP : Use of cyanoacrylate tissue adhesive for closing facial lacerations in children. BMJ, 299 : 1014, 1989

11) Chigira M & Akimoto M : Use of a skin adhesive (octyl-2-cyanoacrylate) and the optimum reinforcing combination for suturing wounds. Scand J Plast Reconstr Surg Hand Surg, 39 : 334-338, 2005

12) Toriumi DM, et al : Histotoxicity of cyanoacrylate tissue adhesives. A comparative study. Arch Otolaryngol Head Neck Surg, 116 : 546-550, 1990

13) Ellis DA & Shaikh A : The ideal tissue adhesive in facial plastic and reconstructive surgery. J Otolaryngol, 19 : 68-72, 1990

14) Toriumi DM & O'Grady K : Surgical tissue adhesives in otolaryngology-head and neck surgery. Otolaryngol Clin North Am, 27 : 203-209, 1994

15) Singer AJ, et al : Evaluation of a new high-viscosity octylcyanoacrylate tissue adhesive for laceration repair : a randomized, clinical trial. Acad Emerg Med, 10 : 1134-1137, 2003

16) Blondeel PN, et al : Closure of long surgical incisions with a new formulation of 2-octylcyanoacrylate tissue adhesive versus commercially available methods. Am J Surg, 188 : 307-313, 2004

17) Rouvelas H, et al : Inadvertent tarsorrhaphy secondary to Dermabond. Pediatr Emerg Care, 16 : 346, 2000

18) Forsch RT : Essentials of skin laceration repair. Am Fam Physician, 78 : 945-951, 2008

19) Singer AJ, et al : Evaluation of a new liquid occlusive dressing for excisional wounds. Wound Repair Regen, 11 : 181-187, 2003

20) Trott AT : Alternative methods of wound closure : wound staples. 「Roberts and Hedges' Clinical Procedures in Emergency Medicine」(Roberts JR & Hedges JR, eds), Saunders, 1985

21) Conolly WB, et al : Clinical comparison of surgical wounds closed by suture and adhesive tapes. Am J Surg, 117 : 318-322, 1969

22) Efron G & Ger R : Use of surgical adhesive tape (Steri-Strips) to secure skin graft on digits. Am J Surg, 116 : 474, 1968

23) Shamiyeh A, et al : Prospective Randomized Blind Controlled Trial Comparing Sutures, Tape, and Octylcyanoacrylate Tissue Adhesive for Skin Closure After Phlebectomy. Dermatol Surg, 27 : 877-880, 2001

24) Koehn GG : A comparison of the duration of adhesion of Steri-Strips and Clearon. Cutis, 26 : 620-621, 1980

25) Rodeheaver GT, et al : Performance of new wound closure tapes. J Emerg Med, 5 : 451-462, 1987

26) Harrison ID, et al : The effect of metal clips on the tensile properties of healing skin wounds. Br J Surg, 62 : 945-949, 1975

27) Roth JH & Windle BH : Staple versus suture closure of skin incisions in a pig model. Can J Surg, 31 : 19-20, 1988

28) Windle BH & Roth JH : Comparison of staple-closed and sutured skin incisions in a pig model. Surg Forum, 35 : 546-550, 1984

29) Edlich RF, et al : Revolutionary advances in the management of traumatic wounds in the emergency department during the last 40 years : part II. J Emerg Med, 38 : 201-207, 2010

30) Dunmire SM, et al : Staples versus sutures for wound closure in the pediatric population (abstract). Ann Emerg Med, 18 : 448, 1989

31) George TK & Simpson DC : Skin wound closure with staples in the Accident and Emergency Department. J R Coll Surg Edinb, 30 : 54-56, 1985

32) Harvey CF & Hume Logan CJ : A prospective trial of skin staples and sutures in skin closure. Ir J Med Sci, 155 : 194-196, 1986

Bite Wounds

15章 動物咬傷

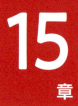

実践ポイント

- 動物咬傷はどれも似たように見えるが，それぞれにかなり異なる評価や治療法が必要である
- 動物咬傷の治療で最も重要なステップは洗浄と壊死組織のデブリードマンである．希釈したポビドンヨード溶液は殺菌性と殺ウイルス性があり，洗浄に用いられる
- 穿刺創（特に猫咬傷）は深部組織に細菌が侵入し，*Pasteurella multocida* に感染する危険性が高い．このような創では，徹底的に洗浄するため創を広げることが大切である
- 犬咬傷は最も多い哺乳類咬傷であるが，細菌の毒性が弱く感染率も低い．一方，猫咬傷と人咬傷は，細菌の毒性が強く感染率も高い
- 犬・猫・人咬傷で重要な細菌はすべてアモキシシリン/クラブラン酸に感受性がある．ペニシリン系抗菌薬にアレルギーのある患者では，感染予防や治療に代替薬を用いる．これらの抗菌薬については，本文中に列挙する
- 縫合糸は異物であるため，哺乳類咬傷を縫合することは勧められない．例外は顔面の創傷など美容的な懸念がある場合である．正しくこまめに創処置を行うと，創部感染を防ぐことができる
- 握りこぶし損傷（clenched-fist injury）は腱や中手指節間関節（MP関節）を貫通している可能性が高い．創部や腱，関節の精査と洗浄について専門医への相談が必要となることが多い
- 2000年以来，米国内では家畜から人間に感染した狂犬病の症例はない．人間の狂犬病で最も多い原因はコウモリからの感染である．適切な予防接種を受けた動物から狂犬病に感染することはない
- 狂犬病発症予防には，咬傷後できるだけ迅速なヒト抗狂犬病免疫グロブリン注射と創処置が重要である
- 咬傷後48時間以内が曝露後予防注射の最適なタイミングである．しかし狂犬病の潜伏期間は平均30～90日で，最大2年間にも及ぶため，それまで曝露後予防注射を行う必要がある．複雑な症例であれば，地域の保健所や疾病管理予防センター（the Centers for Disease Control and Prevention：CDC）に相談してもよい
- CDCの最近の勧告によると，曝露後狂犬病予防のためのヒト二倍体細胞ワクチン（human diploid cell vaccine：HDCV）接種は5回から4回に減った

BOX 15-1	創部の感染リスクを上昇させる因子

- 穿刺創や挫滅創
- 手，顔面，足の咬傷
- 骨，関節，腱を含む咬傷
- 受傷から受診まで時間がかかった咬傷，受傷から8時間以上経った咬傷
- 免疫不全患者や脾臓がない患者
- 手術処置が必要な咬傷
- 人工物の存在

動物咬傷や人咬傷を診る機会は多い．咬傷動物はさまざまだが，犬，猫，人間によるものが最も多い[1,2]．損傷のメカニズムは同じだが，臨床的，微生物学的，治療的に，考慮すべき点はそれぞれ異なる．動物咬傷によって二次的な全身感染症を起こす可能性があり，狂犬病が最も重要である．咬傷患者を診察する際には，受傷状況を徹底的に調べ，狂犬病予防を実施するべきか判断する．

受傷機転を参考に，感染の可能性を予測し咬傷の管理方法を選択する．すべての動物咬傷は潜在的に病原菌に汚染されている．また，挫滅創，裂創，剥離創，壊死した部分のある創であることが多い．皮膚や筋膜の壊死と，細菌による汚染が組み合わさることで，感染症が合併する素地となる．BOX 15-1に示すような特別な状況では感染のリスクが非常に高くなる．

1 一般的な咬傷処置

動物咬傷の処置は創の種類や重症度，解剖学的部位によって異なる．明らかな穿刺創，裂創，剥離創を認めず，単純な打撲傷や表面の擦過傷の場合，創部の洗浄のみでよい．創の多くは比較的軽微であるものの，狂犬病を発症する可能性について検討するべきである．表皮や真皮の損傷のある大きな創傷の場合，標準的治療を以下のように行う．

- 創周囲の洗浄液としてポビドンヨード溶液が推奨される[3,4]．標準的な10％の溶液は生理食塩水で10：1もしくは20：1に希釈し，洗浄液として使用することができる．ポビドンヨードは殺ウイルス性があり，狂犬病ウイルスやヒト免疫不全ウイルス（HIV）に効果がある．そのため咬傷の洗浄液として好ましい．
- 創周辺を徹底的に洗浄し汚れを落としたら，次のステップは十分な量の高圧洗浄である．19Gの針，カテーテル，飛散防止シールド（訳注：シリンジ先端に取り付ける傘のようなもの，図15-1Cを参照）をつけた20 mLもしくは35 mLのシリンジを用いる．希釈したポビドンヨード溶液を直接創内に入れると，殺菌作用が高まる．
- 創感染の可能性を減らすために，すべての壊死組織と創縁のデブリードマンが必要不可

欠である．創を洗浄液に十分に晒すために，デブリードマン後に洗浄を行うことが推奨される．後ろ向き研究と前向き研究で，デブリードマンをすれば創感染が有意に減少することが示されている[5〜7]．

- 牙傷（特に細い猫の歯による傷）では皮膚の壊死は大抵ごくわずかである．創縁のデブリードマンは必ずしも必要でない．しかし，どうやって十分に創洗浄するかが問題となる．効果的に洗浄するため，局所麻酔をした後，No.15のメス刃で創に沿って1〜1.5 cm切開し刺入創を広げる（図15-1）．洗浄しやすいように止血鉗子で創を開く．この創は縫合せずにそのままにする．創縁が壊死していれば，正常な皮膚縁まで切除する．
- 膿や感染の疑いがある場合は培養を提出する．
- 骨折や関節への穿通が疑われる場合はX線撮影を行う．
- 破傷風の予防接種歴を確認する．
- 非固着性の被覆材で創を覆う（抗菌薬含有軟膏を使用してもよい）．補強のためガーゼとテープもしくは包帯で覆う．
- 必要に応じて狂犬病曝露の評価と治療を行う．

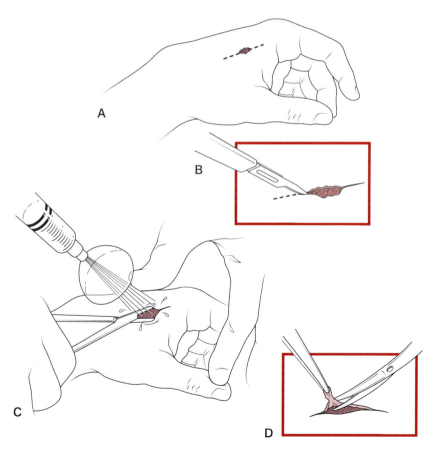

図15-1 牙傷のマネージメント．**A**, 効果的な洗浄とデブリードマンのための切開ライン．**B**, メスやNo.15のメス刃で1〜1.5 cmの小切開を入れる．**C**, 切開を入れたら，止血鉗子で創を開き，十分に洗浄を行う．**D**, 切開すると壊死部分や重度の汚染部分の創縁をデブリードマンしやすくなる．

2 個々の咬傷処置

　動物咬傷と人咬傷の治療では，洗浄とデブリードマンが最も重要である．予防的抗菌薬と治療的抗菌薬の選択については議論が絶えない．ここに示す抗菌薬選択は原因となりうる病原菌と，その感受性に基づいている．アモキシシリン / クラブラン酸を除いて，単一の抗菌薬で重要な病原体をすべてカバーするものはない．そのため，広範囲のスペクトラムをカバーする目的でいくつかの抗菌薬併用が推奨される．抗菌薬のカバー範囲は，その後の臨床経過や培養結果によって変更することがある．

1）犬咬傷

① 病原微生物と感染症のリスク因子

　動物咬傷の80％以上が犬咬傷である[8]．犬を含む動物の口腔内には，たくさんの数と種類の細菌がいる．しかし実際に感染症を引き起こす細菌は，これらのうちほんのわずかである[9]．したがって，予防的抗菌薬は，感染を引き起こす可能性のある細菌のうち最低限のみをカバーすべきである（**表15-1**）．感染創から検出される細菌の15％は *Pasteurella canis* である[9]．その他の病原微生物には黄色ブドウ球菌，レンサ球菌，モラキセラ属，嫌気性菌が含まれる．一般的な病原微生物ではないが，毒性が強いのはグラム陰性桿菌の *Capnocytophaga canimorsus* であり，多臓器不全，播種性血管内凝固症候群（DIC），壊疽に関連する．感染は免疫不全患者や慢性疾患をもった患者に起こることが多い．犬咬傷全体の感染率は2～20％と報告により差がある[1]．**BOX 15-1** に示したようなリスク因子をもつ患者に，感染は起こりやすい．

② 犬咬傷の創処置

　犬咬傷は，先に記載した一般的な咬傷処置の指針に沿って処置を行う．

③ 犬咬傷の予防的抗菌薬

　犬咬傷の治療において最も議論が絶えない領域は，感染徴候のない創に対する予防的抗菌薬の使用である[10]．多数のエビデンスによると，抗菌薬は低リスクの犬咬傷では感染リスクを低下させない[5,11~13]．しかし対照試験を用いたメタアナリシスとシステマティックレビューでは，

表15-1　哺乳類咬傷の外来でのエンピリカルな抗菌薬治療（予防を含む）＊

咬　傷	治　療
犬，猫，人	**成人** アモキシシリン / クラブラン酸 875/125 mg　経口　1日2回 セフロキシム 500 mg　経口　1日2回 ＋ クリンダマイシン 300～450 mg　経口　1日3回 †トリメトプリム / スルファメトキサゾール 2錠　経口　1日2回 ＋ クリンダマイシン 300～450 mg　経口　1日3回
	小児（1～12歳） アモキシシリン / クラブラン酸 25 mg/kg（アモキシシリン換算）　経口　1日2回 セフロキシム 15 mg/kg　経口　1日2回 ＋ †クリンダマイシン 7 mg/kg　経口　1日3回 †トリメトプリム / スルファメトキサゾール 4～6 mg/kg　経口　1日2回 ＋ †クリンダマイシン 7 mg/kg　経口　1日3回

＊感染：14日間，予防：3～5日間
†市中感染型メチシリン耐性黄色ブドウ球菌に対する活性を有する

表15-2　哺乳類咬傷の入院でのエンピリカルな抗菌薬初期治療

咬　傷	治　療
猫, 犬, 人	**成人** アンピシリン／スルバクタム 1.5〜3.0 g　静注　6時間おき セフトリアキソン 1 g　静注　12時間おき ＋ メトロニダゾール 500 mg　8時間おき トリメトプリム／スルファメトキサゾール 4〜10 mg（トリメトプリム換算）　静注　12時間おき ＋ クリンダマイシン 600 mg　静注　8時間おき
	小児（1〜12歳） アンピシリン／スルバクタム 50 mg/kg　静注　12時間おき ＋ クリンダマイシン 7.5 mg/kg　静注 8時間おき トリメトプリム／スルファメトキサゾール 2〜3 mg/kg　静注　12時間おき ＋ クリンダマイシン 7.5 mg/kg　静注　8時間おき

高リスクの状況では抗菌薬は有益であると示された[14,15]．予防的抗菌薬の効果が最も実証されているのは，手の傷である[5,14,16]．感染の原因となる細菌を考慮すると，犬咬傷ではアモキシシリン／クラブラン酸がよい（**表15-1**を参照）．ペニシリンアレルギーへの代替薬もリストに示している．

④ 縫合

　犬咬傷を縫合した方がよいかについては議論が続いている．研究データと著者の個人的経験からは，低リスクな犬咬傷であれば一次縫合を推奨する[5,6,16〜18]．Chenの研究[19]によると，犬咬傷を縫合した場合，94％は創感染しなかった．一方，非咬傷創では97％が感染しなかった[4]．受傷後8〜12時間以上経っている創や，牙傷（穿刺創），手の裂創，その他高リスクの創では注意が必要である[4]．創を閉鎖するリスクがある場合，遅延一次縫合（三次治癒）や開放創（二次治癒）を考慮する．たとえ8〜12時間経過していたとしても，感染の潜在的リスクが低い場合や，顔面の創など美容的懸念がある場合は縫合を考慮する[17]．方針決定について助言をもらうために，専門科へのコンサルテーションを推奨する．犬咬傷に対する一次縫合を選択した場合にはいつでも，感染の可能性を最小限にするため，深部縫合は避ける[4]．

⑤ 犬咬傷が感染した場合

　感染徴候（排膿，発赤，熱感，圧痛，リンパ管炎など）を認める場合，広域スペクトラムの抗菌薬をエンピリカルに静注で初回投与する必要がある[20]．アンピシリン／スルバクタム（商品名：ユナシン）は感染を起こしうる微生物のほとんどをカバーする（**表15-2**）．入院となった場合，創部の培養結果が得られ次の治療が決定するまでは，この抗菌薬を継続する．外来で治療を行う場合は，アンピシリン／スルバクタムを静注で初回投与した後，経口のアモキシシリン／クラブラン酸（商品名：オーグメンチン）を処方する．入院治療と同様に外来治療でも培養結果が参考になる．全体の治療期間は約14日であるが，治療効果を評価するために48〜72時間の時点で患者を再診させることを推奨する．

2）猫咬傷

① 病原微生物と感染症のリスク因子

　猫による創傷は歯と爪が原因となる．猫咬傷での感染の研究では，75％のケースで*Pasteurella multocida*が検出された[9]．猫は自らの足を舐めるが，猫の足には*P. multocida*がいることを忘

れてはならない．この細菌はかなり毒性が強い．猫の歯は長くて細いため，深部組織や腱，関節へ細菌が広がることとなる．感染は急速に発症し24時間以内に広がる．痛みを伴い，水っぽい灰色がかった滲出液が特徴である．その他検出されうる微生物は，黄色ブドウ球菌やレンサ球菌を含む好気性菌，そして嫌気性菌である．その他の感染リスク因子は，犬咬傷で示したものと同様である．

② 猫咬傷の創処置

猫咬傷は，先に記載した一般的な咬傷処置の指針に沿って処置する．深部組織へ貫通している可能性があり，感染リスクを低減するため，牙傷は創を広げて洗浄を行うことが重要である．このとき同時に，深部構造の損傷，例えば腱や関節腔などを評価することができる．

③ 猫咬傷の予防的抗菌薬

猫咬傷の感染予防は，感染徴候がない場合，犬咬傷時のものと比較するとあまり議論の余地はない[16, 21, 22]．軽い引っかき傷や表皮だけの傷以外は，経口の予防的抗菌薬の対象である[23]．より効果的にするため，初回投与を救急外来で，できれば経静脈投与するべきである．アンピシリン/スルバクタムもしくはセフトリアキソン＋メトロニダゾールが病原微生物に対する良好なカバー範囲をもつ（**表15-2**を参照）．外来治療ではアモキシシリン/クラブラン酸を用いる．代替薬と小児への投与については**表15-1**と**表15-2**を参照のこと．

④ 縫合

組織の被覆と美容面の考慮は重要であるが，猫による咬傷と引っかき傷は縫合せず，開放創にしておくことが最良と思われる．猫の歯は深部組織まで貫通可能であり，この創は感染の恐れが大きいことから，洗浄とデブリードマンを行い，開放創としておくことが最も賢明である[24]．別の選択肢として一般的な咬傷処置の項目で記載したように，単切開で創を広げる方法がある（**図15-1**を参照）．美容的・機能的な理由で縫合が必要な創には遅延一次縫合を行うことがある．しかし，受傷した時点での一次縫合は感染を引き起こすリスクがきわめて高いと考えられる．受傷部位が手足以外で，簡単に洗浄できる大きな裂創は例外である．顔面は良好な血流により守られており，ほとんどの裂創は美容面の理由から縫合を推奨される．縫合する場合は，必ず非吸収糸による表皮の縫合のみを行う．深部縫合は感染のリスクを増加させるので，避ける．

⑤ 猫咬傷が感染した場合

エンピリカルな初期治療として，犬咬傷と同じように，救急外来でアンピシリン/スルバクタムを経静脈投与する（**表15-2**を参照）．培養結果がわかるまでこの抗菌薬を入院中も使用する．外来治療はアモキシシリン/クラブラン酸を全部で14日間処方する．この抗菌薬は，培養結果に従い変更可能であり，48～72時間後の再診時に見直すことができる．*P. multocida*による感染は咬傷発生後24時間以内に症状が出現し，強い疼痛と腫脹，そして漿液性の灰色の滲出液が特徴である[25]．この微生物は急速に広がるため，静注抗菌薬治療を可能な限り迅速に行う．

3) 人咬傷

① 病原微生物

人咬傷の病原微生物は猫咬傷，犬咬傷と異なり，より複雑である．人咬傷感染から検出され

る好気性菌はレンサ球菌（α，β溶血性），ブドウ球菌（黄色ブドウ球菌，表皮ブドウ球菌），コリネバクテリウムである．握りこぶし損傷（clenched-fist injury）の25％を含む人咬傷の29％から *Eikenella corrodens* が検出された[26~28]．*E. corrodens* はかなり毒性の強い微生物で重篤かつ慢性的な無痛性感染を引き起こす．入院患者や施設入所中の患者に生じる人咬傷感染は，大腸菌や，プロテウス，緑膿菌などのグラム陰性菌によって引き起こされることが多い．

　　人咬傷による感染合併症は，ウイルスやその他微生物でも起こる[1]．人咬傷により伝染するウイルスにはB型肝炎，C型肝炎，ヘルペスウイルス1型，2型が含まれる．結核や梅毒トレポネーマも人咬傷で伝染した報告がある．微生物学的には可能性があるものの，現在までヒト免疫不全ウイルス（HIV）が人咬傷で伝染した報告はない[1]．

② 人咬傷の創処置

　　基本的な創処置は先に記載した順序で行う．握りこぶし損傷（「fight bite」ともいう）では，関節や腱などの重要な構造物への貫通や骨折を除外するためにX線撮影と外科的探索が推奨される．握りこぶしが口に当たるとナックルパッド（訳注：MP関節背側の皮膚肥厚）に歯が刺さる．感染がよく起こり，また腱や骨，関節への進展は75％の症例で報告されている[29]．これらの損傷は外科的探索や，洗浄，デブリードマン，早期の静注抗菌薬投与など積極的な介入を必要とする．専門科にコンサルトすることで最良の治療を行うことができる．

③ 人咬傷の予防的抗菌薬

　　この分野の権威や臨床家のほとんどは，人咬傷に対する予防的抗菌薬を推奨している[30~33]．ごく表面の人咬傷創に限っては使用しないでよいかもしれない．信頼できる臨床研究が行われ，人咬傷の真のリスクと，抗菌薬の予防効果が明らかになるまでは，過剰と思われるほど治療した方がよい．感染のない手以外の咬傷は外来治療できる．単純な擦過傷や表面の咬傷は洗浄を行い経過観察が可能である．抗菌薬は担当医の裁量に基づいて処方する（**表15-1**を参照）．真皮や皮下組織を貫通している創は抗菌薬治療した方がよい．手の咬傷は抗菌薬に加えて注意深いフォローアップが必要である．重症になりうるため，専門医へのコンサルトを行い助言をもらうことを推奨する．十分な抗菌薬濃度をすばやく得るため，予防的抗菌薬としてアンピシリン／スルバクタムを初回投与量で経静脈投与する．小児ではアモキシシリン／クラブラン酸もしくはトリメトプリム／スルファメトキサゾール＋クリンダマイシンを使用する．

④ 縫合

　　一般原則として，人咬傷を縫合閉鎖することは伝統的に避けられてきた[1]．しかし，研究により疑問が投げかけられている[34]．人咬傷による手の裂創において，縫合 vs 縫合なしでは治療成績は同じであった．この結果を確かめるには今後の研究が必要である．大きくて簡単に洗浄できるような，四肢近位もしくは体幹の創は，非吸収糸での単層縫合で問題ないと考えられる．顔面の人咬傷は見た目を損なうことになる．受傷したばかりの顔面の咬傷（＜24時間）で感染徴候がない場合，安全に縫合閉鎖できる[35]．どの治療法をとるべきかわからない場合はコンサルトを推奨する．握りこぶし損傷で真皮を貫通している場合は，必ず専門科へコンサルトを行い治療するべきである．

⑤ 人咬傷により手が感染した場合

　　感染がある場合，アンピシリン／スルバクタムの経静脈投与を救急外来で開始する（**表15-2**

を参照）．この抗菌薬は黄色ブドウ球菌，*E. corrodens*，その他関連のある嫌気性菌を良好にカバーする．手の感染がある患者は，ほとんどの場合入院させて静注抗菌薬を継続する．アンピシリン/スルバクタムは培養結果が判明するまで継続する．関連病原微生物に対して同様の良好なカバーをもつ代替薬はセフトリアキソン+メトロニダゾールである．小児はセフロキシムもしくはトリメトプリム/スルファメトキサゾール+クリンダマイシンで治療を行う．施設入所中の患者による人咬傷は，グラム陰性菌カバーも考慮し，上記にアミノグリコシドを加えてもよい．

4）ネズミ咬傷

　報告されているネズミ咬傷のほとんどは家庭内で起こっている．50症例の研究によると，受傷したばかりの開放創から培養された最も多い微生物は表皮ブドウ球菌だった[36]．その他の微生物には*Bacillus subtilis*，ジフテリア菌，α溶血性レンサ球菌が含まれる．30％の創で培養が陽性となったが，感染したのは1症例のみだった．予防的抗菌薬で治療を受けた患者はいなかった．明らかに感染している創でのみ，アモキシシリン/クラブラン酸とドキシサイクリンが推奨される．ネズミは狂犬病を媒介しないので，曝露後予防は不要である．

5）魚咬傷

　魚関連の仕事や，魚を飼育している人は小型のグラム陽性桿菌であるエリジペロスリックス属（豚丹毒）に感染しやすい．この微生物は感染部位（通常は手）に緩徐に広がり蜂窩織炎を引き起こす．ペニシリン，セフトリアキソン，シプロフロキサシン（ペニシリンアレルギーがある場合）に感受性がある[37]．

3　アフターケアとフォローアップ

　動物咬傷時は，患者とその家族に感染徴候を伝えなければならない．感染徴候とは疼痛，発赤，腫脹，膿性分泌物である．創を観察するため，初診後約24時間で創傷被覆材を除去する．*P. multocida*による創感染は通常この時点で明らかである[25]．感染徴候が生じたら，医療機関を再受診し治療を受けるべきである．深部，顔面広範囲，手の裂創では，診療後24時間（特に猫咬傷）〜72時間でルーチンのフォローアップを強く推奨する．破傷風の予防は21章のガイドラインに沿って実施する．

4　狂犬病曝露と予防

　米国では2000年から2010年までの間に，31症例の人間の狂犬病が報告されている[38]．家畜が原因の症例は1つもない．米国外で罹患し，米国内で診断されたものは8症例であった．コウモリ咬傷によるものが18症例，4症例はコウモリと接触した可能性があった．アライグマに

よるものは1症例だった．4症例は移植臓器を介したものであり，移植後に移植ドナーがコウモリ由来の狂犬病に感染していたことが判明した．

　救急外来では動物咬傷を治療することが多いため，狂犬病の曝露後予防投与を行うことが多い．救急外来で治療することが最も多い曝露は犬咬傷であり[39]，犬咬傷の約6％が予防投与を必要とする．アライグマ咬傷とコウモリ咬傷では80％が予防投与を受ける．しかし，予防投与すべき患者の6％が予防投与を受けていない．予防投与を受けない理由として最も多いのは，噛んだ動物の状態がわからないことである．

　狂犬病に対する制御プログラム（訳注：ワクチンキャンペーンなど）により，野生動物の狂犬病はほぼすべて（85％）スカンク，アライグマ，コウモリに起こっており[40]，イヌ科の動物による狂犬病は劇的に減少している．とはいえ，米国とメキシコの国境周囲などでは，完全に根絶されたわけではない．アジア，アフリカ，ラテンアメリカを含む残りの地域では，狂犬病を人間に伝染させる深刻な脅威は依然として犬である．米国では2009年に81症例の犬の狂犬病が報告されており，猫の狂犬病は300症例報告されている[38]（訳注：日本国内での動物の狂犬病発症は1957年を最後に報告されていない）．

　狂犬病は向神経性ウイルスであり，末梢神経系に入り込むことにより免疫応答から逃れられる[41]．決定的な侵入を防ぐためには，迅速な創部の処置と曝露後予防を開始するべきである．狂犬病ウイルスに触れた範囲の大きさや，咬傷部位の神経支配の豊富さ，神経終末への近さが狂犬病発症の重大なリスク因子である．動物実験での創傷研究によると，石鹸と水を用いた創部の徹底的な洗浄により90％の接種源を減らすことができる[40]．

　咬傷受傷者に出会ったら，救急医は曝露後予防投与を開始する前に複数の因子を考える必要がある．それは，① 曝露の種類，② その地域における動物の狂犬病の疫学，③ 曝露が起こった状況，である．**表15-3**と**表15-4**に近年の曝露後予防ガイドとスケジュールをまとめた．

1) 曝露の種類

　狂犬病の可能性がある動物に噛まれた場合や，開放創や粘膜にその動物の唾液や神経組織が触れた場合に狂犬病への曝露が起こったと考える．動物を撫でたり触ったりすることで，正常な皮膚に血液や糞，尿が触れることは曝露ではない．体の部位にかかわらず，皮膚を貫通すれば曝露が生じたと考える．特別危険な可能性があるのがコウモリである．洞窟や研究室で，エアロゾル化したコウモリの狂犬病ウイルスが報告されている．寝室でコウモリが見つかっただけでも，曝露と考えられる．コウモリと人間の接触はほとんどないため，曝露した人間もコウモリから感染したと気がつくことができない．大人の付き添いがない子どもや，精神障害患者，中毒患者に曝露が起こることがある．安全にコウモリを捕獲できたならば，狂犬病の検査を行うためにすみやかに保健所に送るべきである．狂犬病の動物による咬傷で狂犬病に罹患するリスクは，5〜80％の間である[42]．皮膚の引っかき傷で狂犬病に罹患するリスクは0.1〜1％である．

表15-3　狂犬病曝露後予防ガイド：米国，2008年

動物の種類	動物の評価と傾向	曝露後予防の推奨
犬，猫，フェレット	健康で10日間の経過観察が可能	動物が狂犬病の臨床徴候を呈さない限り，患者に対する予防は行わない*
	狂犬病発症もしくは疑い	直ちに予防を行う
	不明（逃げられたなど）	保健所に相談
スカンク，アライグマ，キツネ，その他肉食動物(コウモリなど)†	検査で陰性と証明されない限り狂犬病とみなす‡	すみやかな予防を考慮する
家畜，小型齧歯類（ウサギ），大型齧歯類（マーモット，ビーバー），その他哺乳類	個別に検討	保健所に相談．リス，ハムスター，モルモット，アレチネズミ，シマリス，ラット，マウス，その他小型齧歯類，ウサギによる咬傷は曝露後予防はほとんど必要ない

*10日間の観察期間中に，犬，猫，またはフェレットが狂犬病の最初の徴候を示した時点で曝露後予防を開始する．狂犬病の臨床徴候を示した場合は，直ちに安楽死させて検査を行う必要がある．
†これらの野生動物に曝露した場合，できるだけ早く曝露後予防を開始する．動物を検査することが可能で保健所が迅速な検査を進めてくれる，もしくはすでに動物の脳検体で検査が陰性であるとわかっている場合は例外である．曝露後予防の開始は迅速に決定しなければならないが，それに影響を与えうる因子がいくつかある．動物の種類，動物の全身状態，動物の行動，咬傷は人間が動物を刺激したことにより起こったのか，そして咬傷の重症度と部位である．適切な診断検査（直接蛍光抗体試験）で陰性の場合，ワクチンを中止する．
‡動物はできるだけ早く安楽死させ検査する必要がある．経過観察は推奨されない．
文献43より引用．

表15-4　狂犬病曝露後予防スケジュール：米国，2010年

予防接種状況	治療	要旨*
予防接種歴なし	創洗浄	曝露後予防は石鹸と流水ですべての創を直ちに徹底的に洗浄することからはじめる．可能であれば，殺ウイルス製剤（ポビドンヨード溶液など）を用いて創洗浄するべきである
	HRIG	20 IU/kgを投与．解剖学的に可能であれば，全用量を創周囲および創内に浸潤させ，残量をワクチン投与部から離れた位置に筋注すべきである．また，HRIGはワクチンと同じ注射器で投与してはならない．RIGは狂犬病ウイルス抗体のアクティブな産生を一部抑制する可能性があり，推奨量を超えて投与するべきではない
	ワクチン	HDCVまたはPCECV 1.0 mL，筋注（三角筋領域†），0日目‡，3，7および14日目に1回ずつ投与
予防接種歴あり¶	創洗浄	曝露後予防は石鹸と流水ですべての創を直ちに徹底的に洗浄することからはじめる．可能であれば，殺ウイルス製剤（ポビドンヨード溶液など）を用いて創洗浄するべきである
	HRIG	HRIGは投与すべきでない
	ワクチン	HDCVまたはPCECV 1.0 mL，筋注（三角筋領域†），0日目§および3日目に1回ずつ投与

HRIG：ヒト抗狂犬病免疫グロブリン，RIG：狂犬病免疫グロブリン，HDCV：ヒト二倍体細胞ワクチン，PCECV：精製ニワトリ胚細胞ワクチン，RVA：吸着型狂犬病ワクチン
*これらの要旨は子どもを含むすべての年齢層に適用される．
†三角筋領域は，成人および年長の子どもで接種可能な唯一の部位．年少の子どもでは大腿外側も可能．臀部へのワクチン投与は不可．
‡0日目は，ワクチンを初回投与する日．
§免疫抑制患者では0，3，7，14日目および28日目の5回すべてを投与する必要あり．
¶HDCV，PCECV，またはRVAによる曝露前予防接種歴のある患者；HDCV，PCECV，またはRVAによる曝露後予防接種を以前に受けている患者；その他狂犬病ワクチンによるワクチン接種歴があり，抗体応答の記録がある患者．
文献3より引用．

2) 地域における動物の狂犬病の疫学

① 野生の肉食動物とコウモリ

コウモリに狂犬病検査を行ったところ，約3〜20％が狂犬病ウイルス陽性であった[40]．米国と米国の海外領土における人間の狂犬病は，ほとんどコウモリが原因である．野生動物の狂犬病がない地域であっても，スカンク，アライグマ，キツネ，マーモット，その他野生肉食動物は狂犬病に感染していると考えるべきである．曝露後予防は，野生肉食動物もしくはコウモリへの曝露があれば開始するべきである．これが除外されるのは，① 米国本土の陸生動物の狂犬病がない地域で曝露が発生し，かつ直接蛍光抗体試験の結果が48時間以内に得られること，もしくは，② 原因となった動物に狂犬病の検査がされ，狂犬病でないと示されていること，のどちらかの場合である．動物を捕獲して検査できない場合は，すみやかに予防を開始する．地理的問題と野生狂犬病の発生率は非常に混み入った話題であることから，地域の保健所へ相談することを推奨する．この相談が遅れる，もしくは医療者が咬傷の原因動物を狂犬病と疑う場合は，臨床的に明確になるまで曝露後予防を行う．予防が不要と判明すれば，投与を途中で中止できる．

② 犬と猫

犬が狂犬病ウイルスを保有しているかは地域により異なる．米国で最もリスクが高い地域はメキシコとの国境地域で，狂犬病の検査がされた犬のうち80％が狂犬病ウイルス陽性であった[44]．陸生動物の狂犬病が存在する国境以外の地域では，狂犬病検査陽性の犬はたった0.1〜1％である．

猫は犬に比べて狂犬病の感染率が高いと報告されている．猫の狂犬病のリスクが最も高い地域は中部大西洋沿岸地域である．猫への狂犬病の感染はおそらくアライグマからと考えられている．

ワクチン接種（2回）完了の記録がある犬が狂犬病を発症した報告はない[40]．ワクチン接種済みとされていた猫と犬で，狂犬病を発症した症例は3例のみ報告されているが，これらの症例はすべてワクチン接種が不完全であり，2回の接種が推奨されているなか，実際に接種されていたのは1回のみだった．

治療ガイドラインは以下の通りである．

- 動物が狂犬病とわかっているとき，もしくは疑われるとき，遅れることなくすぐに曝露後予防を開始する．
- 噛まれた動物が健康だが狂犬病ワクチン未接種である場合，10日間その動物を隔離し検疫することが推奨される．この期間内で動物が何らかの病気を発症する場合，すみやかに曝露後予防を開始する．動物を安楽死させ脳の直接蛍光抗体試験を提出するが，その結果を待って治療を遅らせてはならない．
- 野生動物が捕獲された場合，すぐに安楽死させ検査を施行してもよい．動物を捕獲できず検査を施行できない場合は，その地域の野生動物の狂犬病流行リスクを参考に曝露後予防を行う．このような状況では，保健所への相談を推奨する．咬傷発生後48時間以内に相談できない状況では，原因動物の状態が少しでも不確実であれば，予防投与を開始する．

③ 齧歯類とウサギ目

　齧歯類にはマウス，ラット，リス，ハムスター，モルモット，アレチネズミ，シマリスが含まれ，ウサギ目にはアナウサギとノウサギが含まれる．全体の狂犬病の感染率は0.01％である．齧歯類やウサギ目による咬傷で人間が狂犬病に感染した記録はない．マーモットは例外で，一部地域では狂犬病の感染が報告されている．齧歯類やマーモットによる咬傷では，地域の保健所に指示を仰ぐことを推奨する．

④ 珍しいペット

　珍しいペットにはフェレット，珍しい野生動物，そして野生動物との交配で生まれた動物が含まれる．これらの動物は，狂犬病の真のリスクは不明である．この分野の権威による推奨では症状を経過観察するよりも安楽死させ検査を提出するべきであるとされている．狂犬病の予防を開始し，直接蛍光抗体試験が陰性であれば中止できる．動物に希少価値がある際，場合によっては動物を安楽死させるよりも免疫学的予防が選択されることがある．このような稀な症例では，保健所もしくは動物の専門家への相談が助けになる．

⑤ 家畜

　家畜，特に牛はスカンク由来で狂犬病に感染しやすい．馬，ラバ，羊，ヤギ，豚も感染しやすいが，牛と比べると頻度は低い．大型動物では運搬上の問題が生じるため，獣医師もしくは保健所に相談することが推奨される．

3) 曝露が起こった状況

　特に刺激していないのに，狂犬病の媒介者となりうる動物が噛みついてきた場合，その動物は狂犬病に罹患している可能性がある．このような咬傷事故を評価する際には，その地域の狂犬病の疫学，原因動物と狂犬病の可能性のある別の動物が接触しているか，原因動物の行動および咬傷を過去に起こしたことがあるか，原因動物のワクチン接種歴などを考慮する．動物は生後3～4カ月で最初のワクチンを接種するべきである．次の接種は1歳時で，それから3年ごとに接種する．最初にワクチンを接種した後，十分な抗体が獲得されるまでは28日かかる．

4) 曝露後予防のタイミング

　狂犬病はとても危険なため，できる限りのことをするのが理想的である．適応があれば曝露から48時間以内に曝露後予防を行う．48時間以内というのは，狂犬病が曝露後たった5日で発症しうるという事実から，それに加えた安全性を考慮するためである[44]．潜伏期は最長2年間，平均30～90日である[40]．このような理由から，狂犬病のリスクがある咬傷の受傷者すべてに予防投与を行う．また，狂犬病の媒介者と接触してから時間が経過し，治療開始が遅れたとしても曝露があったのであればすべての患者に予防投与を行う．曝露から治療開始までの平均期間は5日間であるが，この遅れが発症リスクを上昇させたことはない[45]．メキシコ国境を除く米国では，イヌ科の狂犬病のリスクが低い．咬傷の原因となった動物を捕獲し観察しておくことができれば，予防投与を10日間遅らせることは容認できる．狂犬病ウイルスに感染したほとんどの犬は，10日間の潜伏期が過ぎる前に臨床的に明らかな狂犬病を発症する[44]．

5) 免疫不全，HIV，妊婦

ステロイド投与中，免疫抑制療法または免疫不全疾患，抗マラリア薬投与中の場合，狂犬病の予防接種による防御免疫応答を損なう可能性がある．通常，狂犬病の曝露後予防はスケジュールに従って行う．これらの状況では狂犬病の抗体応答を確認する血清検査が推奨される[46]．

CD4値が$100/\mu$L未満のHIVの患者では免疫を獲得する可能性が低い[46]．CD4値が$200/\mu$Lを超えている場合，十分な抗体産生の可能性がある．このような患者では創の洗浄を完璧に行うことと，局所的に創の周りに狂犬病免疫グロブリンを接種することが特に大切である．

狂犬病の曝露後予防は胎児に影響を与えない．妊娠中の女性は通常の曝露患者と同じ方法で治療を行う．正常分娩で健康な赤ちゃんを生むことができる[47]．

5 曝露後予防

現在承認されている最新の狂犬病曝露後予防は，ヒト抗狂犬病免疫グロブリンの投与とヒト二倍体細胞ワクチンの4回投与となっている[3]．CDCの予防接種諮問委員会は，ワクチン接種回数を5回から4回に減らすことを推奨している[3, 48]（**表15-4**を参照）．5回目の接種にはメリットがないためである．事実上，すべてのワクチンが適切な抗体応答を引き起こせば，抗体価の測定は不要である[43]．米国以外の国で行われることが多い代替ワクチン用量スケジュール（例えば，皮内または筋注3回接種）は，米国では推奨されていない[43]．

狂犬病ワクチンは30〜74％の患者で疼痛や発赤，腫脹，搔痒感などの局所反応を引き起こす[40]．また，約5〜40％で全身反応の報告があり，頭痛，嘔気，腹痛，筋肉痛，めまいなどが含まれる．かなり稀であるが，文献的に3例の報告があるのが，ギランバレー症候群に似た神経症状である[40]．その他副反応として6％に起こるのが，免疫複合体様反応であり，蕁麻疹，関節痛，関節炎，血管浮腫，嘔気，嘔吐，発熱が特徴的である．ヒト抗狂犬病免疫グロブリンでは局所の疼痛と微熱が報告されている．

狂犬病は危険な疾患であるため，副反応が起きても曝露後予防投与は中止すべきではない．局所反応や軽度の全身反応に対しては，抗炎症薬や解熱薬で対応を試みる．深刻な反応の場合，狂犬病を発症するリスクと副反応の程度を厳密に比較検討する必要がある．このような場合，保健所もしくはジョージア州，アトランタの疾病管理予防センターの助言と支援を求めるべきである．

● 過去に予防接種を受けている患者の曝露後予防

過去，曝露前もしくは曝露後狂犬病予防を受けている患者はワクチンを2回のみ接種する．初回投与をすぐに行い，2回目を3日後に投与する[43]．ヒト抗狂犬病免疫グロブリンは不要である．ワクチンのブースターが効果的な既往抗体反応をもたらすためである．過去に予防接種を受けたことのない患者と同様に，創の洗浄が重要であることは変わりない．

文 献

1) Griego RD, et al : Dog, cat, and human bites : a review. J Am Acad Dermatol, 33 : 1019–1029, 1995

2) Kizer KW : Epidemiologic and clinical aspects of animal bite injuries. JACEP, 8 : 134–141, 1979

3) Centers for Disease Control and Prevention (CDC) : Use of a reduced (4–dose) vaccine schedule for postexposure prophylaxis to prevent human rabies : recommendations of the advisory committee on immunization practices. MMWR Recomm Rep, 59 : 1–9, 2010

4) Goldstein EJ, et al : Dog bite wounds and infection : a prospective clinical study. Ann Emerg Med, 9 : 508–512, 1980

5) Callaham M : Prophylactic antibiotics in common dog bite wounds : a controlled study. Ann Emerg Med, 9 : 410–414, 1980

6) Callaham ML : Treatment of common dog bites : infection risk factors. JACEP, 7 : 83–87, 1978

7) Zook EG, et al : Successful treatment protocol for canine fang injuries. J Trauma, 20 : 243–247, 1980

8) Strassburg MA, et al : Animal bites : patterns of treatment. Ann Emerg Med, 10 : 193–197, 1981

9) Talan DA, et al : Bacteriologic analysis of infected dog and cat bites. Emergency Medicine Animal Bite Infection Study Group. N Engl J Med, 340 : 85–92, 1999

10) Brandt FA : Human bites of the ear. Plast Reconstr Surg, 43 : 130–134, 1969

11) Abrahamian FM : Dog Bites : Bacteriology, Management, and Prevention. Curr Infect Dis Rep, 2 : 446–453, 2000

12) Douglas LG : Bite wounds. Am Fam Physician, 11 : 93–99, 1975

13) Rosen RA : The use of antibiotics in the initial management of recent dog–bite wounds. Am J Emerg Med, 3 : 19–23, 1985

14) Medeiros I & Saconato H : Antibiotic prophylaxis for mammalian bites. Cochrane Database Syst Rev : CD001738, 2001

15) Cummings P : Antibiotics to prevent infection in patients with dog bite wounds : a meta–analysis of randomized trials. Ann Emerg Med, 23 : 535–540, 1994

16) Dire DJ : Emergency management of dog and cat bite wounds. Emerg Med Clin North Am, 10 : 719–736, 1992

17) Guy RJ & Zook EG : Successful treatment of acute head and neck dog bite wounds without antibiotics. Ann Plast Surg, 17 : 45–48, 1986

18) Thomas PR & Buntine JA : Man's best friend ? : a review of the Austin Hospital's experience with dog bites. Med J Aust, 147 : 536–540, 1987

19) Chen E, et al : Primary closure of mammalian bites. Acad Emerg Med, 7 : 157–161, 2000

20) Goldstein EJ : Bite wounds and infection. Clin Infect Dis, 14 : 633–638, 1992

21) Aghababian RV & Conte JE Jr : Mammalian bite wounds. Ann Emerg Med, 9 : 79–83, 1980

22) Elenbaas RM, et al : Evaluation of prophylactic oxacillin in cat bite wounds. Ann Emerg Med, 13 : 155–157, 1984

23) Dire DJ : Cat bite wounds : risk factors for infection. Ann Emerg Med, 20 : 973–979, 1991

24) Veitch JM & Omer GE : Case report : treatment of catbite injuries of the hand. J Trauma, 19 : 201–202, 1979

25) Tindall JP & Harrison CM : *Pasteurella multocida* infections following animal injuries, especially cat bites. Arch Dermatol, 105 : 412–416, 1972

26) Basadre JO & Parry SW : Indications for surgical débridement in 125 human bites to the hand. Arch Surg, 126 : 65–67, 1991

27) Goldstein EJ, et al : Eikenella corrodens in hand infections. J Hand Surg Am, 8 : 563–567, 1983

28) Patzakis MJ, et al : Surgical findings in clenched–fist injuries. Clin Orthop Relat Res : 237–240, 1987

29) Malinowski RW, et al : The management of human bite injuries of the hand. J Trauma, 19 : 655–659, 1979

30) Farmer CB & Mann RJ : Human bite infections of the hand. South Med J, 59 : 515–518, 1966

31) Chuinard RG & D'Ambrosia RD : Human bite infections of the hand. J Bone Joint Surg Am, 59 : 416–418, 1977

32) Guba AM Jr, et al : The selection of antibiotics for human bites of the hand. Plast Reconstr Surg, 56 : 538–541, 1975

33) Shields C, et al : Hand infections secondary to human bites. J Trauma, 15 : 235–236, 1975

34) Bite U : Human bite injuries of the hand. Can J Surg, 27 : 616–618, 1984

35) Tomasetti BJ, et al : Human bites of the face. J Oral Surg, 37 : 565–568, 1979

36) Ordog GJ, et al : Rat bites : fifty cases. Ann Emerg Med, 14 : 126–130, 1985

37) Fidalgo SG, et al：Susceptibility of *Erysipelothrix rhusiopathiae* to antimicrobial agents and home disinfectants. Pathology, 34：462–465, 2002

38) Blanton JD, et al：Rabies surveillance in the United States during 2009. J Am Vet Med Assoc, 237：646–657, 2010

39) Moran GJ, et al：Appropriateness of rabies postexposure prophylaxis treatment for animal exposures. Emergency ID Net Study Group. JAMA, 284：1001–1007, 2000

40) Human rabies prevention--United States, 1999. Recommendations of the Advisory Committee on Immunization Practices（ACIP）. MMWR Recomm Rep, 48：1–21, 1999

41) Mann JM：Systematic decision-making in rabies prophylaxis. Pediatr Infect Dis, 2：162–167, 1983

42) Hatwick MAW：Human rabies. Public Health Rev, 3：229–274, 1974

43) Advisory Committee on Immunization Practices Centers for Disease Control and Prevention（CDC）：Human rabies prevention--United States, 2008：recommendations of the Advisory Committee on Immunization Practices. MMWR Recomm Rep, 57：1–28, 2008

44) Fishbein DB & Robinson LE：Rabies. N Engl J Med, 329：1632–1638, 1993

45) Beck AM, et al：An epizootic of rabies in Maryland, 1982–84. Am J Public Health, 77：42–44, 1987

46) Wilde H, et al：Post-exposure rabies prophylaxis in patients with AIDS. Vaccine, 27：5726–5727, 2009

47) Sudarshan MK, et al：Assessing the safety of post-exposure rabies immunization in pregnancy. Hum Vaccin, 3：87–89, 2007

48) Mitka M：CDC advisors suggest streamlining postexposure prophylaxis for rabies. JAMA, 303：1586, 2010

16章 創傷治療上でよく遭遇する問題点

Common Wound Care Problems

実践ポイント

- 皮下異物の原因で多いのは木片・金属・ガラスである
- 木片などの組織反応性が高い異物は，感染や肉芽腫を生じやすいため除去するべきである．金属のように組織反応性が低い物質は，致命的でない限り，必ずしも除去する必要はない．しかし，体重がかかる部分や関節部分では除去すべきである
- 鉛異物は血中鉛濃度を上昇させることがある．解剖学的に重要な位置でない場合でも，中毒症状（倦怠感や頭痛，嘔気など）が出現した場合や，血中濃度が中毒域である場合には，鉛異物を抜去する必要がある
- ガラスを含む大半の異物（80％）はX線検査で，直接的または間接的に写し出される．ただし木片やその他の有機物はX線検査ではほとんど写らない．CTやMRI，超音波などが異物探索のための代替手段である
- 異物の探索と除去は，困難でフラストレーションが溜まる．原則として，異物探索に20〜30分以上かかる場合は，専門医にコンサルトもしくは専門医の助けを借りることを推奨する
- 足底部の刺創は，清潔で明らかな炎症や異物がなければ，感染率は低い．予防的抗菌薬が有効であるというエビデンスは存在しない
- 足底部の刺創で，異物や創部の汚染が疑われた場合には，十分に洗浄・デブリードマンを行い，抗菌薬を投与する

　裂創以外の創傷も救急外来で対応できる．

　裂創以外の創傷には，異物残存や釣り針による刺創，足底部刺創，擦過創などがあげられる．これらの創傷は一見些細なものに見えるが，いずれも特有の問題点があり，ときに高度な診断能力と処置を要する．加えて，顔や手，足など，特定の部位の損傷もそれぞれ問題点を抱えており，その問題点に対する十分な理解と適切な方法によって最良の治療を行う必要がある．

1 異物

　皮膚を貫通し，軟部組織に留まればどんな物体も「異物」になる．

　490例の救急外来を受診した異物に関する研究では，原因の大部分は木片・金属・ガラスであった[1]．別の研究では鉛筆の芯・草木のトゲ・釘・プラスチック片などが異物として報告されている[2]．一般的に異物はその材質によって，有機物（反応性が高い）と無機物（反応性が

237

低い）に分類される．ほとんどの患者が受傷後48時間以内に受診してくる[1]．

1）無機物（非反応性異物）

　無機物には弾丸や針，その他の金属製物質があてはまる．無機物は炎症を惹起しないが，特に体重のかかる部位や関節において，慢性的な疼痛や不快感の原因となりうる．酸化した金属（サビなど）は軽度から中等度の組織反応を生じることがある．無機物を除去するかどうかは，異物の探索中に生じる損傷の可能性を勘案しながら決定する必要がある．異物に到達することが難しく，組織損傷や機能障害を引き起こさないと考えられる場合はそのままにしておくことも可能である．放置したとしても，重篤でない無機物の異物は軟部組織で覆われるため，それ以上の問題は生じない．

　ただし，弾丸などの鉛異物に関しては，鉛を吸収し鉛中毒になる危険性が稀に生じる．関節外に鉛の弾丸が残存した患者ではコントロール群と比較して経時的に血中鉛濃度の上昇を認めるが，その大部分（96％）は臨床的に有意ではないと示されている[3]．弾丸が体内に残存した患者を対象にした研究では，コントロール群の血中鉛濃度が$7\ \mu g/dL$であったのに対し，弾丸残存群では$17\ \mu g/dL$であった（$P < 0.002$）[4]．$10\ \mu g/dL$を超えれば鉛中毒を考慮するが，中毒の臨床症状が出現するのは稀である．また，倦怠感や頭痛，嘔気などの中毒症状は軽度ではっきりとしないこともある．もし中毒が疑われる場合は血中鉛濃度の検査と評価を受ける必要がある．

　ガラスは無機物であるが，ガラスによる異物は症状を有することが多い．可能であれば，非常に小さな破片以外は除去することが推奨される．

　鉛筆の芯（黒鉛）は無機物ではあるが，外傷性刺青の原因になりうる．また鉛筆による受傷では木片を伴っていることもある．これらの理由から黒鉛は無機物であるといえども，取り除くべき物質である．

2）有機物（反応性異物）

　異物が有機物（木や骨，土，石，ゴム，木のトゲなど）である場合は，さまざまな細菌・真菌感染の原因となりうるため除去する必要がある[5,6]．

　関節に異物が侵入することによる滑膜炎，骨膜反応，異物による肉芽腫形成や排膿性瘻，軟部組織の偽腫瘍はすべて有機物で報告されている[2,7,8]．

　残存した木片が，7年間にもわたり慢性的な炎症・排膿・疼痛の原因になったという報告もある[7]．有機物の異物を見逃したり，そのすべてを除去できなかったりした場合は長期的な機能不全や患者の不快感の原因となる．

3）臨床的評価

　異物が残存していても，患者は異物の存在を確実には訴えることができない．

　ガラスによる損傷は，患者の病歴だけに頼ると50％もの破片が見逃されてしまう[9]．

　異物の訴えがない場合も，異物が存在している可能性が高い状況がある．前述の通り，ガラスによる外傷はその破片が残存している可能性がある．特に頭部と足部に破片が残存している

可能性が高い[10]．口唇や口腔周囲の外傷では，欠損した歯牙の破片が軟部組織に埋まっていることがある．

針・釘・何らかの破片による手足の外傷では，もし行方がわからない破片が少しでもあれば，異物として創部に残存している可能性を考える．疑わしい場合は，異物確認のために，診断評価と局所的な異物探索を行う必要がある．

麻酔薬を投与する前に，異物が疑われる部位の上から手袋をはめた指で優しく触診すると，患者が特徴的な感覚を感じることがある．また，創部に麻酔をかけ，閉じた鉗子で創部を綿密に調べることで術者は木片・ガラス・金属異物の存在を知ることができる．異物がある場合，ギシギシときしむような特徴的な感覚が伝わってくる．無機物や木片が組織液によって軟化してしまう前にその存在を認知する必要がある．

4) 画像検査

① 単純X線

異物があると確信した場合や，疑われる場合はX線検査を行う．大半の異物（80％）はX線検査で直接的，もしくは間接的に視覚化される[2]．X線不透過性の物質は針先のようにごく小さいものでさえも容易に確認できる．アルミニウムを除く金属物質はほぼすべて画像に反映される．

ガラスはX線画像に写らない，とよく誤解される[11]．しかし，実験条件下ではあるが，2 mmの大きさであれば，ほぼすべてのガラス（95％）はX線検査で見つけることができる[12]．また，0.5 mm以上の大きさのガラス片は50～60％が視認できる．一方，ガラスによる異物残存を訴えて救急外来に受診した98人を対象にした臨床研究では，24％がX線検査に写らなかった[1]．なお，その他のX線不透過性物質には黒鉛・一部のプラスチック・砂利などがあげられる．

X線透過性物質には木片・草木のトゲ・鶏の骨および一部のプラスチックがあげられる．木材などの有機物のX線透過性は，組織内に存在した時間と組織液の吸収の度合に依存する．木材異物の症例の15％はX線撮影で確認できたとの報告がある．しかし，48時間以上経過すると，組織液を吸収してしまい木材が見えなくなってしまう[2]．

X線透過性物質は，X線撮影では陰影欠損部分として，もしくは受傷時に入った空気の輪郭が写ることで，その存在がわかることがある．

② 超音波・CT・MRI

超音波検査は，救急外来でのベッドサイドの診断補助によく使われている．小型で持ち運びができ，多機能なプローブのある超音波機器によって，X線透過性異物の同定と除去も可能となった[13, 14]．超音波検査では1×2 mm以上の大きさのX線透過性物質を検出できる[15]．鶏肉や遺体にさまざまな異物を埋め込んだ実験では超音波検査の感度は43～83％，特異度は59～86％であった[16～18]．

X線透過性異物があった症例で手術によって検出された22個の異物のうち，21個は超音波検査によって検出されたという小規模臨床研究も報告されている[19]．

ただし，腱や深部の瘢痕組織，新鮮血腫，組織の石灰化などによって，超音波で偽陽性となる可能性がある．ほかの手技と同様に，経験を積めば検査の正確性と有効性が向上する．

CTは超音波の代替手段として扱われる[20]．トゲや木片などの植物性の物体を同定するだけではなく，周囲の解剖学的構造との位置関係の確認にも利用できる．MRIはCTに似た機能を有するが，金属物の同定には絶対に用いてはならない[21]．CTやMRI検査は，費用が高価で患者の協力が必要であるため，小児での施行にはしばしば困難となる．

5）X線不透過性物質

異物が皮下に埋まっていて見えない場合，創部を探索する前に，慎重に異物の位置を同定する必要がある．X線非透過性物質の位置を同定するために，目印とX線検査を組み合わせたさまざまな方法がある．筆者がおすすめする簡便な方法は，ペーパークリップの針金を伸ばして目印にするやり方である．伸ばした部分を異物が入り込んだであろう創部の入口の直上に置き，ペーパークリップの残った部分を小さなテープで固定する（図16-1）．X線画像を90°の角度（正面像と側面像）で撮像し，クリップの目印を基準点として使用する（図16-2および図16-3）．

この方法で，異物の位置と深さを，クリップの伸ばした針金部分と比較して同定できる．ただし，実物より拡大されて写るため，画像上の異物とクリップの距離は実際の距離よりも長く見える．洗浄と麻酔をした後，小切開を加え，異物を探索し除去する．この処置中，異物の部位をX線画像で参照する．

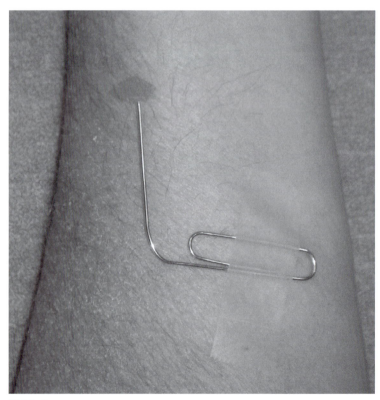

図16-1　針金を伸ばして変形させたペーパークリップを異物刺入部の直上に配置する．

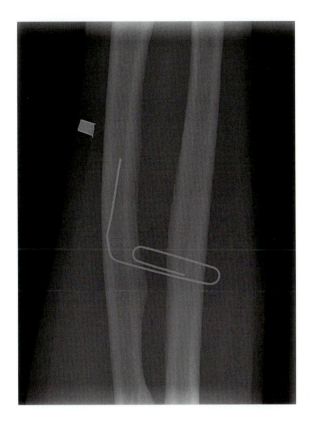

図16-2 ペーパークリップと異物のX線検査（正面像）．

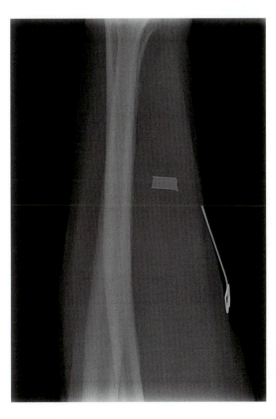

図16-3 ペーパークリップと異物のX線検査（側面像）．正面像と側面像をあわせて確認することで，正確な位置を把握できる．正面像によって，ペーパークリップの伸ばした針金と異物の相対的な上下左右の位置関係を知ることができ，側面像で異物の相対的な深さを知ることができる．

6）X線透過性物質

　異物除去に超音波を使用できない場合，少し大きめに切開し直視下で徹底的に探索するのが最もよい方法である．切開することにより，異物が埋め込まれた組織のデブリードマンと切除が可能となる．手や足の場合はターニケット（9章参照）の使用を推奨する．たとえ少量の出血でも視野の確保が困難となる可能性があるからである．

7）異物除去の方法

　救急医が異物除去を試みた症例のうち89％，外科医に相談した47症例のうち63.6％で異物除去が成功した[1]．
　異物除去は以下の手順で行う．

- まず最初に，その異物を救急外来で除去するべきかどうかを決定する．
　異物除去が成功しやすいのは，異物が入ってからの期間が1週間未満である場合や，対象となる異物が視認できる場合，異物が入り込んだであろう創部が新鮮である場合，異物の位置が画像検査で同定できる場合，異物がX線非透過性物質の場合，異物が探索中に触知できる場合である．
　除去が失敗しそうなのは，異物が深部にある場合や，異物がすでに数週間から数カ月存在している場合（異物が針の場合によくある），異物が入り込んだ創部がない場合，異物がX線透過性物質の場合，異物の位置が同定できない場合である．
- 理想を言えば，救急外来では無血視野が確保できればより簡単に異物除去できる．とはいえ大抵の異物は小さく，表層にあるため位置の同定も除去も可能である．
- 異物を除去すると決めたら，当該部位をポビドンヨード〔商品名：Betadine（訳注：日本ではイソジン）〕かクロルヘキシジンで消毒する．
- 過度な腫脹を避けるため，可能であれば麻酔は神経ブロックで行うべきである．局所麻酔の場合，創部周辺が腫脹し，異物の同定がより困難となってしまう可能性がある．ほかの麻酔法が使えない場合，局所麻酔は可能な限り少量にするべきである．
- No.15のメスで異物の刺入部の直上に切開を加える．異物が同定できているのであれば異物の軸と平行に切開を加える．
- 異物の切開部を探索するために，小さな曲がり鉗子を使用する．創内を鉗子の先端で優しく掻くようにすることで，ガラスや木片・金属の硬さを感じ，異物の局在同定に役立つ．
- 局在の同定ができたら，異物を掴んで除去する作業に移る．木片や有機物の除去に関しては後述する．
- 異物を除去したら，創部を十分に洗浄し，被覆材を貼付する．切開創は，大きかったり隙間ができたりしない限り，縫合するべきではない．

　しかしながら，異物除去が常に簡単で単純というわけではない．原則として，異物除去に20〜30分以上かかるようであれば，処置をいったん終了し，コンサルトを行うことを十分に考慮するべきである．

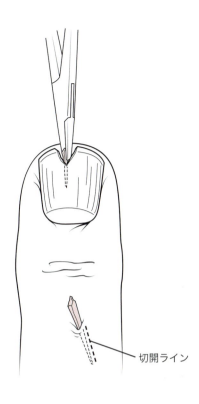

図16-4 （上）爪床と爪甲の間に入り込んだ木片を除去する方法．小さくくさび状に爪を切除し，木片を突出させると引き抜くことができる．小さな鉗子を用いて木片を優しく引き抜く．（下）貫通した異物を皮膚から引き抜く方法．刺入部から異物の軸と平行に小切開を加える．木片は小さな破片を残すことなくすべて除去できる．

切開ライン

① 皮膚から突出している異物

　一部が皮膚から突出している異物の場合，「掴んで引き抜きたい」誘惑に負けないようにすることが重要である．もし木片を小さな狭い刺入部から不用意に引き抜いてしまうと，小さな欠片が創部の中に取り残されてしまい，その後の除去が困難になってしまう[15]．図16-4には，異物と平行な向き・角度の小切開を指に加える方法を記載している．切開を加えれば，小さな欠片を残さずに木片を抜去することができる．異物抜去後の創部は十分に洗浄し，創部感染のリスクを減らす．これらの小切開創は決して縫合してはならない．膿が溜まって膿瘍を形成しないように，必要に応じて排膿できるよう創部は開放したままにするべきである．

② 爪下異物

　爪甲の下に木片などの異物が入り込んだ症例を診る機会は多い．異物が止血鉗子によってしっかり把持できるのであれば，爪下から注意深く引き抜くことができる．木片からさらに小さな破片がとり残されないように注意する必要がある．把持できない場合は図16-4の上側で示すように，爪甲の一部をくさび状にカットすると，把持する部分を露出できる．

　爪甲の下に入り込んだ小木片を除去する簡単なテクニックの1つとして，25Gか27Gの針の先端を曲げて，針の直径と同じ径の小さな"かえし"をつくる方法がある[22]．針を木片と平行に隣接させ穿刺し，異物の最も近位側に戻す．"かえし"部分で木片をすくいあげるようにし，爪甲の下から針ごと異物を引き出す．爪下異物の除去は麻酔下で行うのがほとんどである．また，麻酔は通常，指ブロックで行うことが多い（6章参照）．

③ 草木のトゲ・サボテンのトゲ

小児に多いケースだが，草木のトゲやサボテンのトゲが誤って大量に皮膚に刺さってしまった場合，除去はかなり大変である．ウサギを用いた比較対照試験では，Elmer's Glue-All（商品名，訳注：木工用ボンドに近い製品）を患部に塗布し上からシングルガーゼをかぶせ乾燥させてから，優しくボンドを剥がすと95％のトゲが除去できると報告されている[23]．次に効果的な方法は鑷子を用いて用手的に抜去していくもので，76％のトゲが除去できる．大きなトゲを鑷子で抜いてから，ボンドを用いるとより効果的である．

④ いつコンサルトするか

救急外来では，異物の局在同定と探索がうまくいかず，異物除去できないことも多い．特に，足の深い部分の異物の場合に多い．この場合，放射線部門の超音波機器・X線透視装置を使って三次元的な局在同定を行い，専門家が受傷部位を探索し除去することが望ましい[24, 25]．

2 足底部刺創

救急外来で足底部刺創を診察する機会は多い．ほとんど（≧90％）は釘を踏んで受傷する[26]．大抵，患者は破傷風ワクチン接種のみを求めて来院し，刺創の治療は目的としていないため，本当の足底部刺創の合併症発生率は不明である．しかし治療目的で受診した患者では，合併症の発症率は2〜8％であった[26, 27]．受傷から受診までの時間は重要であり，受傷から48時間以上経過して受診した患者は合併症の発生率が高い傾向にある[28]．実際のところ，このような患者はなかなか治らなかったり悪化したりしてから治療を求めて受診してくる．

受診の遅れだけでなく，その他の要因によっても感染や合併症が増える．屋外で受傷した足底部刺創は汚染されていることが多く，また錆びた釘によって受傷することが多い．靴下や靴の切れ端が創部に入り込むこともあり，特にテニスシューズでは緑膿菌感染に続発する骨髄炎を生じる危険性が高くなる[29, 30]．中足骨遠位部や足趾を含めた中足骨以遠は，踵部や中足骨近位部よりも合併症，特に化膿性関節炎や骨髄炎を生じやすい．ある研究では重篤な足底部刺創35例のうち，34例が中足骨より遠位で生じた[31]．刺創が深くなると，骨や腱，関節を貫通してしまうことがある．このほか，糖尿病や末梢血管障害，免疫抑制のある患者らは合併症のリスクが高くなる．

1）足底部刺創の治療

足底部刺創の治療については議論が続いている．少しの皮膚洗浄のみでよいというものから，外科的治療が必要というものまでさまざまである[32]．また，抗菌薬の感染予防効果を立証するような臨床研究も存在しない[33]．

以下の指針は臨床症状によって分類している．

① 単純な足底部刺創

足底部刺創のほとんどは軽症で，画鋲・針もしくは錆びのない小さな釘などの比較的清潔な物によって生じる．こういった患者は受傷後24時間以内に受診することが多い[34]．

実際には，創の奥まで洗浄・灌流を行うと，かえって合併症が生じる可能性がある．

異物残存の徴候がなく，創縁が清潔で失活しておらず，また穿刺部位に硬結を触れず，過度の圧痛がない場合は，皮膚洗浄を行い少量の外用抗菌薬を塗布したうえで絆創膏（商品名：バンドエイド）を貼付すれば十分である．もし帰宅後に，感染や異物残存の徴候がみられた場合，再受診するよう患者に指導する．

② 異物残存の可能性がある足底部刺創

異物残存が疑われる足底部刺創では，穿刺部の傷は前述した傷より大きいことが多い．創縁は汚染しているか，放射状になっていたり断片化していたりするように見えることが多い．古い釘や露出したボルト，その他の鋭的な物体がこれらの刺創の原因となる．病歴を聴取すると，刺創の原因物は清潔ではなかったり，穿刺の際に破損していたり，また靴下や靴の切れ端が創部内に入り込んでいたりする．この創傷の患者は穿刺部の強い痛みと異物感を訴えることが多い．そして，自身で治療しようとしたり，受診せず症状を我慢していたりしたもののうまくいかず，受傷後48時間以上経過してから受診することが多い[34]．

足の神経ブロック麻酔および局所浸潤麻酔のいずれかによって麻酔を行う．そして，横方向（足底部の皺に平行）で穿刺部を通り，穿刺部と穿刺創の近位部がよく見えるような，十分な長さの切開を加える（図16-5）．

すべての異物，および失活した組織はデブリードマンする．創部を広げ，徹底的に洗浄を行う．この創部は縫合するべきではない．少量の外用抗菌薬を塗布し，バンドエイドで被覆すれば問題なく創閉鎖できる．

患者の不快感を減らし創部を保護するために，松葉杖を使用し，創部の圧迫と刺激を軽減することを推奨する．グラム陽性菌に対して有効な抗菌薬で治療し，48〜72時間後にフォローアップ目的の再診を行うべきである．

③ 複雑な足底部刺創

穿刺部が明らかに感染している，炎症を起こしている，あるいは失活している場合は広範なデブリードマンを行う．異物探索により，異物はないと証明されるまでは異物の存在を疑っておく．このような場合，図16-5に示したように創部に切開を加え，穿刺創を広げ，洗浄・探索・デブリードマンを行う．前述の通り，縫合はせず，松葉杖を使用することを推奨する．抗菌薬に関しては後ほど詳細を述べるが，投与を必要とすることがある．外科医へのコンサルトも考慮される．

④ 複雑な足底部刺創で深部の症状を伴う場合

感染が成立してしまっている場合や，異物が重篤な組織反応を生じている場合，もしくは骨や関節が損傷している場合には，患者は足の深部痛を訴える．足は穿刺部自体を超えて明らかに腫脹しているか，リンパ管が腫脹しているか，またはその両方である．

このような場合，異物や骨折，ガス貯留の有無をスクリーニングするためにX線検査もしくはCT検査の施行を推奨する．また外科専門医へのコンサルトも推奨される．

感染や，穿刺部を超えて広がる組織の強い炎症は異物残存が原因であることが多い．

これらの患者の多くは受傷後数日経過してから受診する．残存する異物の同定，もしくは否定に全力を尽くさなければならない．

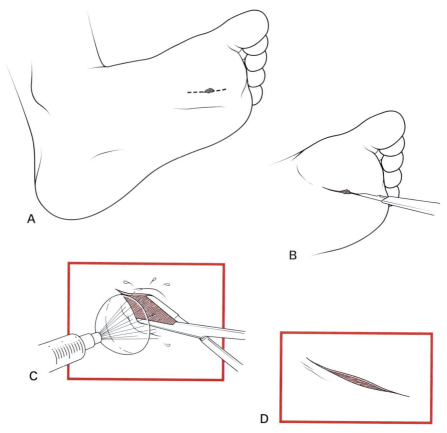

図16-5 足底部刺創の治療．**A,** 足底部の皺線と平行に穿刺部を通る切開線を加える．**B,** No.15のメスを用い，厚い真皮を含めて切開する．**C,** 鉗子を用い，創部を広げ異物探索と洗浄を行う．**D,** 必要であれば創縁をデブリードマンし，創部は縫合せず二次治癒させる．

2) 抗菌薬投与

　感染していない刺創に対する予防的抗菌薬投与は，臨床試験において立証されていない[28,33,35~38]．シプロフロキサシンは in vitro で緑膿菌に感受性があるため，予防的抗菌薬として使用されてきた．しかしシプロフロキサシンは緑膿菌治療の第一選択薬ではない．

　さらに，シプロフロキサシンはこういったタイプの感染の危険が最も多い小児に対して禁忌である[19]（訳注：現在日本では，シプロフロキサシンは小児の複雑性膀胱炎・腎盂腎炎・炭疽感染症および緑膿菌による呼吸器感染症において一定の条件下で適応が通っている）．

　適切なスペクトラムの抗菌薬治療を受けていたにもかかわらず，9人もの患者が蜂窩織炎を発症したという研究もあり，このため予防的抗菌薬の信頼性は低い[26]．しかし，この研究で最も重要なのは，この9人の患者のうち，5人に異物残存があったことである．足部の感染していない刺創においては，感染徴候について念入りに患者に指導することや適切なフォローアッププランを立てることが必要である．たとえ感染が成立してしまっても，十分に説明を受けた患者は適切な治療を受けに再受診してくれるであろう．感染が成立した場合，異物がないことが証明されない限り，異物残存が感染の原因であることは言うまでもない．

　足底部刺創に続発する感染症で最も多いのは黄色ブドウ球菌・表皮ブドウ球菌・レンサ球菌

によるものである[35]．緑膿菌は足底部刺創に続発する骨髄炎の原因として最も多いものであるが，この緑膿菌感染はゴム底のテニスシューズを介しての刺創に付随して生じることがある．ただし，緑膿菌感染による骨軟骨炎に罹患した15例の小児患者を対象にしたケースシリーズでは，半数の小児が靴を履いていないタイミングで受傷している[36]．

　これらの患者では，いったん症状は改善するにもかかわらず，その後再度疼痛と機能障害が再燃するパターンが多い．

　ブドウ球菌およびレンサ球菌をカバーした抗菌薬を使用しても，感染徴候が4〜5日以上持続する場合は緑膿菌感染を疑う[37]．緑膿菌感染を疑わない限り，足底部刺創からの感染症では一般的なグラム陽性球菌を広くカバーする抗菌薬を選択するべきである．第1世代のセファロスポリンとしてのセファゾリン〔商品名：Ancef（訳注：日本ではセファメジン）〕やアンピシリン/スルバクタム（商品名：ユナシン），アレルギーのある患者ではクリンダマイシン〔商品名：Cleocin（訳注：日本ではダラシン）〕を培養結果が判明するまで初期投与する．緑膿菌感染を疑う場合には前述の細菌すべてをカバーするアミノグリコシド系の追加投与を行うことが適切である．加えて，骨・軟骨への感染波及の有無を調べるために血算・血沈・画像検査を行うべきである[32]．

3　釣り針による損傷

　釣り針を除去する方法は多数存在する．一般的に，返しが小さな釣り針は逆行性に除去し，大きな返しがついている場合は針を押し込みカットする方法を用いるのがよい．

　1991年に行われた97例の釣り針による刺傷を対象とした研究では，最も多く使用され，かつ成功率が高かったのは針を押し込みカットする方法であった[38]．いくつかの釣り針除去の方法について，その成功率とともに以下に記載する．

1）逆行性に除去する方法

　釣り針の返しが小さい場合や，釣り針が皮膚表層にしか刺さっていない場合はもともとの刺さった部位から釣り針を抜くことができる．アイレット（訳注：釣り針の根本のこと）と柄の部分に優しく圧をかけ，返しを組織から離してやる．同時に鉗子で柄の曲がっている部分（訳注：ベンドと呼ばれる部位）を掴み，釣り針を引っ張りながら抜いていく．

　経験豊富な漁師達は自身に釣り針が刺さると，刺入部の真皮に小切開を加え，ペンチで逆行性に釣り針を引き抜くことがある．真皮は高い粘稠性を有し，フックや返しの抜去時に最も抵抗の強い層である．この方法は救急外来でも真似できる．（ポビドンヨードなどで）基本的な消毒を適切に行った後，刺さっている釣り針の柄の部分のすぐ隣に局所麻酔注射をする．No.11もしくはNo.15のメスを用いて，返しに沿って釣り針の内側に小さな切開を加える（図16-6）．皮膚の外に出ている釣り針の柄の部分を鉗子でつかみ，フックを鋭く，かつすばやく引き抜く．返しに最も近い柄の長さと同じ程度，直線的に引っ張る．

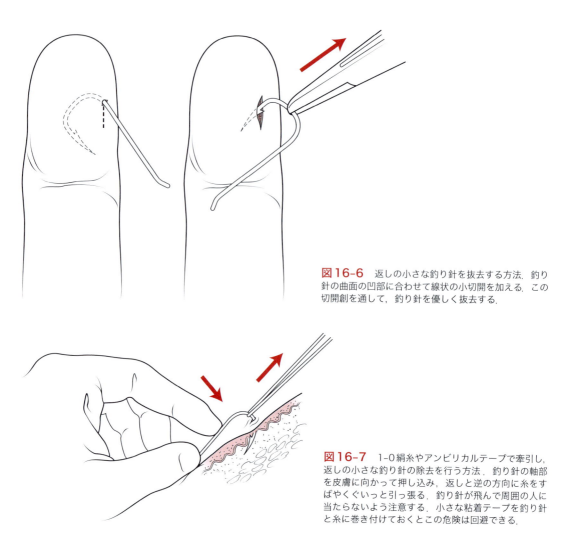

図16-6 返しの小さな釣り針を抜去する方法．釣り針の曲面の凹部に合わせて線状の小切開を加える．この切開創を通して，釣り針を優しく抜去する．

図16-7 1-0絹糸やアンビリカルテープで牽引し，返しの小さな釣り針の除去を行う方法．釣り針の軸部を皮膚に向かって押し込み，返しと逆の方向に糸をすばやくぐいっと引っ張る．釣り針が飛んで周囲の人に当たらないよう注意する．小さな粘着テープを釣り針と糸に巻き付けておくとこの危険は回避できる．

2）糸引き抜き法

　返しの小さい釣り針に対して，1-0絹糸やアンビリカルテープのような張力の強い糸で引っ張ることによって釣り針を除去する方法がある（図16-7）．糸を釣り針の柄のカーブしている部分にかけて，柄の直線部分と反対側に優しく引っ張る．針の軸部を皮膚側に向かって押し込み，返しを皮膚と接触している部分から離すようにする．そこから糸をすばやく引っ張り，釣り針を抜く．釣り針を引き抜いた際に，周囲の人へ釣り針が当たらないように注意する．この方法は麻酔を必要としない．

3）注射針で返しを覆う方法

　16または18Gの注射針を用いた方法もある．図16-8のように，まず注射針を最初の穿刺部から皮内に挿入する．針の空洞部が返しの直上に存在するか「覆う」ことができるところまで，釣り針の柄の部分に沿って注射針を進めていく．

　両者がしっかりと保持されていればもともとの刺入部位を通して引き抜くことができる．注射針が釣り針の返し部分を覆い，抜去中に返しが組織に引っかかることを防いでくれる．

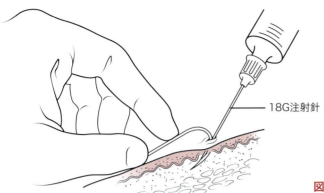

図16-8　18G注射針を釣り針の返し部分の直上に挿入し，刺入部を通して釣り針を抜去する方法．

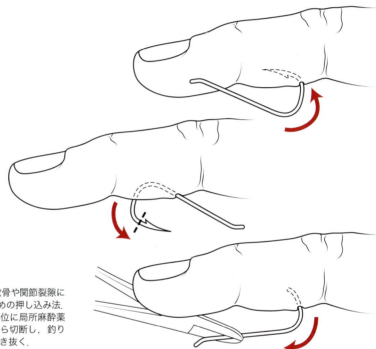

図16-9　返しが大きい場合や，軟骨や関節裂隙に刺さってしまった釣り針の除去のための押し込み法．穿刺部と針の出口になるであろう部位に局所麻酔薬を注射する．針を進めて返しが出たら切断し，釣り針の軸部をもともとの穿刺部から引き抜く．

4) 押し込み法

　深く刺さってしまった場合や大きな返しのある釣り針が刺さってしまった場合は押し込み法が有効である．そのまま元の刺入部から抜こうとすると強い組織損傷を引き起こす可能性がある．基本的な創処置の準備を行い，少量の局所麻酔薬を釣り針が押し出されるであろう部分に注入する．

　鉗子のような把持できる器具を用いて，真皮を通して釣り針を押し出すように釣り針の柄の部分を操作する（図16-9）．返しがすべて出てたら，出てきた釣り針の返しをワイヤーカッターで切り取り，釣り針の柄の部分を元の刺入部から引き抜く．

個別に言及するべき解剖学的部位も存在する．耳や鼻などの軟骨に刺さってしまった釣り針は簡単に引き抜くことはできない．このような部位には押し込み法を選択するべきである．関節包に刺さってしまった釣り針も同様に押し込み法を用いて針を除去するのがよい．引き抜いてしまうと，返しが関節裂隙を損傷してしまう可能性があるためである．関節裂隙を損傷してしまうと，重篤な合併症を生じる可能性があり，専門医へのコンサルトを強く推奨する．

　稀に釣り針は角膜や眼球損傷を引き起こす．この対応は緊急を要するが，救急外来の現場では釣り針の除去は行ってはならない．眼科へのコンサルトが必須である．釣り針除去のために患者を転院させる必要がある場合は眼圧を下げるために患者をファーラー位（半坐位）にするべきである．金属眼帯で創部を覆い，優しくテーピングすることで，目に直接的な接触・圧迫がないようにしなければならない．ガーゼによる圧迫眼帯は眼球内容物を押し出してしまうため，絶対禁忌である．

<h2>4 ｜ 擦過創と外傷性刺青</h2>

　擦過創は表皮および真皮へ接線方向の力で外傷が加わる（すなわち，「擦りむく」）ことで生じる皮膚損傷の一種である．皮膚は地面に押し付けられ，擦られたり削られたりする．結果として生じる損傷は熱傷のようになる．擦過創では欠損する真皮・表皮の厚さはさまざまであり，ときに浅筋膜（皮下組織）やそれと同等の深さの組織，もしくは骨を欠損するほどの深さになることもある．擦過創は小さいこともあれば，広い範囲に及ぶこともある．これらの損傷には土砂や石，道路のタールが多く混入している．

　管理上重要なことは感染予防・治癒の促進・残存した異物による「外傷性刺青」の予防という3点である．3つ目の「外傷性刺青」は美容面で特に重要な問題である．なぜなら治癒過程で真皮や表皮に存在する異物が取り込まれてしまうと，後に手術を行っても簡単に除去することができなくなってしまうからである．

　擦過創を受傷し外傷性刺青が生じると消せない見苦しい傷になってしまうため，創部から混入した多数の土や砂を取り除くために，できるだけのことを行う必要がある．

　もしすべての異物を除去できない場合は，その事実を患者にしっかり伝えることが重要である．またレーザーなどの刺青を除去できるような機器を使用できる形成外科や皮膚科への紹介を検討する[39]．

　ほとんどの擦過創は小さく，比較的単純なものが多いとされている．しかしながら熱傷同様に創部は非常に敏感で，触ると痛みを伴う．優しく，しかし徹底的に洗浄を行う必要がある．適切な創傷洗浄液によって，創部表層の汚染を除去できる．また，これは被覆の前段階の処置にもなる．

　イオン性界面活性剤を含まないポビドンヨード液やクロルヘキシジン（7章参照）は擦過創の洗浄に有効である．裂創と同様に擦過創も蜂窩織炎などの感染を生じうる細菌で汚染されている．実験研究によれば，受傷6時間以内のポビドンヨード洗浄は細菌数を顕著に減少させることができるといわれている[40]．受傷後6時間経つと，洗浄しても細菌数は変化せず，局所感

染のリスクは増大する.

　汚染され，異物を多く含んだ擦過創の洗浄は困難かつ手間がかかることがある．擦過創が小さい場合，局所麻酔薬を創の周囲や円周状に注射し，痛みがとれれば，適切な洗浄液を用いて，スポンジや柔らかい手術用ブラシでごしごし擦る．必要であれば細かな異物を除去するため，針やNo.11のメス，そして先端の小さな鑷子を用いることがある.

　重度に汚染されたroad rash（訳注：スケートボードなどで転倒した際にできる広範囲な擦過創のこと）は救急外来で創処置をすること自体が困難となる．麻酔をかけるために必要な局所麻酔量が中毒量を超えてしまうからである．これらのケースでは静脈麻酔が推奨され，受傷範囲が非常に広い例では手術室で処置を行ったほうがよいものもある.

　擦過創で最もよくある異物混入は道路のタールやアスファルトである．これらが皮膚に残存してしまった場合，タールの黒い色の影響で，ひどい見た目になってしまう．初期治療にて洗浄・デブリードマンを行う際にすべてのタールとアスファルトは除去しなければならない．タール除去に有効な洗浄物質はポリオキシエチレンソルビタンという親水性の非イオン性界面活性剤である[41]．ポリオキシエチレンソルビタンは実質的に，組織に対して無毒な乳化剤である．Neosporin（商品名）という抗菌薬含有軟膏はこのポリオキシエチレンソルビタンを含有している物質のなかで最も一般的なものである（訳注：NeosporinはポリミキシンB・バシトラシン・ネオマイシン含有の軟膏．ポリオキシエチレンソルビタンは基材として含有されている）．ワセリンベースのPolysporin軟膏（商品名）もタールを溶かすのに役立つ[42]．しかし，軟膏はクリームのように水に溶けないため効果的とはいえない．クリーム基材は水溶性なのでタールが混入した擦過創に塗った後も簡単に洗い流すことができる．ほかの市販のタール除去に有効なものはオレンジの皮からつくられた柑橘系物質である．これはタール除去に効果があるうえに，皮膚傷害性もない（訳注：日本では適した製品がなく，ワセリンなどを使用しているのが現状である）.

　初期治療時に洗浄・デブリードマンし，その後の創部の処置は患者自身で行ってもらう．擦過創は二次感染を防ぐために清潔に保たなければならない．痂皮が自然の被覆材として働くことで多くの擦過創は（感染的にも美容面でも）問題なく治癒する．しかしながら，創部を乾燥させてしまうと創部治癒が遷延し，受傷部位を上皮細胞が覆うのを阻害するということが研究から判明している[43]．適切な被覆を行うことで創部は湿潤環境となり，より早く効果的に治癒が促進する.

　被覆材で容易に被覆できる程度の創傷であれば，NeosporinやPolysporinなどの軟膏を薄く創部の上に塗布し，非固着性被覆材で被覆する．多種多様な被覆材が存在しており，アダプティックドレッシング・テルファサージカルパッド・Vaseline gauzeは最も安価な被覆材である（訳注：いずれも商品名．Vaseline gauzeは日本未販売）．その他の被覆材としてフィルム材（商品名：3Mテガダーム）やフォーム材（商品名：Epi-lock），ハイドロコロイド材（商品名：Duoderm）などがあげられる[44]．被覆材は2～3日に1回剥がし，優しく洗浄した後，再度被覆材を貼付する.

　外用抗菌薬だけであっても創部の再上皮化率が被覆材貼付時と同様に上昇することが実験で示されている[45]．被覆材を簡単に貼付できないような創部には湿潤環境を保つために外用抗菌

薬（例えばNeosporinやPolysporin）を薄く塗布することが推奨される[26]．軟膏は湿潤環境を維持するため，通常1日2〜3回塗布する．

　表層性の創傷や擦過創の新しい治療法として，オクチルシアノアクリレートによる皮膚用接着剤（商品名：ダーマボンド）も使用できる．

　ダーマボンドは裂創や外科的切開の閉創に使用されている．擦過創を洗浄・乾燥させた後に，アプリケーターのブラシを用いて直接，新鮮な擦過創に塗布していく[46]．標準的なバンドエイドと比較して，皮膚用接着剤を用いた治療は，痛みと出血どちらも少ない．ダーマボンドは5日間程度固着でき，これはバンドエイドより3日以上長い．患者は入浴が可能であり，必要に応じて再度皮膚用接着剤を塗布すればよい．皮膚用接着剤を使用した際，治癒には平均12日程度かかり，これはバンドエイド貼付時とほぼ同じである．皮膚用接着剤には擦過創に直接噴霧できるようなスプレータイプも存在する[47]．

文　献

1) Levine MR, et al : Clinical characteristics and management of wound foreign bodies in the ED. Am J Emerg Med, 26 : 918–922, 2008

2) Anderson MA, et al : Diagnosis and treatment of retained foreign bodies in the hand. Am J Surg, 144 : 63–67, 1982

3) Nguyen A, et al : Elevation of blood lead levels in emergency department patients with extra–articular retained missiles. J Trauma, 58 : 289–299, 2005

4) Farrell SE, et al : Blood lead levels in emergency department patients with retained lead bullets and shrapnel. Acad Emerg Med, 6 : 208–212, 1999

5) Byron TJ : Foreign bodies found in the foot. J Am Podiatry Assoc, 71 : 30–35, 1981

6) Mehregan AH & Rudner EJ : Implantation dermatosis. Wood splinter with fungus contamination. J Cutan Pathol, 7 : 330–331, 1980

7) Cracchiolo A 3rd : Wooden foreign bodies in the foot. Am J Surg, 140 : 585–587, 1980

8) Kahn B : Foreign body (palm thorn) in knee joint. Clin Orthop Relat Res : 104–106, 1978

9) Steele MT, et al : Retained glass foreign bodies in wounds : predictive value of wound characteristics, patient perception, and wound exploration. Am J Emerg Med, 16 : 627–630, 1998

10) Montano JB, et al : Foreign body retention in glass–caused wounds. Ann Emerg Med, 21 : 1360–1363, 1992

11) Felman AH & Fisher MS : The radiographic detection of glass in soft tissue. Radiology, 92 : 1529–1531, 1969

12) Tandberg D : Glass in the hand and foot. Will an X–ray film show it ? JAMA, 248 : 1872–1874, 1982

13) Dean AJ, et al : Technique for emergency medicine bedside ultrasound identification of a radiolucent foreign body. J Emerg Med, 24 : 303–308, 2003

14) Graham DD Jr : Ultrasound in the emergency department : detection of wooden foreign bodies in the soft tissues. J Emerg Med, 22 : 75–79, 2002

15) Lammers RL : Soft tissue foreign bodies. Ann Emerg Med, 17 : 1336–1347, 1988

16) Hill R, et al : Ultrasound for the detection of foreign bodies in human tissue. Ann Emerg Med, 29 : 353–356, 1997

17) Manthey DE, et al : Ultrasound versus radiography in the detection of soft–tissue foreign bodies. Ann Emerg Med, 28 : 7–9, 1996

18) Orlinsky M, et al : The comparative accuracy of radiolucent foreign body detection using ultrasonography. Am J Emerg Med, 18 : 401–403, 2000

19) Gilbert FJ, et al : The role of ultrasound in the detection of non–radiopaque foreign bodies. Clin Radiol, 41 : 109–112, 1990

20) Rhoades CE, et al : Detection of a wooden foreign body in the hand using computed tomography––case report. J Hand Surg Am, 7 : 306–307, 1982

21) Bodne D, et al : Imaging foreign glass and wooden bodies of the extremities with CT and MR. J Comput Assist Tomogr, 12 : 608–611, 1988

22) Davis LJ : Removal of subungual foreign bodies. J Fam Pract, 11 : 714, 1980

23) Martinez TT, et al : Removal of cactus spines from the skin. A comparative evaluation of several methods. Am J Dis Child, 141 : 1291–1292, 1987

24) McFadden JT : Stereotaxic pinpointing of foreign bodies in the limbs. Ann Surg, 175 : 81–85, 1972

25) Wayne R & Carnazzo AJ : Needle in the foot. Am J Surg, 129 : 599, 1975

26) Fitzgerald RH Jr & Cowan JD : Puncture wounds of the foot. Orthop Clin North Am, 6 : 965–972, 1975

27) Houston AN, et al : Tetanus prophylaxis in the treatment of puncture wounds of patients in the deep South. J Trauma, 2 : 439–450, 1962

28) Chisholm CD & Schlesser JF : Plantar puncture wounds : controversies and treatment recommendations. Ann Emerg Med, 18 : 1352–1357, 1989

29) Fisher MC, et al : Sneakers as a source of *Pseudomonas aeruginosa* in children with osteomyelitis following puncture wounds. J Pediatr, 106 : 607–609, 1985

30) Jacobs RF, et al : Management of *Pseudomonas osteochondritis* complicating puncture wounds of the foot. Pediatrics, 69 : 432–435, 1982

31) Patzakis MJ, et al : Wound site as a predictor of complications following deep nail punctures to the foot. West J Med, 150 : 545–547, 1989

32) Chachad S & Kamat D : Management of plantar puncture wounds in children. Clin Pediatr (Phila), 43 : 213–216, 2004

33) Harrison M & Thomas M : Towards evidence based emergency medicine : best BETs from the Manchester Royal Infirmary. Antibiotics after puncture wounds to the foot. Emerg Med J, 19 : 49, 2002

34) Schwab RA & Powers RD : Conservative therapy of plantar puncture wounds. J Emerg Med, 13 : 291–295, 1995

35) Joseph WS & LeFrock JL : Infections complicating puncture wounds of the foot. J Foot Surg, 26 : S30–S33, 1987

36) Jarvis JG & Skipper J : *Pseudomonas osteochondritis* complicating puncture wounds in children. J Pediatr Orthop, 14 : 755–759, 1994

37) Baldwin G & Colbourne M : Puncture wounds. Pediatr Rev, 20 : 21–23, 1999

38) Doser C, et al : Fishhook injuries : a prospective evaluation. Am J Emerg Med, 9 : 413–415, 1991

39) Kuperman–Beade M, et al : Laser removal of tattoos. Am J Clin Dermatol, 2 : 21–25, 2001

40) Jeray KJ, et al : Evaluation of standard surgical preparation performed on superficial dermal abrasions. J Orthop Trauma, 14 : 206–211, 2000

41) Bose B & Tredget T : Treatment of hot tar burns. Can Med Assoc J, 127 : 21–22, 1982

42) Demling RH, et al : Management of hot tar burns. J Trauma, 20 : 242, 1980

43) Hinman CD & Maibach H : Effect of air exposure and occlusion on experimental human skin wounds. Nature, 200 : 377–378, 1963

44) Beam JW : Occlusive dressings and the healing of standardized abrasions. J Athl Train, 43 : 600–607, 2008

45) Geronemus RG, et al : Wound healing. The effects of topical antimicrobial agents. Arch Dermatol, 115 : 1311–1314, 1979

46) Eaglstein WH, et al : A liquid adhesive bandage for the treatment of minor cuts and abrasions. Dermatol Surg, 28 : 263–267, 2002

47) Quinn J, et al : The effect of a new tissue–adhesive wound dressing on the healing of traumatic abrasions. Dermatology, 201 : 343–346, 2000

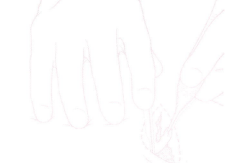

17章 軽症熱傷

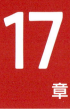

実践ポイント

- 熱傷患者を診察するとき，まず，気道緊急，気道熱傷，合併損傷，絞扼性熱傷，体液喪失を起こす大きな熱傷などがないかを確認することが重要である
- 軽症熱傷の最初の治療として，冷たい（冷たすぎない）濡らした布で熱傷が進行するのを防ぎ，痛みを緩和する
- 熱湯や油がはねたりこぼれたりしたときの熱傷は，表面的な損傷となる．熱い液体に浸かったり炎にまかれたりしたときの熱傷は，しばしば深い組織損傷を起こす
- 咳，息切れ，焦げた鼻毛，口や鼻の煤があれば気道熱傷を疑う
- 熱傷範囲は，Ⅱ度熱傷とⅢ度熱傷の合計で測定する．Ⅰ度熱傷は含めない
- Ⅱ度熱傷が体表面積の15％未満の患者は，外来で治療できる
- 破れていない水疱は効果的な熱傷被覆材として作用するので，常に除去すべきというわけではない
- 熱傷の被覆材は非固着性のものを用い，傷みやすい表皮や真皮の細胞を被覆材の交換の際に傷つけないようにする
- 熱傷は破傷風感染の危険性があり，破傷風ワクチン接種が長期間されていなければ，治療の時点で追加接種すべきである
- 外来で治療する軽症熱傷では，経口抗菌薬が必要というエビデンスはない

　救急外来で熱傷を診療する機会は多い．熱傷治療をよく理解することで，外来治療できるか，特殊な処置のため専門家への紹介が必要か判断することができる．熱傷の深さや，種類，範囲，解剖学的部位，患者の状態といったことすべてが治療方針を決定する重要な因子である．軽症熱傷の部位ごとの治療はいまだ議論の余地があるが，基本的な治療原則は大きく変わらない．熱傷患者の3つの主な治療原則は，①痛みの緩和，②さらなる感染や外傷の予防，③瘢痕や拘縮の最小化である[1]．

1 初期対応と患者の評価

　どんなに小さく，ささいな熱傷であっても，重篤な合併症について評価しなければいけない．患者が火災や爆発現場で受傷したのであれば，気道熱傷，一酸化炭素への曝露，シアンへの曝露，ほかの外傷がないかの迅速な評価が必須である[2]．気道熱傷は，火災による死亡の原因と

して最多である[3]．気道熱傷を疑う徴候として，焦げた鼻毛，口や鼻の煤，嗄声，咳嗽，息切れ，喘鳴がある．これらの徴候がなくても，密閉し，煙が充満したスペースに閉じ込められていた患者では，気道熱傷を疑わなければいけない．気道熱傷はしばしば遅れて症状が出るので，24時間経過観察した方が無難である[4]．頭痛を訴えたり，錯乱していたり，意識障害がある患者では一酸化炭素への曝露を疑う．

　バイタルサインを測定し，患者の状態が安定しているのを確認し，熱傷部位から不要な衣服などを脱がせてから，ようやく熱傷自体を診察することができる．軽症熱傷の患者が最もよく訴える症状は疼痛である．表皮（Ⅰ度）と浅達性部分層（Ⅱ度浅達性）の熱傷は痛みが強いため迅速な疼痛緩和を必要とする．疼痛を抑える最も単純で迅速な方法は，湿らせた冷たいタオルを熱傷部位に置くことである[5]．臨床的・実験的に，熱傷部位を冷やすと最終的な組織損傷を減らすことができるというエビデンスがある[6〜9]．ただし，過度に冷たいと熱傷をかえって悪化させてしまう．水温は，8〜23℃が疼痛緩和と熱傷部位の保護という面で最適であると思われる[7]．

　冷却は，熱傷後3時間以内であれば有効である[7, 10]．にもかかわらず，熱傷の小児において，冷却を含む適切な応急処置を受けたのは，たった22％しかいなかったという報告もある[11]．医療機関に到着したらすぐに，組織損傷を止めるために冷却を開始すべきである．ただし熱傷の範囲が広い場合，低体温になりうるため，冷たく濡らしたタオルで長期間覆ってはいけない．冷たいタオルやガーゼに加え，熱傷への不安の強い患者では特に，モルヒネやメペリジンなどの鎮痛薬を経静脈投与する．

　患者を安定化させ，鎮痛薬を投与している間に，病歴を確認する．病歴で重要なのは，患者の年齢，既往歴，心理社会的背景，薬のアレルギーである．2歳未満では，皮膚が薄く，免疫も未熟である[12, 13]．このような子どもは基本的に入院とする．同様に，65歳以上の患者も，熱傷に耐性がなく，しばしば入院が必要となる．糖尿病，肺疾患，重篤な心疾患，長期の免疫抑制療法を受けている患者は，熱傷の合併症のリスクが高く，特別な対応を必要とする．

　熱傷患者は，アルコール関連・薬物関連などの重大な心理社会的問題を抱えていることが多い．これらの問題は，熱傷の治療自体には関係しないかもしれないが，重篤なアルコール依存や薬物依存があれば，たとえ軽症熱傷のための外来通院であっても困難になる．熱傷に関連する最悪の心理社会的問題は，小児虐待である．熱傷診療のスペシャリストは，頻繁にこの状況に遭遇するため，すべての子どもの熱傷について，否定されるまでは小児虐待の可能性を考えている．

　最後に，熱傷の治療では多くの薬剤を使用するかもしれないため，詳細にアレルギーを確認する．

2 熱傷の評価

1) 熱傷の原因

　　熱傷の原因を知ることで，深さや範囲を予測することができる．熱いお湯をこぼしたり，お湯がはねて生じた単純な熱傷は，たいてい表皮もしくは浅達性部分層熱傷となる．熱い液体に浸かるか火炎で生じた熱傷は，深達性部分層熱傷か全層熱傷になる．これらの熱傷は，特に手や顔など重要な解剖学的部位が巻き込まれると，複雑かつ重篤になりうる．電撃傷は，たいてい全層熱傷となるうえ，筋壊死，骨折，不整脈を合併しうる[14]．

2) 熱傷の部位

　　熱傷の解剖学的部位は，治療方針に影響する．手は複雑かつきわめて重要な機能があるため，広範囲の部分層熱傷もしくは全層熱傷であれば，少なくとも最初は入院するのが最良である．入念な洗浄や，デブリードマン，被覆が必要なだけでなく，痛みや腫脹で手を動かせず関節が硬化してしまう危険性がある．手の硬化を防ぐために，早期の運動に加えて，受傷した四肢が挙上できるかどうかも詳細に確認しなければいけない．50歳以上の患者では関節が硬化しやすい．顔面の部分層熱傷は，気道閉塞や気道熱傷の危険性があるだけでなく，外科的に対応する難しさもある．

　　会陰部の熱傷は技術的に対応が難しいうえに，患者にとってもひどく恥ずかしいものである．そのため，自宅で患者や家族が処置することは難しい．外来で対応する熱傷で最も悩ましいのは，足の熱傷である．足を挙上していないと熱傷部位の浮腫や疼痛，組織損傷につながるが，足の解剖学的な性質・体重を支えるという機能上，患者に挙上を継続させることが難しく，外来治療は失敗しやすい．

3) 熱傷の深さ

　　熱傷は深達度で4段階に分けられる．表皮熱傷（Ⅰ度熱傷），部分層熱傷（Ⅱ度熱傷），全層熱傷（Ⅲ度熱傷），深層熱傷（Ⅳ度熱傷）である（**図17-1**）．部分層熱傷は，浅達性と深達性に分けられる．

① 表皮熱傷（Ⅰ度熱傷）

　　最も頻度の高い熱傷である．熱によって真皮の血管が拡張し，表皮が赤くなる．水疱は生じず，自然に治癒する．表皮は受傷後5～7日で脱落し，血管拡張は徐々に消える．最もよくみる表皮熱傷が日焼けである．表皮熱傷でも熱への曝露が強く長くなると，12～24時間後に水疱のようになり，浅達性部分層熱傷になることがある．

② 浅達性部分層熱傷（浅達性Ⅱ度熱傷）

　　表皮と真皮の一部が受傷するため，このように呼ばれる．古典的には水疱ができ，痛みが強くなる．壊死した表皮を除去すると，損傷した真皮はピンク色で湿潤している．触れると痛むが，2～3週間で瘢痕なく治癒する．真皮と，毛包脂腺やエクリン腺といった真皮の付属器は残存し，表皮を再生する．

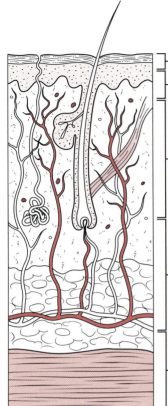

表皮熱傷(I度熱傷)　例：日焼け

浅達性部分層熱傷(浅達性II度熱傷)
水疱, ピンク色で湿潤した真皮

深達性部分層熱傷(深達性II度熱傷)
いくつかの真皮付属器が残存(毛包)

全層熱傷(III度熱傷)
組織が乾燥し, 革のようになる

深層熱傷(IV度熱傷)
骨の深さまで届く熱傷

図17-1　表皮熱傷（I度熱傷）〜深層熱傷（IV度熱傷）の深さを示した断面.

③ 深達性部分層熱傷（深達性II度熱傷）

　浅達性と深達性は治癒までの期間と，最終的な見た目に大きな違いがあり，両者を区別することは臨床的に重要である．深達性部分層熱傷は，触ると痛みがなく，デブリードマンすると乾いて白くなっているように見える．ときどき，これらの熱傷の表面に赤く点在しているものがあるが，これは汗腺や毛包のような真皮付属器である．針で刺したときに感覚があれば，真皮付属器は残存している．これらの付属器から新しい皮膚が再生するが，植皮も必要である．治癒するまでには3週間以上かかる．

④ 全層熱傷（III度熱傷）

　全層熱傷では，真皮と真皮付属器は完全に破壊される．表面は乾いて張り，革のようになっていて，触ったり針を刺しても感覚はない．熱傷部位の色は，白や茶色，黒などさまざまである．初診時には，深達性部分層熱傷と全層熱傷の区別は困難である．これらは同じ方法で治療され，最終的には植皮を必要とすることが多い．

⑤ 深層熱傷（IV度熱傷）

　すべての軟部組織が焼け落ち，骨が露出する．

4）熱傷の範囲

　適切に熱傷範囲を見積もることが，熱傷の治療に重要である．計算が必要なのは部分層熱傷（II度）と全層熱傷（III度）のみである．"9の法則"は，成人の熱傷面積の初期評価に適して

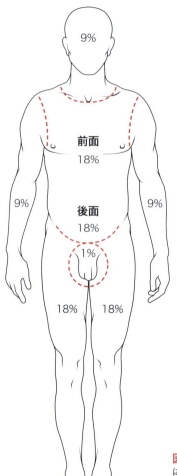

図17-2 "9の法則"で，熱傷範囲を簡単に見積もることができる．部分層熱傷（Ⅱ度）と全層熱傷（Ⅲ度）のみ熱傷面積を考慮する．

いる（図17-2）．体表面に占める各部位の割合を9の倍数で表すというものである．頭やそれぞれの上肢は9％，下肢はそれぞれ18％になる．胸腹部の前面後面全体では，36％になる．

小児では熱傷面積をより正確に見積もるため，解剖学的部位がより細分化されている（図17-3）．この図は，年齢で変化する体表面積も考慮に入れている．小児では，頭の表面積が成人に比べ非常に大きい．人は成長するにつれ下肢の割合が大きくなり，一方で，体幹と上肢の割合は一生を通じて比較的同じままである．15歳で，体表面積の割合が成人と同じになる．

3 入院治療と外来治療の判断基準

BOX 17-1に熱傷の入院基準を示した．これらの基準を満たさない患者は軽症と考えられ，外来で治療できる．どれくらいの範囲までの熱傷を外来で治療できるかについては，専門家によって意見が分かれており，報告も体表面積の10〜15％までと開きがある[6,13,15]．浅達性部

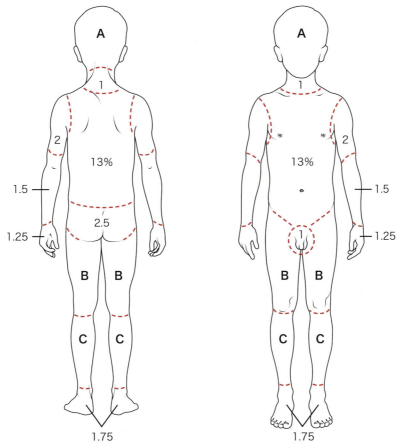

面　積	0歳	1歳	5歳	10歳	15歳
A＝頭の1/2	9.5％	8.5％	6.5％	5.5％	4.5％
B＝片側の大腿の1/2	2.75％	3.25％	4％	4.25％	4.5％
C＝片側の下腿の1/2	2.5％	2.5％	2.75％	3％	3.25％

図 17-3　小児の熱傷面積の見積もり．年齢とともに変化する．

BOX 17-1　熱傷患者の入院適応指針

① 部分層熱傷＞体表面積の15％（小児では＞10％）
② 全層熱傷＞体表面積の3％
③ 気道熱傷が疑われる
④ 年齢＜2歳　もしくは＞65歳
⑤ 手，顔，会陰部，足の部分層熱傷もしくは全層熱傷
⑥ 電撃傷
⑦ 重篤な基礎疾患あり
⑧ 急性アルコール中毒，薬物中毒
⑨ 小児虐待が疑われる

分層熱傷は3〜5％，全層熱傷は1〜3％と報告されている．責任能力のある成人が外来治療を強く希望し，またサポート環境が整っていれば，より広範囲の熱傷でも外来治療でよいかもしれない．

　小児では，体表面積の10％以上の部分層熱傷であれば入院管理が望ましい．疼痛緩和や，創部洗浄，デブリードマン，被覆については，経験のある医師が対応するほうが安心である．保護者が心理的に落ち着いてから，子どもが退院する前に，熱傷の処置方法について伝える．本当に些細な熱傷を除き，2歳未満の子どもは入院で対応すべきである．一方，65歳より上の患者も入院治療を考慮する．

　前述の通り，解剖学的に重要な部位の熱傷，例えば手，足，顔，会陰部は入院治療が望ましい．体表面積の3％より広い全層熱傷は，外科的治療と植皮を必要とする．全層熱傷は，たとえどんなに小さくても初期治療の後，継続治療と今後の植皮の可能性について，専門家に紹介する必要がある．

　気道熱傷は密かに病態が進行し，受傷後数時間明らかな症状が現れないことがある[4]．気道熱傷が疑われるならば，どんなに小さな表皮熱傷でも，経過観察目的に入院させなければいけない．また，基礎疾患，アルコールや薬物乱用，小児虐待の疑いで，入院させることもしばしばある．

4 軽症熱傷の治療

　外来で治療されるほとんどの熱傷は，表皮熱傷か浅達性部分層熱傷である．これらの熱傷はどのような治療法でもたいていよくなるため，議論の余地のある部分は深刻なものではない．しかし患者満足度の高い治療をめざし，このような議論の余地のある部分について解説する．

1）表皮熱傷（Ⅰ度熱傷）

　表皮熱傷では，熱傷が広いか，きわめて痛みの強い場合に注意を払う．Ivory Flakes や Dreft のような刺激の少ない石鹸を冷たい生理食塩水に混ぜて，優しく洗浄することが推奨される（訳注：上記は米国での商品名．日本の実臨床で石鹸を混ぜることはほとんどない）．生理食塩水で2〜4倍に薄めたクロルヘキシジン（Hibiclens）も使われる[1]．家で症状を緩和するため，アロエベラを60％以上含む市販塗布薬を使ってもよい．アロエベラには殺菌効果と局所の鎮痛作用がある[12,13]．急性の痛みが最終的に落ち着くまでの48〜72時間，アスピリンや，イブプロフェン，アセトアミノフェン，コデインなどの鎮痛薬を使用する．

　表皮熱傷は，表皮が脱落した後，5〜7日でたいてい治癒する．水疱形成し浅達性部分層熱傷に進展するようなら，医療機関に再診，もしくはかかりつけ医に診てもらうようにすべきである．

2) 浅達性部分層熱傷（浅達性Ⅱ度熱傷）

① 洗浄

　まず，刺激性の少ない石鹸か，冷たい生理食塩水で2〜4倍に薄めたクロルヘキシジンできれいにすることが望ましい．冷却効果のために氷片を混ぜてもよい．毛を切ってもよいが，残りの真皮付属器をさらに損傷し表皮が再生するのを阻害してしまう恐れがあるため，熱傷部位をカミソリで剃ってはいけない[16]．触れられたり，処置されたりするのにひどく過敏になっている患者では，非経口の麻酔薬を使うこともしばしば推奨される．

② 水疱とデブリードマン

　洗浄後に水疱のデブリードーマンを行う（図17-4）．壊死し部分的に脱落した表皮と真皮を，鑷子と剪刀で除去する．この皮膚は壊死し感覚がないため，局所麻酔薬は不要である．壊死した組織を生着している表皮の端まで剪刀で切除する．このとき，感覚のある無傷の皮膚を切らないように注意する．

　無傷の水疱を除去するかどうかには議論の余地がある．水疱の液体が細菌にとって理想的な培地となり，感染のリスクになると指摘する声もある[13]．しかし，水疱を無傷なまま残した方が有益であるという臨床的・実験的エビデンスがある[17〜19]．無傷な水疱を残すことで毛細血管のうっ滞を防ぎ，熱傷部位の壊死や乾燥を減らすことができる．また，水疱を維持することで，痛みを緩和できると考えられている．特に関節では痛みの緩和が重要で，痛みがあると積極的な動きが制限され，関節拘縮の原因になる[20]．原則として，大きな水疱は容易に壊れやすいので，除去するべきである．手足や関節上の小さな無傷の水疱は，そのまま残すべきである．ア

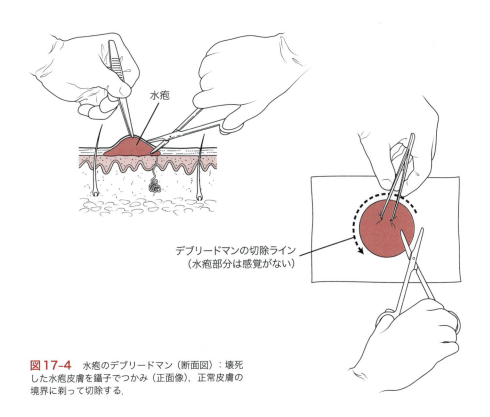

図17-4　水疱のデブリードマン（断面図）：壊死した水疱皮膚を鑷子でつかみ（正面像），正常皮膚の境界に剃って切除する．

ドヒアランスの悪い患者の水疱は，放置や不適切な自己管理による感染を防ぐために，除去すべきといわれている．

③ 被覆材

　熱傷の被覆材については，医療者間でも大きく意見が異なる．全く何も使わない人もいれば，外用抗菌薬と新しい合成被覆材を使う人もいる．浅達性部分層熱傷は最終的にはどれもよく治癒するので，ほかのものに比べて明らかに優れた被覆材というものはない．

　頭や首の単純な部分層熱傷は，開放にしたままにするのが現実的である．1日に1回か2回優しく洗浄し，BacitracinやPolysporin（商品名．訳注：日本未発売）のような抗菌薬軟膏を塗布すると，2〜3週間で完全に治癒する．

　その他の部位の部分層熱傷と全層熱傷は，熱傷用の被覆材で治療する[21]（図17-5）．洗浄とデブリードマンの後，手袋や清潔な塗布用の道具を使って，抗菌薬軟膏を塗る．BacitracinやPolysporinのようなワセリン基剤の軟膏は，容易に塗ることができ，治癒を促進し，細菌の繁殖を抑制する[13]．軟膏を塗ったら，被覆材で覆う（訳注：図17-5のように，先に被覆材に軟膏を塗ってもよい）．この被覆材は，目の細かい単層ガーゼもしくはアダプティックのような非固着性のものを使用する．非固着性の被覆材であれば，交換の際に，もろい表皮や真皮が傷つくことを防げる．さらにその上から，開いてふわっとさせた4×4の外科用滅菌ガーゼを当て

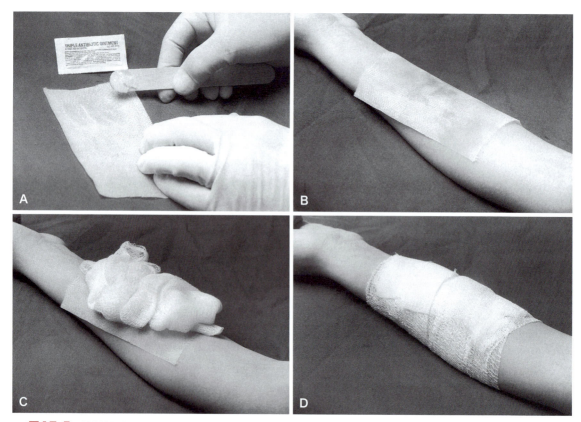

図17-5　熱傷被覆法．**A,** ワセリン基剤の抗菌薬軟膏を目の細かい単層ガーゼに塗る．**B,** 塗ったガーゼで熱傷部位を覆う．**C,** ふわっとさせた外科用滅菌ガーゼを上に置き，滲出液を吸収させる．**D,** 包帯とテープで止める．

る．このガーゼによって，熱傷部位から出る多量の滲出液が吸収される．最後に，これらの被覆材を，包帯とテープで固定する．

熱傷に対する抗菌薬軟膏としてはスルファジアジン銀〔商品名：Silvadene（訳注：日本ではゲーベンクリーム）〕が最も使用されているが，部分層熱傷の上に偽膜を形成し，除去するのが難しく痛みを伴うため，開放治療には不向きである．また，ほかのスルファ剤に過敏症のある患者では使用できず，一過性の白血球減少も報告されている[22]．スルファジアジン銀は広範囲熱傷に効果的とする長年の記録があるが，軽症熱傷には一般的に使われない[23]．大規模な文献レビューでは，歩行可能な軽症熱傷の治療としてスルファジアジン銀の使用を支持もしくは否定するエビデンスはどちらも十分でない[24]．シンシナティ大学の熱傷センターでは，スルファジアジン銀よりもワセリン基剤の抗菌薬軟膏の方が軽症熱傷の治療に使われている．

被覆材の交換までの期間は，医療者によって意見が異なる．多くの熱傷専門家は1日2回交換し，抗菌薬軟膏やクリームの効果を維持するよう推奨している．実際には，部分層熱傷については，1日1回の交換で十分と考えられる．患者に熱傷の処置用物品のリストと説明書を渡し，帰宅させる．フォローアップまでの期間は，患者のアドヒアランスや熱傷の範囲と部位で変わる．手の熱傷は，受傷後48〜72時間以内と短期間でフォローする必要がある．それ以降のフォローは，症例ごとに異なる．

部分層熱傷に関しては，合成被覆材はほかのものを用いてもよい．DuoDerm, Opsite, Vigilon, Biobrane など多くの製品が売られている（訳注：日本ではデュオアクティブ，ハイドロサイト，アクアセルなどの製品が使用されている）．これらの被覆材は，洗浄後，壊死した皮膚やゴミをデブリードマンした熱傷に用いる[25]．熱傷部の辺縁に1〜2 cm余裕をもたせて被覆材を切る．外側をガーゼで覆い，被覆材の位置を調節し，浸出液をしっかり吸収できるようにする．合成被覆材は，痛みを緩和し，治療期間中は留置したままにできる．しかし，被覆には時間がかかり，また乾いたり，裂けたり，創縁から剥がれたりすることがあるため難しい[26]．関節や大きな範囲を覆うのには適していない．合成被覆材の使用について，フォローアップや処置を行う医療者に相談し，同意を得るべきである．

④ 家での対応とフォローアップ

熱傷処置に必要な外科用滅菌ガーゼや，ガーゼ包帯，抗菌石鹸，清潔な舌圧子などについて，使用法を口頭で説明するか記載するかして患者に渡す．抗菌薬軟膏も小さい瓶やチューブで処方する．患者に，翌日朝に被覆材を交換するように指導する．熱傷部位は，石鹸と2，3枚の清潔なガーゼで優しく洗う．軟膏を創部全体に広げ，ガーゼで覆う．最初の被覆材は2，3日そのままでよいと考える専門家もいる．一方，シンシナティ大学の熱傷センターでは，1日1，2回交換している．そうすることで，滲出液が溜まるのを抑制し，上皮形成を阻害する痂皮化を予防できると考えている．軽症熱傷の被覆材交換期間について，明らかなエビデンスはない．

すべての軽症熱傷患者は，初期治療の48時間後にフォローアップする．その時に，それぞれの治療方針を決定する．しっかりと熱傷部位を挙上させておくことは，治癒のために必要不可欠である．上肢や手の熱傷は，患者が起きている間は三角巾で挙上する．熱傷部位に関節がある場合は，優しく頻回に動かすことが大切である．痛みがあると患者は関節を動かさないようにしてしまうため，前出のような経口鎮痛薬が回復期早期には必要かもしれない．しかし，患

者が関節運動の必要性についてよく理解しているのであれば，多少痛みがあっても関節を動かし，治療に協力してくれるだろう．

3) 深達性部分層熱傷と全層熱傷

体全体の3％未満で，手や顔面以外の全層熱傷は，浅達性部分層熱傷と同様の対応法で治療できる．しかし，治療の前に，専門家と相談することが望ましい．これらの患者は綿密なフォローアップが必要であり，初期治療の方針決定は，専門家と一緒にすることが望ましい．

4) 破傷風と予防的抗菌薬

最後に，破傷風予防と熱傷部位の感染予防を考慮する必要がある．破傷風トキソイドと免疫グロブリンは，21章の推奨どおりに，すべての熱傷患者に行うべきである．現在，軽症の表皮熱傷に関する研究において抗菌薬治療群と対照群の感染率は一貫して約3〜4％と同程度であり，経口もしくは非経口の予防的抗菌薬の使用を支持する研究はない[18, 27, 28]．熱傷部位に感染が生じたら，そのときに局所創部処置と適切な抗菌薬投与を行うことが望ましい[29]．

文 献

1) Baxter CR & Waeckerle JF：Emergency treatment of burn injury. Ann Emerg Med, 17：1305-1315, 1988
2) Lawson-Smith P, et al：Effect of hyperbaric oxygen therapy on whole blood cyanide concentrations in carbon monoxide intoxicated patients from fire accidents. Scand J Trauma Resusc Emerg Med, 18：32, 2010
3) Trunkey DD：Inhalation injury. Surg Clin North Am, 58：1133-1140, 1978
4) Achauer BM, et al：Pulmonary complications of burns：the major threat to the burn patient. Ann Surg, 177：311-319, 1973
5) Gruber RP, et al：The effect of hydrotherapy on the clinical course and pH of experimental cutaneous chemical burns. Plast Reconstr Surg, 55：200-204, 1975
6) Cone JB：Minor burns：standards for outpatient treatment. Consultant, 27：37-42, 1987
7) Davies JW：Prompt cooling of burned areas：a review of benefits and the effector mechanisms. Burns Incl Therm Inj, 9：1-6, 1982
8) Pushkar NS & Sandorminsky BP：Cold treatment of burns. Burns Incl Therm Inj, 9：101-110, 1982
9) Saranto JR, et al：Blisters, cooling, antithromboxanes, and healing in experimental zone-of-stasis burns. J Trauma, 23：927-933, 1983
10) Raine TJ, et al：Cooling the burn wound to maintain microcirculation. J Trauma, 21：394-397, 1981
11) McCormack RA, et al：First-aid management of minor burns in children：a prospective study of children presenting to the Children's Hospital at Westmead, Sydney. Med J Aust, 178：31-33, 2003
12) Griglak MJ：Thermal injury. Emerg Med Clin North Am, 10：369-383, 1992
13) Heimbach DM, et al：Minor burns：guidelines for successful outpatient management. Postgrad Med, 69：22-28, 1981
14) Sances A Jr, et al：Electrical injuries. Surg Gynecol Obstet, 149：97-108, 1979
15) Hudspith J & Rayatt S：First aid and treatment of minor burns. BMJ, 328：1487-1489, 2004
16) Shuck JM：Outpatient management of the burned patient. Surg Clin North Am, 58：1107-1117, 1978
17) Moserová J, et al：The possible role of blisters in dermal burns. Acta Chir Plast, 25：51-54, 1983
18) Moylan JA：Outpatient treatment of burns. Postgrad Med, 73：235-242, 1983
19) Zawacki BE：Reversal of capillary stasis and prevention of necrosis in burns. Ann Surg, 180：98-102, 1974
20) Swain AH, et al：Management of blisters in minor burns. Br Med J (Clin Res Ed), 295：181, 1987
21) Greenhalgh DG：Topical antimicrobial agents for burn wounds. Clin Plast Surg, 36：597-606, 2009
22) Subrahmanyam M, et al：A prospective randomised clinical and histological study of superficial burn wound healing with honey and silver sulfadiazine. Burns, 24：157-161, 1998

23) Chung JY & Herbert ME : Myth : silver sulfadiazine is the best treatment for minor burns. West J Med, 175 : 205–206, 2001

24) Miller AC, et al : Silver sulfadiazine for the treatment of partial-thickness burns and venous stasis ulcers. J Am Acad Dermatol, 66 : e159–e165, 2012

25) Curreri PW, et al : Safety and efficacy of a new synthetic burn dressing : a multicenter study. Arch Surg, 115 : 925–927, 1980

26) Warren RJ & Snelling CF : Clinical evaluation of the Hydron burn dressing. Plast Reconstr Surg, 66 : 361–368, 1980

27) Boss WK, et al : Effectiveness of prophylactic antibiotics in the outpatient treatment of burns. J Trauma, 25 : 224–227, 1985

28) Timmons MJ : Are systemic prophylactic antibiotics necessary for burns? Ann R Coll Surg Engl, 65 : 80–82, 1983

29) Richards RM & Mahlangu GN : Therapy for burn wound infection. J Clin Hosp Pharm, 6 : 233–243, 1981

18章 皮下膿瘍

Cutaneous and Superficial Abscesses

実践ポイント

- 皮下膿瘍を含む皮膚軟部組織感染症（superficial soft tissue infections：SSTI）はここ数年間で3倍に増加している．市中感染型メチシリン耐性黄色ブドウ球菌（community-acquired methicillin-resistant *Staphylococcus aureus*：CA-MRSA）の増加が関与している

- 硬い小結節である癤（せつ）が化膿して膿が溜まった結果，膿瘍が発生する．膿瘍は膿が貯留しているために柔らかく，波動性がある

- 膿瘍の50〜80％からCA-MRSAが検出される

- 乳房の膿瘍は，乳輪周囲の乳管閉塞を伴っており，複雑である．治療に際しては，専門家へのコンサルテーションが必要になることがある

- バルトリン腺膿瘍は性感染症との関連があり，ドレナージと併せて性感染症の治療も行う

- 臀部膿瘍は救急医でも治療可能である．肛門周囲膿瘍や直腸周囲膿瘍は専門家による治療が望ましい

- 膿が溜まっているかどうかで，膿瘍ドレナージを行うか判断する．膿があるかわからない場合には，穿刺吸引や超音波にて確認する

- 膿が溜まっていない場合，CA-MRSAまでカバーした抗菌薬で治療を開始する．抗菌薬治療は治癒するか，膿瘍化するまで行う

- 膿瘍ドレナージが失敗する最も多い原因は，切開が小さすぎることである．最低でも膿瘍の大きさの2/3以上切開する

- CA-MRSAによる単純な膿瘍は，ドレナージのみで治癒可能である．抗菌薬の適応は明確に定まっていない．蜂窩織炎の合併有無や，患者の免疫状態，また発熱などの全身状態を加味して処方するか決定する

- ドレナージ後はフォローアップ診察を2〜3日後に行い，パッキングガーゼの除去と患部の再評価を行う

- 適切にドレナージされた複雑でない膿瘍は，CA-MRSAが原因であっても抗菌薬を使用せず治療可能である．蜂窩織炎の合併や，糖尿病の患者，免疫不全の患者，顔面の膿瘍，また心臓弁膜症患者の症例では抗菌薬が推奨される

　　皮膚膿瘍および皮下膿瘍は，救急外来でよく診られる疾患である．1993年から2005年の間に，皮膚軟部組織感染症（superficial soft tissue infections：SSTI）を主訴に救急外来を受診する患者は3倍に増加した[1]．この増加の原因は，主に市中感染型メチシリン耐性黄色ブドウ球菌（community-acquired methicillin-resistant *Staphylococcus aureus*：CA-MRSA）の出現と考えられている[2]．膿瘍やその他のSSTIを主訴に来院する患者の大部分は，CA-MRSA感染

によるものである．CA–MRSAによるSSTIの頻度が80％を超える施設も存在する[2]．膿瘍に対する主な治療法はドレナージであるが，膿瘍の部位や種類によって必要な治療は異なる．救急外来を受診する多くの症例は，たとえCA–MRSAが原因であっても，通常の治療とフォローアップで十分である．しかし，稀に専門家へのコンサルテーションと手術，入院加療が必要な場合もある．

1 臨床症状

1) 皮膚膿瘍

皮膚膿瘍は，"限局する膿が軟部組織の腫脹を生じ，周囲に硬い肉芽組織と紅斑を伴うもの"と定義される[1]．膿瘍は癤から生じる．癤は発赤した硬い小結節で圧痛がある．癤を抗菌薬治療しなかった結果化膿して膿が溜まり，膿瘍が生じる．膿瘍は全身どこでも生じうるが，特定の部位に好発する[3]．最も頻度が高いのは，頭部，頸部，腋窩，そして臀部や会陰部である．深部の膿瘍を癰といい，主にうなじ部分や顎先，背部や大腿に発生する．

皮膚に障害が生じ，それに続いて皮膚常在菌または外部からの細菌が内部へ侵入すると膿瘍が形成される．アポクリン腺や皮脂腺の閉塞の結果，膿瘍が生じることもある．皮脂腺は全身に分布しており，アポクリン腺は主に腋窩や会陰部に分布している．これらの腺組織は膿瘍形成の原因になりやすい嚢胞をつくる．CA–MRSAは軟部組織膿瘍の多くの症例で起因菌となっており，ある地域ではその割合が80％を超えている[2]．ほかの起因菌としては，メチシリン感受性黄色ブドウ球菌（methicillin–sensitive *S. aureus*：MSSA），*Proteus mirabilis*，A群レンサ球菌があげられる．適切な抗菌薬を選択するため，地域のアンチバイオグラムを理解することが重要である．

CA–MRSAによる膿瘍は，中心に黒い痂皮を伴っているのが特徴的である．衛星病巣も出現することがある．CA–MRSAの高リスク群としては，CA–MRSAの保菌者と接触しやすい小児，体操選手，都市部の生活困窮者，刑務所に服役中の者，軍人，HIV患者，男性間性交渉者，動物飼育に携わる者があげられる[2]．蜂窩織炎の合併がない単純な膿瘍の場合には，ドレナージ単独で治療可能であるといわれている[4]．治療における抗菌薬の位置づけは，まだ完全にはわかっていない[5]．

特別な膿瘍として上唇や鼻に生じた膿瘍がある．これらの膿瘍は顔面導出静脈と眼角導出静脈を通じて海綿静脈洞に排出されている．詳細は後述するが，これらの膿瘍は抗菌薬治療の適応である．

2) 汗腺膿瘍

汗腺膿瘍は，腋窩や陰部のアポクリン腺の炎症によって発生した膿瘍である．頻度が高く，管理が難しい．慢性化しやすく，再発もしやすい[6]．また大きな瘢痕が残りやすい．汗腺膿瘍にはさまざまな細菌が関与する．コアグラーゼ陰性ブドウ球菌および黄色ブドウ球菌が最も一

267

般的な起因菌である[7]．CA-MRSAの頻度は不明であるが，関与している可能性が高い．また，嫌気性菌も関与している．再発性の膿瘍には，瘻孔形成や，皮膚の硬化，さまざまな種類の炎症がみられることが多い．救急外来でできる対応は，切開ドレナージに限られる．再発性の汗腺膿瘍の患者には長期間の治療が必要で，皮膚科や外科などの専門家と協力して治療戦略を決める．汗腺の炎症と喫煙には強い関連が認められるため，患者に禁煙を強く指導する[7]．

3) 乳房膿瘍

　乳房膿瘍は一般的に産後期間に発生しやすいとされるが，90％以上はこの期間外に発生している[8]．産後の乳腺炎は，産後2〜6週間後の授乳中の母親に生じ，膿瘍形成を伴うことがある．乳腺炎は擦り切れた乳頭を介して黄色ブドウ球菌が侵入することで生じる．ほかのSSTIと同様に，CA-MRSAが関与する症例が増加している[9]．ほかの起因菌としては，MSSA，嫌気性菌，またそれらの混合感染があげられる．広範な炎症所見や，疼痛，悪寒や発熱が生じ，患者はかなり重篤な印象になることもある．膿瘍形成のない乳腺炎に対する初期治療は，氷嚢での冷却，乳房のマッサージ，鎮痛薬，そして抗菌薬の投与である．乳腺炎であっても，授乳は継続可能で，また継続することが患者にとって有益である．

　出産に関連しない膿瘍は，乳房の表面および深部に生じうる．表面の膿瘍は皮膚や乳頭乳輪周囲に生じる．乳房膿瘍で最も多い乳輪下膿瘍は，乳管の閉塞が原因となって生じ，先述した菌が起因菌になる．膿瘍は乳房組織および乳管組織を巻き込んで炎症を起こしている．

　深部の乳房膿瘍は，乳房の内部や後方に生じる．乳輪下膿瘍と異なり，波動が生じないため膿瘍を見つけにくい．また蜂窩織炎が深部や広範囲に広がった場合には，波動を触診することはますます困難になる．このような場合，切開ドレナージが必要か確かめるため，穿刺吸引や超音波検査を行う．乳房膿瘍は複雑であり，乳管構造にも関与しているため，専門家へのコンサルテーションを検討する．

4) バルトリン腺膿瘍

　バルトリン腺は腟前庭部の後方に位置する．管の閉塞をきっかけとして嚢胞を形成し，この嚢胞が膿瘍形成に至ることがある．膿瘍を形成すると，陰唇部分に炎症が波及し，圧痛が出現する．膿瘍から検出される起因菌は多岐にわたり，淋菌，クラミジア，グラム陽性菌，グラム陰性菌，嫌気性菌が検出される．多菌種が関与しているとの報告があるが，最近の研究では性感染症（sexually transmitted disease：STD）に関係する菌は認めなかったとの報告もある[10]．しかし，実際には子宮頸管培養を行い，STDに関連する菌をエンピリックに治療することが必要と考えられている．

5) 毛巣膿瘍

　救急外来でよく遭遇する膿瘍の1つに毛巣膿瘍がある[11]．毛巣膿瘍は，尾骨基部・上臀部の割れ目部分にできた毛巣洞に炎症が起こり発生する．患者は臀部の疼痛と硬化を訴える．膿瘍部の波動を触知するのは難しい．穿刺吸引や超音波検査が診断のために必要である．培養からはグラム陰性腸内細菌や嫌気性菌が検出される．毛巣膿瘍は毛巣洞が切除されない限り再発する可

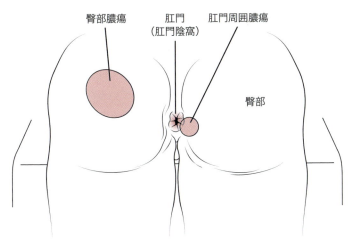

図18-1　臀部と肛門の図．臀部膿瘍は肛門から離れた位置に発生する．肛門周囲膿瘍は肛門と肛門陰窩の周囲に発生する．

能性がある．

6）臀部膿瘍と肛門周囲膿瘍

　臀部膿瘍はよくみられる疾患であるが，臨床的に肛門周囲膿瘍と区別して扱う必要がある（図18-1）．臀部膿瘍は皮下に生じ，肛門と交通しない．臀部膿瘍は救急外来で切開ドレナージしてよい．一方，肛門周囲膿瘍は肛門陰窩から生じ，肛門括約筋にまで達する．肛門周囲膿瘍の場合には，外科医へコンサルテーションすることが一般的である．肛門周囲膿瘍はしばしば痔瘻と関連している．また，結腸・直腸や括約筋を含む骨盤領域の感染症や膿瘍を合併している可能性がある．これらの深部膿瘍を有する患者は，深部直腸痛や骨盤痛を訴え，発熱を伴い，頻脈と発汗のために重篤感がある．直腸診では臀部膿瘍と異なり肛門括約筋および直腸の著明な圧痛を認め，腫瘤を触知できることもある．こういった状況では，外科医による手術室での治療が必要である．肛門周囲膿瘍から検出される細菌は，グラム陰性菌と嫌気性菌が多数を占め，グラム陽性菌も検出されると報告されている[12]．一般的な起因菌は，大腸菌，バクテロイデス属，そしてストレプトコッカス属である．近年では，CA-MRSAが20％の症例で検出されたとの報告がある[13, 14]．

7）静脈薬物乱用者のSSTI

　静脈薬物乱用者の膿瘍形成も救急外来で遭遇する疾患である．細菌感染だけでなく，化学的な刺激も組織に影響を与えている．このような患者の膿瘍形成は広範囲にわたり，臀部や大腿，前腕に多い．静脈薬物乱用者は肝炎や心内膜炎，またHIV関連症などほかの感染症の問題を合併していることが多い．局所合併症として，軟部組織の壊死，動脈内注射に伴う損傷，化膿性関節炎，骨髄炎などを認めることもある．一般的な起因菌は，レンサ球菌，黄色ブドウ球菌（MSSAとMRSA），そして嫌気性菌である[15]．医療者は処置を開始する前に，血液および体液の感染予防策を厳密に行う．

2 膿瘍の治療

　膿瘍を疑った際に，必ずしも波動を触知できるわけではない．後頸部や仙骨部，臀部および大腿部の膿瘍は深部にあり，硬化した組織に覆われているため，触診が難しい．臨床的に膿瘍が疑われるが診断がはっきりしないときには，18G針と5 mLないしは10 mLのシリンジを用いて穿刺吸引を試みる．

　救急外来での超音波検査が一般的になり，穿刺吸引では何も引けないが臨床的に膿瘍形成を疑う場合，超音波検査で診断できるようになった（図18-2）[16]．また超音波ガイド下穿刺を行えば，膿瘍部分を確実に穿刺することが可能になった．フォローアップの際も超音波を用いれば，膿瘍が消失したことを確認できる．

　膿が穿刺で吸引できない場合，それは炎症性の塊か癤ということになる．この場合，切開ドレナージは適応とならず，抗菌薬投与と，1日2回の温湿布もしくは温水で温める治療が推奨される．癤は治癒する場合もあるが，ドレナージを要する膿瘍に悪化する場合もある．予想される2つの可能性について患者に説明を行い，抗菌薬投与を行った後も，適切なフォローアップを行う．一般的には48〜72時間以内に癤そのものが答えを教えてくれる（つまり治るか化膿するか）．抗菌薬の選択に関しては後述する．

　心臓弁膜症の患者では，切開ドレナージの前に予防的抗菌薬を投与することを米国心臓協会（American Heart Association）が推奨している[17]．予防的抗菌薬は，整形外科インプラントやその他体内植え込みデバイスを挿入された患者に対しても推奨されている．セファゾリン2 gの経静脈投与が推奨され，βラクタムアレルギーの患者では，クリンダマイシン900 mg，ないしはアジスロマイシン1 gの経静脈投与を行う．

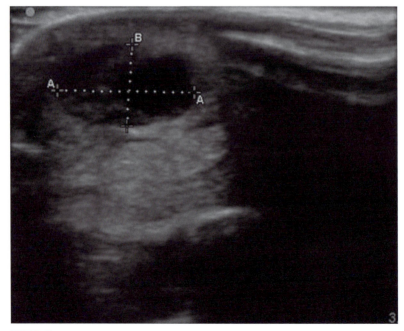

図18-2　超音波で確認できる膿瘍腔．

1）切開ドレナージの方法

- 膿の存在を確認したら，同部位をポビドンヨードやクロルヘキシジンなどの皮膚洗浄液で素早くきれいにする（穿刺の際に皮膚の細菌叢が混入するのを防ぐため）．
- 切開ドレナージは疼痛を伴う．長径が5 cm未満の小さな膿瘍の場合，周囲浸潤麻酔（創部の周囲を取り囲む局所浸潤麻酔）を行い，除痛を行う（図18-3）．局所麻酔を実施する前に，非経口の鎮痛薬使用も検討する．モルヒネやヒドロモルフォンの筋注や静注は，疼痛を伴う局所麻酔を容易にする．大きな膿瘍や乳房・会陰部などの処置の困難が予想される状況では，6章で述べたように鎮静下での処置が効果的である．鎮静が不要，ないしは実施できない場合には，手技実施の15〜30分前にモルヒネやペチジン，ヒドロモルフォンを筋注または静注する．
- 膿瘍を切開ドレナージするのに必要な道具は，メスホルダー，No.11のメス刃，止血鉗子，ガーゼ，そして灌流用に14Gか16Gの静脈留置カテーテルを装着したシリンジである．局所麻酔を実施した後，膿瘍腔の全長あるいは少なくとも2/3の長さの切開を加える（図18-4）．よくある失敗は，切開が小さすぎることである．大きく切開しなければ，十分な内部の探索や，被包部分の開放，内部の洗浄，そしてガーゼパッキングができない．

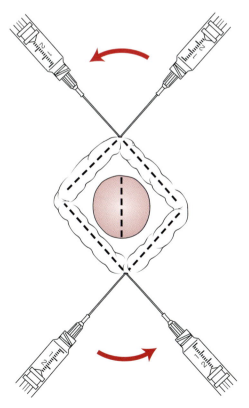

図18-3 膿瘍に対する周囲浸潤麻酔．麻酔を実施してから完全な効果が得られるまでに5〜10分を要する．

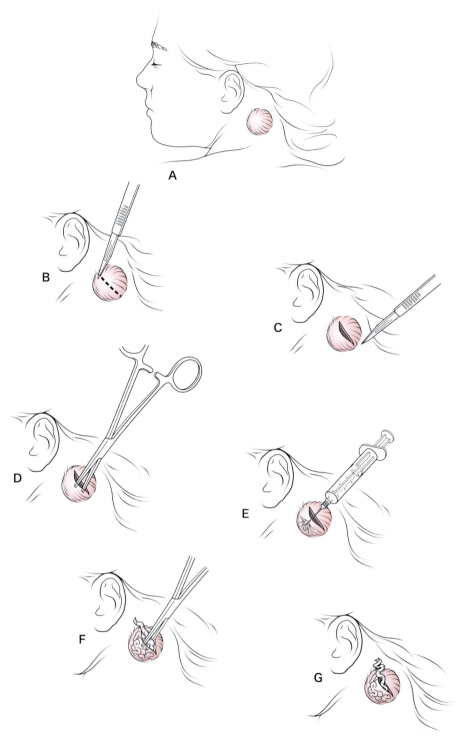

図18-4　膿瘍の切開ドレナージの手順．A, 典型的な皮下膿瘍．B, No.11メス刃を用いて膿瘍を切開する．C, 臆せずに膿瘍の長さ2/3以上を目安に切開する．D, 止血鉗子を用いて膿瘍腔を探索し，被包を破る．E, 洗浄液がきれいになるまで内部を洗浄する．F, 膿瘍の内部は細長いガーゼでパッキングする．ガーゼを詰めすぎてドレナージが不良にならないように注意する．G, 切開部が閉じないように2〜3インチ（訳注：5〜8 cm）のガーゼを創部から出す．処置後2〜3日後に再度処置を行うときにガーゼを取り出しやすい．

- 切開後，術者は指ないしは止血鉗子で膿瘍腔を探索する．膿瘍腔の全体を探索し被包を破ったら，内部の膿がなくなるまで生理食塩水で洗浄を行う．膿が出ず，血液のみになれば，十分なドレナージができたものと判断する．

- 次に膿瘍腔にガーゼを詰める．救急外来でドレナージできる小さな膿瘍の場合，1/4インチ幅（訳注：6 mm程度）の挿入用の細長いガーゼが適している．ガーゼパッキングの目的は，膿瘍からの持続的なドレナージである．過度のガーゼパッキングにより創部が乾いてしまうと，逆に医原性のドレナージ不良を招く．

- 持続的ドレナージのため，創部の外側にはガーゼを重ねて当てる．48〜72時間ガーゼを留置した後，膿瘍の再診察を行う．

2) 特殊なケース

　皮下膿瘍は皮脂腺閉塞に伴って生じた囊胞が感染することによって発生し，前述した方法でドレナージを行う．しかし，囊胞が残存している限り膿瘍は再発する可能性がある．ドレナージを行った後，膿瘍が完全に治り炎症がなくなれば，囊胞は容易に切除できる．膿瘍を切開ドレナージするときには炎症が生じているため，囊胞を除去しようとしてもうまくいかない．炎症がある場合囊胞壁は脆く，簡単に裂けてしまう．例え小さくても，囊胞の一部が残存していれば，また新たな囊胞が形成され，結果，再び膿瘍が生じうる．切開ドレナージを行い，すべての炎症が治まった後に，囊胞除去のために専門家へのコンサルテーションを行う．

　顔面に生じた膿瘍は，美容的な観点から，もし可能であれば口腔粘膜側からドレナージを行う．もし経皮的にドレナージを行う場合には，3章で述べたように皮膚割線を意識して切開を行う．したがって，顔面膿瘍の場合には専門家へのコンサルテーションを要する場合がある．

　単純な乳房の皮下膿瘍は前述した方法で切開ドレナージを行う．この際，乳頭を中心として放射状に切開を加えることが重要である．乳輪下膿瘍や乳房内膿瘍，また深部膿瘍はドレナージが難しいため，手術室で全身麻酔下での専門家による治療が望ましい．

　バルトリン腺膿瘍に対するドレナージは，Wordカテーテルと呼ばれる専用のカテーテルを用いて行う（図18-5）[18]．手技の際の大量出血を避けるため，腟口に近い膿瘍の内壁部分を切開する．切開は小陰唇に対して横方向に行うと，感染による炎症反応で血管拡張を生じているために出血しやすい．切開および洗浄を行った後に，カテーテルを挿入しバルーンを膨らませる．ほかの膿瘍と異なりバルトリン腺膿瘍の切開創は小さいので，小さな径のカテーテルであっても外れにくい．ドレナージ後当日から，湯船につかる入浴をしても問題はなく，むしろドレナージを促進する効果がある．カテーテルは4〜6週間留置し，ドレナージ部分の上皮化が進み再発のリスクが減少するのを待つ．

　毛巣膿瘍に対しては十分な切開と通常通りのガーゼ充填でドレナージを行う．毛巣膿瘍の根治的治療のため，専門家へのコンサルテーションが必要である．特に再発症例では必須である．臀部の膿瘍は前述した方法で治療する．肛門周囲膿瘍は非常に疼痛を伴う疾患で，骨盤腔に達する深部まで伸展している可能性もあるため，注意を要する．このようなケースではコンサルテーションを行う．

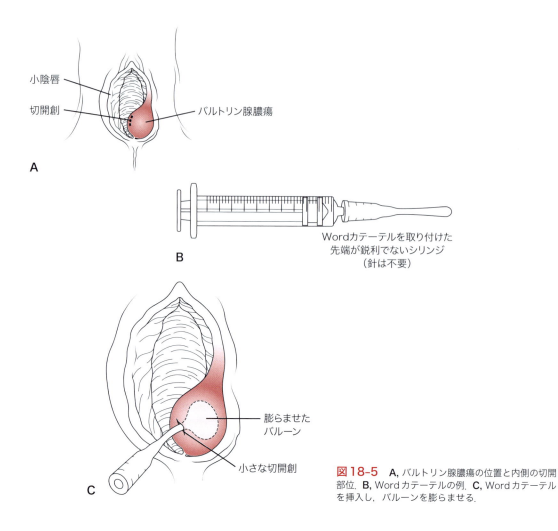

図18-5　**A**, バルトリン腺膿瘍の位置と内側の切開部位．**B**, Wordカテーテルの例．**C**, Wordカテーテルを挿入し，バルーンを膨らませる．

3 フォローアップ

　救急外来で処置できる小さな皮下膿瘍の多くは，2〜3日のガーゼパッキングを必要とする．初回のフォローアップ外来の診察では，ガーゼを取り除き診察を行う．ドレナージが良好であれば，患者の疼痛は改善し，ガーゼパッキング継続は不要である．この場合にはドレナージ効果が持続するように1日20〜30分の洗浄を5〜7日間，治癒するまで行う．膿瘍は1〜2週間で治癒する．膿瘍が大きくドレナージ継続の必要がある場合には，ガーゼパッキングを2〜3日ごとに交換して継続する．初回フォローアップの際，患者の疼痛が持続している場合には，ドレナージ不良域が存在していると考える．

4 抗菌薬の使用

　一般的には複雑でない皮下膿瘍であれば，たとえCA-MRSAが関与していても，切開ドレナージのみで治療可能である[2,19]．免疫不全のない患者にとっては抗菌薬のメリットはないとされる[20〜22]．しかし，膿瘍の周囲が蜂窩織炎になっている場合や，患者が糖尿病や免疫抑制の状態にある場合，また発熱や頻脈などの全身症状を伴う場合，部位が顔面の場合，心臓弁膜症の合併症がある場合には抗菌薬が推奨される．近年の報告では，抗菌薬は治療成績に大きく寄与しないが，再発率を下げる可能性があるとされている[23]．CA-MRSAが関与する症例が増加していることから，抗菌薬の選択に際してはこの状況を意識する．地域のアンチバイオグラムを考慮して抗菌薬を選択する．経静脈投与が必要な場合，バンコマイシン，ダプトマイシン，リネゾリド，チゲサイクリンが使用可能である．経口抗菌薬の場合には，ST合剤，ドキシサイクリン，クリンダマイシン，リネゾリドが候補である．シンシナティ大学では，複雑性膿瘍に対し経口抗菌薬を処方する場合には，ST合剤に加えてセファレキシンないしはクリンダマイシンを7日間処方している．リネゾリドの単剤処方も選択肢となる．理論的根拠をもってCA-MRSAおよびMSSAを効果的にカバーする抗菌薬を処方する．

文 献

1) Pallin DJ, et al：Increased US emergency department visits for skin and soft tissue infections, and changes in antibiotic choices, during the emergence of community-associated methicillin-resistant *Staphylococcus aureus*. Ann Emerg Med, 51：291-298, 2008

2) David MZ & Daum RS：Community-associated methicillin-resistant *Staphylococcus aureus*：epidemiology and clinical consequences of an emerging epidemic. Clin Microbiol Rev, 23：616-687, 2010

3) Meislin HW, et al：Cutaneous abscesses. Anaerobic and aerobic bacteriology and outpatient management. Ann Intern Med, 87：145-149, 1977

4) Rajendran PM, et al：Randomized, double-blind, placebo-controlled trial of cephalexin for treatment of uncomplicated skin abscesses in a population at risk for community-acquired methicillin-resistant Staphylococcus aureus infection. Antimicrob Agents Chemother, 51：4044-4048, 2007

5) Liu C, et al：Clinical practice guidelines by the infectious diseases society of america for the treatment of methicillin-resistant *Staphylococcus aureus* infections in adults and children：executive summary. Clin Infect Dis, 52：285-292, 2011

6) Paletta C & Jurkiewicz MJ：Hidradenitis suppurativa. Clin Plast Surg, 14：383-390, 1987

7) Slade DE, et al：Hidradenitis suppurativa：pathogenesis and management. Br J Plast Surg, 56：451-461, 2003

8) Scholefield JH, et al：Review of a hospital experience of breast abscesses. Br J Surg, 74：469-470, 1987

9) Berens P, et al：Incidence of methicillin-resistant *Staphylococcus aureus* in postpartum breast abscesses. Breastfeed Med, 5：113-115, 2010

10) Bhide A, et al：Microbiology of cysts/abscesses of Bartholin's gland：review of empirical antibiotic therapy against microbial culture. J Obstet Gynaecol, 30：701-703, 2010

11) Khalil PN, et al：Aspiration and injection-based technique for incision and drainage of a sacrococcygeal pilonidal abscess. J Emerg Med, 36：60-63, 2009

12) Marcus RH, et al：Perirectal abscess. Ann Emerg Med, 25：597-603, 1995

13) Brown SR, et al：Perirectal abscess infections related to MRSA：a prevalent and underrecognized pathogen. J Surg Educ, 66：264-266, 2009

14) Ulug M, et al：The evaluation of bacteriology in perianal abscesses of 81 adult patients. Braz J Infect Dis, 14：225-229, 2010

15) Buckland A, et al：Upper limb morbidity as a direct consequence of intravenous drug abuse. Hand Surg, 13：73-78, 2008

16) Blaivas M：Ultrasound-guided breast abscess aspiration in a difficult case. Acad Emerg Med, 8：398-401, 2001

17) 「The Sanford Guide to Antimicrobial Therapy 2010, 40th ed」（Gilbert DN, et al, eds）, Antimicrobial Therapy, 2010

18) Word B：Office treatment of cyst and abscess of Bartholin's gland duct. South Med J, 61：514-518, 1968

19) Elston DM, et al：Methicillin-sensitive and methicillin-resistant *Staphylococcus aureus*：management principles and selection of antibiotic therapy. Dermatol Clin, 25：157-164, 2007

20) Blick PW, et al：Antibiotics in surgical treatment of acute abscesses. Br Med J, 281：111-112, 1980

21) Llera JL & Levy RC：Treatment of cutaneous abscess：a double-blind clinical study. Ann Emerg Med, 14：15-19, 1985

22) Macfie J & Harvey J：The treatment of acute superficial abscesses：a prospective clinical trial. Br J Surg, 64：264-266, 1977

23) Newland JG & Herigon JC：Antibiotics provide no additional short-term benefit to surgical management of paediatric skin abscesses. Evid Based Med, 15：138-139, 2010

Complicated, Chronic, and Aging Skin Wounds

19章 複雑な創傷・慢性創傷・高齢者の創傷

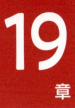

実践ポイント

- 皮膚の深部感染症および壊死性軟部組織感染症は，皮膚症状が出現する前に激しい疼痛が出現することが多い
- 深部感染症の原因となる細菌は，各種のグラム陽性球菌・グラム陰性桿菌・嫌気性菌に加え，市中感染型メチシリン耐性黄色ブドウ球菌（CA-MRSA）やA群β溶血性レンサ球菌，そしてクロストリジウム属などがあげられる
- 重篤な深部感染症・壊死性軟部組織感染症の治療には外科的デブリードマンと広域抗菌薬の併用が必要である
- 縫合された創部の感染率は低い．感染は痛みの増強・混濁した膿性の排液・圧痛などによって認知する
- もし縫合した創部が感染した場合，すべての縫合糸を抜去すべきである．縫合糸を残しておくと，例え抗菌薬を投与しても感染が持続してしまう
- 難治性皮膚潰瘍は糖尿病・末梢動脈/静脈疾患・圧迫などによって生じることが多い
- 難治性皮膚潰瘍の患者を診察する際にまず行うべきことは，生命を脅かす病態や四肢切断の可能性を評価することである
- 慢性創傷における目標は，壊死組織を減らし，肉芽組織が増殖できるよう創部を感染のない状態にすることである
- 組織への負荷はWet-to-dryドレッシング法で軽減でき，感染は抗菌薬投与で改善することができる
- スキンテア（皮膚裂傷）は高齢者やステロイド使用中のような免疫抑制患者の皮膚によくみられる
- スキンテアは創傷用テープや皮膚用接着剤を用いて閉創するのがよい．免疫抑制患者の皮膚は縫合しても固定性が悪い
- 皮膚潰瘍と同様に，組織欠損に至ったスキンテアに関しては慢性創傷処置の専門医にコンサルトするべきである

救急外来における創傷に関する問題のほとんどは急性の創傷についてであるが，複雑かつ慢性の創傷についても難しいものである．稀にではあるが，小さくわずかな創傷が細菌感染を起こし，深部感染症や壊死性軟部組織感染症の原因となることがある．このような創傷では迅速な診断と積極的な治療を必要とする．

どれだけ懸命に裂創の洗浄・修復を行っても，少数の患者は感染徴候が生じて再受診する．創部感染がないか丁寧に確認し，もし感染が生じているのであれば治療を行わなければならない．

難治性皮膚潰瘍の患者は米国で年間200万人を超えるが，彼らはときに救急医療を必要とすることがある[1]．救急外来でできる治療は限られているが，重要でもある．難治性皮膚潰瘍は時間をかけて治癒していくので，慢性創傷の専門医によって，きちんと計画を立てて継続的な治療を行うのが最もよい．

また，高齢者の皮膚やステロイドのような薬剤の影響を受けた皮膚裂傷（スキンテア）は治療が困難である．縫合糸はしっかり固定できず，免疫抑制患者の皮膚を裂いてしまうこともある．治療の選択肢としてあげられるのは創傷用テープや皮膚用接着剤である．組織欠損を伴っている場合は皮膚潰瘍患者と同様に複雑な創傷の治療経験が豊富な専門家に紹介するべきである．

1 深部感染症・壊死性軟部組織感染症

裂創・刺創などの創傷で，最も恐れるべき合併症は深部感染症および壊死性軟部組織感染症である．この合併症の発症率は低いものの，糖尿病や血管障害などの慢性疾患を有している患者に生じやすい[2]．このような患者に対し，各種のグラム陽性菌，グラム陰性菌および嫌気性菌によって深部感染が引き起こされる．発症部位としては下肢が最も多い．会陰切開や外科的手術はこの感染症のリスクとなる[3]．皮膚の色が変わり腫脹し，進展すると水疱形成や滲出性病変をきたす．その場合は該当部位のX線検査を含め，さらなる評価が必要である．感染部位が生命を脅かすようなものや，四肢切断の危険があるようなものであれば，外科へのコンサルテーションを可能な限りすみやかに行うべきである．

小さな創傷を負った健康な若年患者において，壊死性軟部組織感染症に進展していることを表す最も重要な所見は臨床所見と釣り合いのとれない強い痛みである[4]．

患者は，創傷が小さい場合には医療機関を受診しないこともある．しかしながら受傷後数時間以内に創部の強い痛みが生じ，周囲の皮膚や軟部組織はほとんど所見がないといった状況に陥ることがある．このような場合，最も可能性の高い起因菌はA群β溶血性レンサ球菌かクロストリジウム属である．感染巣は劇症型溶血性レンサ球菌感染症やガス壊疽に進展しうる．この感染症は稀な疾患であるため，皮膚の色調変化や頻脈・頻呼吸・アシドーシス・循環動態の変化といった全身状態の悪化が生じるまで医療者に認識されないことも多い．常に疑いの目をもち，発症初期の段階で積極的に診断・治療する姿勢が重症化を防ぎ，予後を改善する．

● 評価と治療

受傷後，深部感染症や壊死性軟部組織感染症が疑われる際は必ず，以下の手順で診断と治療を行う．

- 凝固検査や生化学検査を含めた血液検査一式の提出
- 酸素飽和度測定および適応があれば酸素投与
- 生理食塩水か乳酸リンゲル液による輸液の開始
- 関連する部位のX線撮影を行い，異物とガスの有無の評価を行う

- 起因菌を同定するため滲出液や水疱内容液のグラム染色を行う．クロストリジウム属の感染であればグラム陽性桿菌が同定されるであろうし，A群β溶血性レンサ球菌感染症であればグラム陽性球菌が検出されうる．
- タゾバクタム/ピペラシリンやクリンダマイシン，ゲンタマイシンといった広域抗菌薬を投与する．クロストリジウム属による感染が確認されれば，高用量ペニシリンを投与する．抗菌薬を迅速に投与すれば予後が改善することを意識しなければならない[5]．
- 外科コンサルテーションを行う．救命や救肢の手段として迅速な外科介入が必要となることがある．
- クロストリジウム属による筋壊死およびガス壊疽が疑われる場合，高圧酸素療法が効果的な補助治療であると示されている．もし利用できる環境であれば，高圧酸素療法の専門医にコンサルテーションすることを勧める[2]．

2 創処置後の感染

救急外来で創処置を受けた患者のうち，約3〜6％で感染が生じる[6]．感染の徴候として，創部の自発痛や圧痛の増強，創縁を超えての発赤の拡大，排膿や膿瘍形成などがあげられる．患者のほとんどが処置を受けた医療機関へ再受診する．

何らかの処置を行う前に，創部感染の診断を確定する必要がある．感染が生じている場合，患者や創部の反応が通常の創傷治癒の過程とは異なる．創部に関して通常は軽度の不快感程度であるにもかかわらず，感染を生じていると強い疼痛がある．

すべての創傷では少量の薄い血性の滲出液が1〜2日程度みられ，創部の発赤範囲は狭い．これらの所見の異常から感染していると判断するのはしばしば客観性に欠ける場合がある．ときに診断がはっきりしないことがあるが，その際は患者に24時間以内に再診するように指示する．本当に感染しているならば，その後24〜48時間以内で感染は明らかになるからである．感染がはっきりしないタイミングで，感染を早期に食い止めようと抗菌薬を処方する医師も存在する．しかし，ひとたび感染が成立してしまえば，縫合糸が存在している限り抗菌薬のみで感染を治療することは難しい．

● 創部感染のマネージメント

創部感染の治療指針を，以下にまとめる．

① 縫合糸の抜去

縫合糸は「異物」となるので，創部感染と判断した際は深部縫合・皮膚縫合の両方を含めたすべての縫合糸を除去する必要がある．縫合糸をいくつか残しておく，もしくは1つおきに抜去するなどの行為は感染を遷延させるだけである．

② 創部の洗浄

縫合糸を抜去したら，創部から膿や膿性滲出液を除去し十分に洗浄する．

③ 創部の探索

異物やゴミ・壊死組織が残存していないか創部を探索する．

④ 抗菌薬治療

ほとんどの創部感染が黄色ブドウ球菌やレンサ球菌群によるものであるため，セファレキシンなどの第1世代セファロスポリンを7〜10日間投与する．

重篤な蜂窩織炎が存在している場合は，セファゾリン経静脈投与で治療を開始する．βラクタム系抗菌薬にアレルギーのある患者では，クリンダマイシンやマクロライド系抗菌薬が代替薬となる．もしCA-MRSAが疑われる場合はST合剤やテトラサイクリン系抗菌薬に変更するか，追加する．CA-MRSAに対する地域の薬剤感受性を参考にする．

⑤ 自宅でのケア

創部は石鹸と水で毎日洗浄する．過酸化水素水を加えたり，単独で使用したりしてもよい．感染がコントロールできるまで綿棒や小さな滅菌ガーゼを用いて壊死組織や滲出液を取り除く．創部はガーゼとテープで覆う．

⑥ コンサルテーション

創傷が美容的に重要でない部位であれば創部はそのまま二次治癒を待てばよい．さらなる専門的処置が必要であれば，形成外科へ紹介する．

3　難治性皮膚潰瘍

皮膚潰瘍を主訴に救急外来を受診する患者の数は統計的に明らかではないが，皮膚潰瘍はよく遭遇する疾患の1つであり，特に社会的・経済的弱者で多い．皮膚潰瘍はさまざまな全身的・局所的な障害から生じる．最も一般的なのは末梢血管障害，糖尿病，神経疾患の患者である[7]．

慢性全身性疾患，長期臥床患者，栄養不良状態，体格，不十分な治療，体重がかかる体表面，患者へのネグレクトなどが併存因子である．病態生理学的にさまざまなプロセスを経て最終的に生じるのは，虚血に続発した表皮・真皮および皮下組織の完全な欠損である．もし見落とされた場合，潰瘍は進行し深筋膜や筋・骨まで到達する．救急外来における皮膚潰瘍の原因としては，圧挫・静脈うっ滞・動脈機能不全・糖尿病によるものが多い[2]．

褥瘡の6割が，臀部にある坐骨・仙骨・大腿骨転子部で発生する．そして17％は足部に発生している[8]．褥瘡のほとんどは，慢性進行性疾患，長期臥床患者，四肢麻痺や対麻痺のような神経学的障害をもつ患者に生じる．

慢性的な静脈機能不全は静脈性潰瘍の原因となる．静脈性潰瘍は下腿内側や内踝周辺に生じ，ほとんどの場合，伏在静脈系に沿っている．下肢浮腫やうっ滞性皮膚炎は下肢潰瘍の形成につながりうる．静脈性潰瘍は浅く，疼痛がありさまざまな形状の辺縁を有する．

動脈性潰瘍の特徴は安静時の疼痛である[2]．動脈性潰瘍は足関節側面・趾尖部・第5中足骨骨頭・踵部・母趾球部に好発する．通常，潰瘍以外にも蒼白で萎縮した皮膚・脱毛・爪ジストロフィーなどの動脈機能不全の徴候が存在していることが多い．跛行の病歴もよくみられ，末梢血管の拍動は弱いか存在しないかのいずれかであることが多い．

糖尿病性潰瘍は足の前部やつま先に生じる[9]．また，糖尿病性足潰瘍は虚血性もしくは神経栄養性に分類される．臨床的には，足関節部の脈拍が存在し動脈灌流が十分ある所見がみられる場合，神経栄養性潰瘍であることが多い．同様に比較すると，虚血性潰瘍は蒼白で萎縮した組織において減弱した脈拍を呈することが多い．

1）難治性皮膚潰瘍の評価

難治性皮膚潰瘍の患者を診察するにあたって，救急医がまず行うべきことは生命を脅かす状態や四肢切断に至る可能性のある状態かどうかを評価することである．

皮膚潰瘍を有し救急外来を受診する患者は，皮膚潰瘍それ自体で受診するというよりも，全身状態が変化したため受診することが多い[2]．生命を脅かす状態や四肢切断に至る可能性の高い疾患は，静脈血栓症・急性動脈閉塞・重症（局所もしくは全身）感染症・代謝性疾患の4つである．全身状態が悪い患者や生命の危険のある患者において，安定化させるためにまず行うべきことは酸素投与，静脈路確保，心電図モニター管理である．その後，血液生化学検査，心電図，そして必要であればX線検査で評価を行う．具体的には，X線検査で潰瘍部位に組織のガスや骨髄炎が存在しているか評価する．

生命を脅かす状態，四肢切断の可能性の高い状態と考えられる場合，より焦点を絞った評価を行う．潰瘍の原因を特定し，その広がりを同定することを試みる．ほとんどの皮膚潰瘍は下肢に発生するため，主に臀部・脚部・足部に注目して診察する．下肢の血管および神経の診察は最も注意を払うべき点である．動脈性疾患が疑われる場合は大腿動脈・膝窩動脈・足背動脈・後脛骨動脈の脈拍を診察する必要がある．動脈性疾患を示唆するその他の所見としては腹部中央・大腿部・膝窩部の血管雑音があげられる．また，毛細血管再充満時間（capillary refill time）を検査する（正常では4～8秒未満）．さらに，足首部の収縮期血圧が60 mmHg以下，もしくは足関節上腕血圧比（ABI）が0.4以下の場合，重篤な動脈性疾患を強く示唆する．静脈系の評価はさらに困難であり，下肢静脈系のドップラーエコー検査などの特殊検査を要することも多い．

2）皮膚潰瘍の治療

全身状態の良好な患者の診療において，潰瘍形成の原因が同定できた場合は，皮膚潰瘍の治療を開始する．皮膚潰瘍の治療目標は以下の通りである[7]．

- 壊死組織の量を減らし，創部の清潔を維持する
- 創部の消毒を行う
- 肉芽組織の増殖を促す

感染し壊死した潰瘍には以下の特別な管理を推奨する．

① 消毒

すべての創部は清潔な状態にするべきである．救急外来を最初に受診した際，ポビドンヨードやクロルヘキシジンなどの標準的な洗浄液が使用できる．これらは使用前に生理食塩水で希

釈するべきである.

② 洗浄

　おそらく創部の消毒以上に重要なのは，一定の圧をかけた生理食塩水で創部を洗浄することである．この方法は細菌や，壊死組織片，潰瘍からの滲出液の除去に効果的であることが示されている．救急外来で洗浄に適しているのは18Gの針を装着した20 mLもしくは50 mLのシリンジである.

③ Wet-to-dry ドレッシング

　非常に清潔で肉芽組織が増殖している創部を除いて，すべての創部の被覆の際は，昔から行われている生理食塩水でのWet-to-dryドレッシングが選択肢になる[2].

- 潰瘍のポケットに，生理食塩水で湿らせたガーゼを詰め込む．ガーゼが乾燥すると，ガーゼに壊死組織が付着する．乾燥したそのガーゼを抜去すると効果的に壊死組織が除去できる．このガーゼはガーゼ包帯（商品名：Kling）で固定する.
- この作業を1日2〜3回以上くり返す．患者や家族が積極的にこの処置を行えそうならば，方法を患者・家族に教えておく.
- 詰めたガーゼは完全に乾燥させ，抜去する際も湿らせないようにすることが重要である．乾燥している場合のみ，壊死組織はガーゼに貼りつき，取り上げることができる.
- Wet-to-dryドレッシングは滲出液と壊死組織が明らかに減少し，肉芽組織が出現するまで数日間継続する.

訳注：適切な被覆材での被覆の方が治療成績がよいと実証されており，近年Wet-to-dryドレッシングはほとんどみかけなくなった.

④ 帰宅

　患者が帰宅する際には指導を行う.

- 頻回の被覆材交換だけでなく，患部を可能な限り挙上しておくよう指導する．四肢挙上を継続することで，不必要な浮腫と治癒の遷延を防ぐことができる.
- 前述の通り，抗菌薬を処方することも検討する．アモキシシリン/クラブラン酸やシプロフロキサシン，セファレキシン，クリンダマイシンなどが慢性創傷や慢性潰瘍の治療に効果的であるといわれている[9].
- 患者は慢性創傷の治療をサポートできる医師のもとに通院する必要がある．壊死組織が取り除かれ，感染が改善してはじめて，ほかの潰瘍治療が可能となる.

　最終的に，難治性潰瘍の患者は，さまざまな新しい被覆材，陰圧閉鎖療法，ウンナブーツ（訳注：ゼラチン・グリセリン・亜鉛華からなる泥膏剤で固めた非伸縮性包帯による圧迫療法），植皮術，創傷増殖因子（wound growth factors），高圧酸素療法などの治療の恩恵を受けることができる[10]．これらの選択肢は個々の症例に応じて調整できる．理想的には，患者を創傷治療センター（高圧酸素療法施設を兼ねていることが多い）へ紹介するべきである.

4 高齢者や免疫抑制患者の皮膚におけるスキンテア

　スキンテア〔皮膚裂傷（訳注：摩擦・ずれによって，表皮が真皮から分離，もしくは表皮および真皮が下層構造から分離するような損傷）〕や前脛骨部の裂創のほとんどは高齢者やステロイドの投薬を受けている患者に発生する．スキンテアの大半（80％）は上肢・前腕に生じ，20％は前脛骨部に生じる[11]．加齢やステロイドは真皮の弾性線維の量と強度を低下させる[12]．そのような皮膚は乾燥し，皺があり，たるんでいる．非常に脆く，わずかな外力でも影響を受けやすいうえ，縫合してもうまく固定できない．縫合すると創縁の壊死や治癒の遷延のリスクが上昇する[13]．

　スキンテアには複数の分類法があるが，PayneとMartinによって3つのタイプに落とし込まれている[14]．

- **Type1**：組織欠損のないスキンテア．線状の裂創やフラップで，広げたときに欠損部を埋めることができる．
- **Type2**：25％以下の欠損があるスキンテア．通常はフラップ状のことが多い．フラップで欠損部を完全に被覆することはできない．
- **Type3**：組織が完全に欠損している剥離創．

● スキンテアの処置：一般的な指針

- すべての壊死組織は注意深くデブリードマンするべきである．切除してよいか迷う場合には，創閉鎖の際に多くの皮膚を必要とするため，ひとまず皮膚組織を残しておく．残した組織も後でいつでも除去することができるからである．
- 創部に存在する血腫は創閉鎖の妨げになるため，除去する．血腫は特にフラップが生着する際に邪魔になる．
- 脂肪組織は皮弁の裏側であっても欠損部側であっても，創閉鎖や欠損部の被覆の妨げになるようなものはデブリードマンを行う．
- もしデブリードマンに麻酔が必要であれば，薄く機能の低下した皮膚に過度な血管収縮を起こさないよう，アドレナリンの含まれていない1％もしくは2％リドカインを使用する．
- スキンテアの洗浄には生理食塩水や毒性のない創部洗浄液を用いる．これらを用いる際も優しく洗浄する必要がある（**図19-1**）．
- 裂創やフラップ部の創縁は決して緊張をかけて閉じないこと．皮膚の緊張は血流を妨げ，組織壊死の原因となる可能性がある．
- スキンテアの治癒には21日間を要するため，初期治療の後，スキンテアや慢性創傷治療の経験のある医師や医療施設へ紹介する[15]．

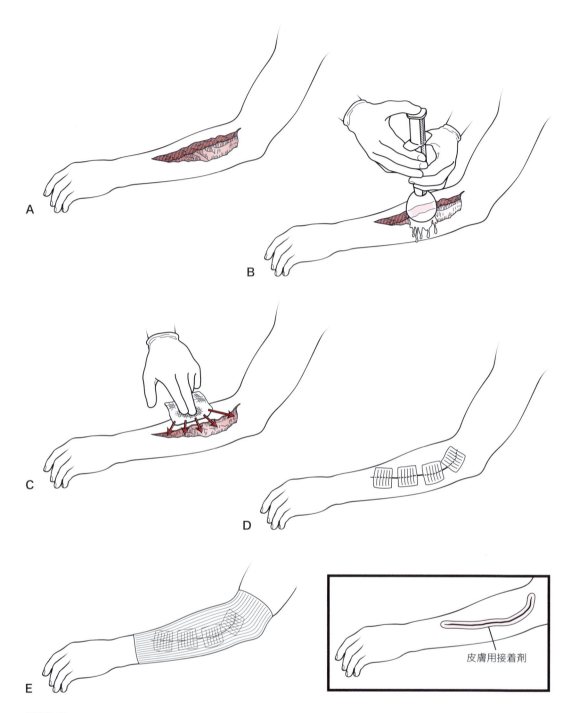

図19-1 スキンテア Type1 の閉創. A, スキンテア Type1（組織欠損のないフラップ）の例. B, 生理食塩水，もしくは生理食塩水で10：1に薄めたポビドンヨードで創部の消毒・洗浄を行う. C, ガーゼを用いてフラップを優しくあてがう. D, 創傷用テープを貼付する. E, 非固着性ガーゼや包帯，包帯ネットなどで創部を被覆する. 挿入図：皮膚用接着剤は創傷用テープの代替となる．接着後は創部を開放しておく．ガーゼで被覆してはならない．
文献17より引用.

【スキンテア Type1 の処置：裂創】

- 前述の基本原則を参照する．
- 剥離した皮膚を優しく元の位置に戻し，創傷用テープを貼付する．
- 代替案として，緊張のかかっていないスキンテアには皮膚用接着剤を使ってもよい[17]（図 19-1）．
- 皮膚用接着剤を使用する際は，創縁から1〜2 cmの範囲に塗布し，剥離した皮膚を元の位置に戻す．
- 閉鎖した裂創は被覆材を貼付する必要はない．もし保護が必要であればガーゼで被覆しておく．皮膚用接着剤を使用した場合，ガーゼで被覆するのは接着剤が完全に乾燥してからという点に注意する．

【スキンテア Type1 の処置：組織欠損のないフラップ】

- 血腫や脂肪の除去も含めた前述の一般的指針を再度参照する．
- 手袋を装着した指か，生理食塩水で湿らせたガーゼで，受傷によって生じた欠損部位を被覆できるようフラップをあてがい，平らにする．
- 創傷用テープを創縁に貼付し閉創する．
- 代替案として，皮膚用接着剤を同様に使用してもよい．上記の裂創の項で述べたように塗布する．医師の指でフラップ側の先端を優しく引っ張って元の位置に戻し，接着剤を塗布している間，その位置を保持し続ける．フラップの先端は創傷用テープで固定してもよい．
- 上記と同様に閉鎖した裂創は被覆材を貼付する必要はない．もし保護が必要であればガーゼを被覆しておく．皮膚用接着剤を使用した場合，ガーゼで被覆するのは接着剤が完全に乾燥してからという点に注意する．

【スキンテア Type2 の処置：部分的（25％以下）に組織欠損のあるフラップ】

- 前述の基本原則を再度参照する．
- 手袋を装着した指か，生理食塩水で湿らせたガーゼで，欠損部位を可能な限り被覆できるようフラップをあてがい，平らにする．
- フラップと創縁を元の位置に戻せる箇所は創傷用テープを貼付し閉創する．
- アダプティック（商品名）のような非固着性ガーゼでフラップ部と欠損部を被覆し，その上からガーゼや包帯を巻く．軟膏は使用しない．ハイドロコロイドやハイドロジェルのような非固着性被覆材も同様に使用可能である．
- 創部，特に欠損創の治療を継続できる創傷治療の専門医や創傷治療センターに患者を紹介する．

【スキンテア Type3 の処置：完全な皮膚剥離と組織欠損】

- 欠損部や創縁の壊死組織，血腫や脂肪組織のデブリードマンを丁寧に行う．前述の通り，リドカインを使用してもよい．

- Type2 と同様，アダプティックのような非固着性ガーゼでフラップ部と欠損部を被覆し，その上からガーゼや包帯を巻く．軟膏は使用しない．ハイドロコロイドやハイドロジェルのような非固着性被覆材も同様に使用可能である．

- Type2 と同様，創部，特に欠損創の治療を継続できる創傷治療の専門医や創傷治療センターに患者を紹介する．

文 献

1）Fletcher J：Measuring the prevalence and incidence of chronic wounds. Prof Nurse, 18：384-388, 2003

2）Trott A：Chronic skin ulcers. Emerg Med Clin North Am, 10：823-845, 1992

3）Stone DR & Gorbach SL：Necrotizing fasciitis. The changing spectrum. Dermatol Clin, 15：213-220, 1997

4）Kaul R, et al：Population-based surveillance for group A streptococcal necrotizing fasciitis：Clinical features, prognostic indicators, and microbiologic analysis of seventy-seven cases. Ontario Group A Streptococcal Study. Am J Med, 103：18-24, 1997

5）Kumar A, et al：Duration of hypotension before initiation of effective antimicrobial therapy is the critical determinant of survival in human septic shock. Crit Care Med, 34：1589-1596, 2006

6）Cummings P & Del Beccaro MA：Antibiotics to prevent infection of simple wounds：a meta-analysis of randomized studies. Am J Emerg Med, 13：396-400, 1995

7）O'Meara SM, et al：Systematic review of antimicrobial agents used for chronic wounds. Br J Surg, 88：4-21, 2001

8）Phillips TJ：Chronic cutaneous ulcers：etiology and epidemiology. J Invest Dermatol, 102：38S-41S, 1994

9）Ramasastry SS：Chronic problem wounds. Clin Plast Surg, 25：367-396, 1998

10）Dieter S：Debridement for chronic wounds. A review of common uses. Adv Nurse Pract, 9：65-66, 2001

11）Bradley L：The conservative management of pre-tibial lacerations. Nurs Times, 98：62-69, 2002.

12）Battersby L：Exploring best practice in the management of skin tears in older people. Nurs Times, 105：22-26, 2009

13）Sutton R & Pritty P：Use of sutures or adhesive tapes for primary closure of pretibial lacerations. Br Med J（Clin Res Ed), 290：1627, 1985

14）Payne RL & Martin ML：Defining and classifying skin tears：need for a common language. Ostomy Wound Manage, 39：16-22, 1993

15）「Guidelines for the management of skin tears」（Murray E), pp31-36, St Vincents & Mater Health Sydney Nursing Monograph, 2005

16）Singer AJ & Dagum AB：Current management of acute cutaneous wounds. N Engl J Med 359：1037-1046, 2008

17）Xu X, et al：The current management of skin tears. Am J Emerg Med, 27：729-733, 2009

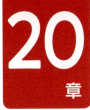
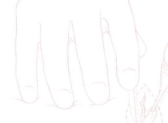

Wound Dressing and Bandaging Techniques

20章 被覆や包帯のテクニック

実践ポイント

- 軟膏や創傷被覆材を用いて湿潤環境にすると，少ない痛みで早く治る
- 丁寧かつきれいに被覆すると，医療者への信頼が高まるだけでなく良好な創傷治癒が得られる
- 創傷被覆の基本は抗菌薬軟膏，非固着性基材，吸水性ガーゼ（必要があれば包帯），テープの4つである
- 抗菌薬軟膏は湿潤環境を高めるが，結果的に創感染を減らさないことが研究で示されている
- 顔面や頭皮の単純な創に創傷被覆材は不要である．乾燥した凝塊が蓄積し，抜糸の妨げとなるため，抗菌薬軟膏を1日に2～3回使用する
- テープを手足や指に巻きつけてはいけない．創部は自然に腫脹するため，テープを巻きつけるとターニケットのように血流を阻害してしまう
- 最初の創傷被覆材の交換は，感染をチェックするため帰宅後24～48時間で行うべきである．交換の際，残っている血液と滲出物を取り除く
- 縫合後24～48時間で包帯交換をする際に，シャワーを浴びてもよい．ただし，湯船につかるのは推奨されない

この章では創傷被覆についての一般的原則と，創傷被覆材や包帯に関する推奨を記載する．これらの推奨は傷の種類，部位，その他要因に左右される．熱傷に対する専門的な創傷被覆については17章で述べる．

1 創傷被覆の原則

縫合後にまず決めることは，傷を創傷被覆材で覆うか覆わないかである．顔面や頭皮の単純な裂創は被覆しないことが多い．顔面や頭皮は血管が非常に発達しており，感染に強い．患者が注意深く創部を清潔に保てば，縫合創は問題なく治癒する．湿潤環境を維持し，抜糸の妨げとなる痂皮を防ぐため，ワセリン基剤の抗菌薬軟膏を定期的に塗布する必要がある[1,2]．

頭部，顔面以外の傷や裂創は，創部を被覆することが一般的である．しかし，縫合創による瘢痕の最終的な見た目が創傷被覆材で改善するという根拠はほとんどない．ある研究では，術後に縫合創を被覆しなくても，被覆した場合と比較して感染率の上昇は示されなかった[3]．

創傷被覆材を使用する際は，以下の原則を参考にする．

1) 湿潤環境

　創部は湿潤を保たなくてはならない．乾燥が，表皮層の形成を大幅に遅らせるという説得力のある研究結果がある[2,4]．湿潤環境は治癒にかかる時間を短縮し，創部痛を軽減させることが示されている[5]．

　図20-1は被覆材あり（湿潤環境）のときと被覆材なし（乾燥環境）のときそれぞれの上皮の治癒過程を示している．被覆していない創では，湿潤環境がつくられず，再生に必要な上皮細胞は乾燥した凝血塊や滲出物に妨げられ，創を覆うためには残存真皮の深部を遊走せざるを得ない．合成被覆材（商品名：アダプティック，Xeroform，テルファ，バンドエイドなど）は非固着性多孔性被覆材であり，滲出液の排出を促し，過度の乾燥を防ぐ．被覆を行わない場合は，抗菌薬軟膏の局所塗布でも湿潤環境をつくり出せる．

2) きれいに被覆する

　被覆は，シンプルかつ整っていなくてはならない．被覆や包帯の巻き方が適当でぞんざいでは，患者はよい治療だと思わない．小さな創には，粘着テープのついているシンプルな絆創膏（バンドエイド）1枚か2枚がちょうどよい．バンドエイドは今まで発明されたなかで最も汎用性が高く，最も創の被覆に適している．

3) 非固着性，多孔性基材

　創表面に直接触れる創傷被覆の土台部分は，非固着性でなくてはならない．凝血塊と一体になり，創に固着してしまう創傷被覆材の一例として，普通の細かい編み目のガーゼがあげられる．ガーゼを外す際に，脆弱な表皮を一緒に剥ぎとってしまうことにより，治癒を台無しにする可能性がある．滲出物の透過が可能で，余計な滲出物が溜まらないものが，創の被覆に適している．非固着性基材の例として，アダプティック，Xeroform，テルファなどがあげられる．

4) 保護

　非固着性基材に加え，適切な包帯法とガーゼで十分に被覆することで，創を汚染から保護できる．創部の保護には，ガーゼが役立つ．小さな創傷からは，ほとんど滲出液が出ないため，通常の2×2（約5 cm四方）もしくは4×4（約10 cm四方）ガーゼやバンドエイドで保護が可能である．創が複雑で汚染されており，感染の可能性がある場合，滲出液がとめどなく溢れ

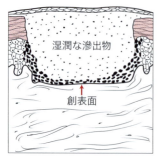
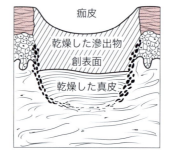

図20-1　被覆されていない創（乾燥環境）では，創を覆うために上皮細胞が遊走する．乾燥環境に比べ，湿潤環境はより早い治癒をもたらす．

出すことがある．ガーゼを複数層重ねたうえで，頻回に交換が必要となることが多い．

5) 受傷部位の固定

被覆すると，治癒過程にある創を保護でき，また受傷部位を固定できる．衣服の擦れや偶発的な軽い外傷など，さまざまな外力で縫合部が離開する恐れがあるが，ガーゼと包帯を組み合わせることで，創部の保護が可能である．関節の直上にある裂創では，シーネ固定が必要となることがある．一般的には過度に包帯を巻くことを避け，解剖学的に動く部位，特に手を完全に固定してしまわないようにする．創部の安静は必要だが，包帯をしていてもある程度動かすことが奨められる．特に高齢者では，関節の拘縮が起きないようにすることが目標である．

小児の傷を被覆するのは困難である．小児の傷は治癒が早く，感染に抵抗力があるように思われる．なるべく簡素な被覆材を使用することが大切である．正しく使用すれば，バンドエイドは小さい傷の被覆に最適である．もし子どもに外されてしまっても，保護者が簡単に貼り直すことができる．また子ども達はバンドエイドを"勲章"とみなすので，外されにくい．手に複雑な被覆が必要であれば，手全体を包むミトン様の包帯を勧める．一般的に年長の子どもは，裂創や傷がひどい場合創部の被覆を外してはならないと直感的に理解しているようである．

2 創傷被覆の基本

1) 被覆しない創：局所抗菌薬

抗菌薬軟膏は，被覆を行わずに治療する創に推奨される．これには顔面の創（裂創，擦過傷，熱傷など）やその他の部位の擦過傷が含まれる．軟膏は，創傷被覆材なしに湿潤環境をつくり出す．また，滲出液の乾燥や痂皮の形成を防ぎ，抜糸が容易になる．軟膏の使用を支持する理由は，感染予防や創傷治癒の改善（特にフラップ型の創で）といったことである[6~8]．しかし，裂創や小さな創への軟膏塗布の根拠に基づくレビューでは，引用された文献はどれも根拠が乏しかった[9]．軟膏塗布が，創感染を減少させるかという問題にはまだ答えが出ていない．

軟膏は，継続的に創を被覆するために1日に2～3回薄く塗布する．ワセリン基剤の抗菌薬軟膏〔硫酸ポリミキシンB/バシトラシン/ネオマイシン（商品名：Neosporin），スルファジアジン銀（商品名：Silvadene）など〕はその他の軟膏〔ニトロフラゾン（商品名：Furacin），Pharmadine（ポビドンヨードを含有）など〕と比較すると，効果的に上皮化を促すことが実験で示されている[10]．スルファジアジン銀は厚く塗る必要があるため，Neosporinの方が顔面に塗布しやすい．同様の用途で使用できるその他の製剤に，硫酸ポリミキシンB/バシトラシン（商品名：Polysporin）などがあげられる．ネオマイシンにアレルギーのある患者では，何も含まれていないワセリン軟膏も使用可能である．ワセリン基剤の局所抗菌薬軟膏を創傷被覆材と一緒に使用してはならない．ワセリンが創傷被覆材の粘着性をなくしてしまう（訳注：ここにあげた商品名は日本未発売）．

2) 被覆する創

創傷被覆の基本は下記の4つの製剤である．

- 抗菌薬軟膏
- 非固着性基材
- 吸水性ガーゼ（必要であれば包帯）
- 創傷被覆材を固定するためのテープ

3) 被覆の方法

縫合後に，抗菌薬軟膏を薄くそっと創の上に塗り広げる．先行する議論に基づき，縫合した裂創に軟膏を塗布するかどうかは自由と考えられている．これら軟膏の主な用途は，乾燥した滲出物の形成を減らすことと，湿潤環境を与えることである．軟膏は，創傷被覆材を交換するたびに塗布する．一般的に使用されるのはNeosporin, Polysporin, Bacitracinである．

創部全体の大きさに合うように，清潔手技で非固着性基材をカットする（図20-2）．滲出液や排液の量に応じて，ガーゼを基材の上に置く．手足の場合は包帯を巻き，テープで止める．表面が平らな部位では，包帯は適していないので直接テープで止める．

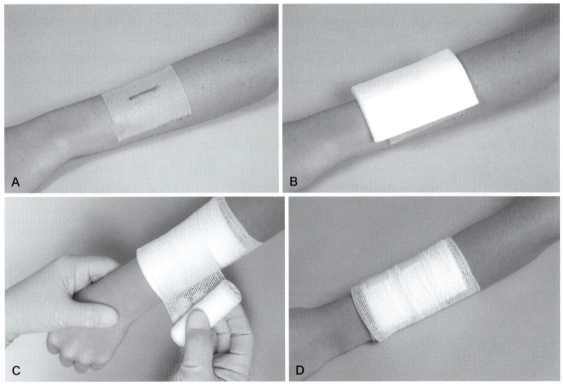

図20-2 創傷被覆の基本事項．A, 非固着性基材を抗菌薬軟膏を塗布した上に置く．B, ガーゼで覆う．C, 包帯を巻く．D, テープで固定する．

ベンゾインは，テープの粘着力を強化する製剤である．この物質は，テープが剥がれないようにするために効果的である．しかし，ベンゾインが直接創部に入らないように気をつける必要がある．この化合物は創傷表面に直接触れると，創感染の可能性を高めることが実験により示されている[11]．

　創傷被覆管理や包帯管理における最も大切な注意点の1つは，手足や指にテープを1周するように巻きつけないことである（図20-3）．テープを巻きつけると，テープは伸縮性がないので，ターニケットのように指などを圧迫して遠位部への血流が悪くなり，うっ血と浮腫が起きる．また，血流を完全に遮断する原因となり，遠位部の虚血壊死を引き起こす可能性がある．このターニケット効果は創傷被覆管理で起こりうる最悪な合併症の1つである．

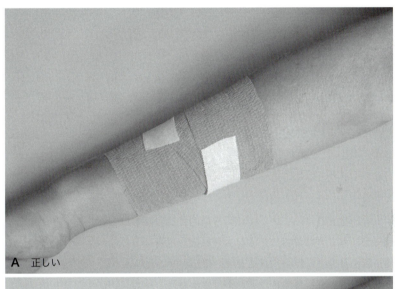

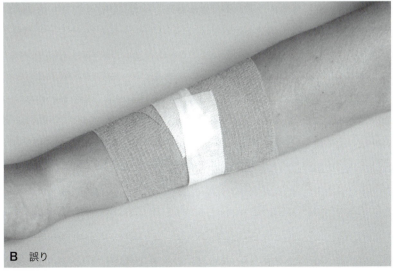

図20-3　包帯をテープで固定する正しいテクニック．A, 正しい：手足に巻く際はテープを1周するように重ねない．B, 誤り：テープを重ねると，不要な圧迫と遠位部の浮腫をきたす．

3　自宅での管理と創傷被覆材の交換のタイミング

　創傷被覆材を交換する間隔は一様ではない．患者因子や，創部の特徴，自宅でどのように創部を管理するか，により異なる．創傷被覆材は清潔かつ乾いた状態に保っておく．最初に被覆する際はまだ血液や滲出液が滲み出しているため，被覆材で分厚く覆っているかもしれない．縫合後24〜48時間で交換するよう患者に指導するのがよい．この交換により，感染の早期徴候を確認し，血液や滲出液が付着していない被覆材にし，初回と比較し血液や滲出液が少ないので被覆材を薄くできる．これ以降の交換は個別に対応する．すなわち，患者自身が創傷被覆を行うことができるか，創部を保護することができるか，による．被覆材交換をする際はシャワーを浴びてよい．水が創部の上を流れてもよいが，湯船に浸かることは推奨されない．自宅管理に関する情報と手順については22章を参照．

4　体の各部位の被覆方法

1) 頭皮

　頭皮の単純な裂創のほとんどは被覆しなくてよい．すぐに少量の凝塊が縫合線に沿って生じ，創を覆う．しかし，頭皮は血管がかなり豊富で大量に出血する傾向があるため，縫合した後，創部の被覆が必要となることがある．図20-4に基本的な包帯の巻き方と，頭頂部付近の創に対して何重にも包帯を巻きつける固定方法を示した．包帯が滑らないよう，最初の巻き方は頭蓋骨の最大径を通るようにする．包帯を周回させる際の目安として，額のすぐ上の前頭部と後頭隆起にかかるようにする．そうしなければ，包帯は頭頂部から滑り落ちてしまう．

　頭皮の創を被覆する場合，耳に過度の圧がかからないように十分に注意しなければならない．耳の皮膚や軟骨の虚血性壊死などの合併症を避けるため，可能な限り耳は常に包帯より外側に出しておく．

2) 顔面

　前述の通り，顔面裂創は縫合後，被覆しなくてよい．小さくて合併症のない耳，眼瞼，鼻，口唇の裂創も同様である．毎日，抗菌薬軟膏（Neosporinなど）を薄い膜状に塗る．軟膏の抗菌薬成分に効果があるかは疑問だが，軟膏基材は創周囲の凝塊形成予防に有用である．凝塊が形成されなければ，抜糸がより容易となり創の離開も最小限となる．創部を保護するために被覆が必要な場合，バンドエイドが推奨される．しかし顔面の大きな絆創膏は目立つので，患者はすぐに外す傾向にある．

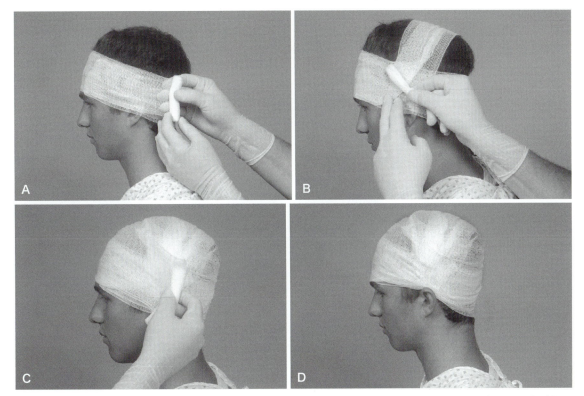

図20-4 頭皮を被覆する方法．A, はじめに，前頭部から後頭隆起の周りに包帯を巻きつける．これにより包帯の安定性が増す．頭の上の方に包帯を巻き付けようとすると，緩んでしまう．B, 頭頂部の裂創や傷を被覆する必要がある場合，図のように側頭部から頭頂部を通って反対側へと往復させる．C, 創部を覆うように，包帯をくり返し巻きつける．往復させた部分は包帯を周回させ固定する．D, 包帯でくり返し覆った完成像．可能であれば，包帯は耳の上に持ち上げておく．

3）耳，乳様突起部

　複雑な耳損傷は，軟骨周囲に血腫を形成するリスクがある．耳の輪郭全体に均等に圧がかかるように，手の込んだ被覆が必要となる．図20-5に示すように4×4のガーゼを複数枚，耳の輪郭の形にカットする．ガーゼを耳の周りと後ろに置き，耳介軟骨が頭皮側に押しつぶされないように支える．耳介の耳輪内部をワセリンを塗ったガーゼで満たし，対耳輪，対珠，外耳道の型に嵌めるように整える．耳全体の上に2枚のガーゼを置き，3もしくは4インチ（訳注：7〜10 cm幅）の包帯で耳の上を通るように頭の周囲を数回巻く．包帯をテープで固定したら，耳のすぐ前方に包帯をくくるためのガーゼを通して結ぶ．これにより，血流を阻害することなく耳全体に均等な圧がかかるようになる．

4）頸部

　頸部に裂創やその他創傷が起こることは稀である．頸静脈の静脈還流や気道を妨げずに，効果的に被覆を行う必要がある．ほとんどの場合は，創傷被覆材を単純に包帯で巻くだけで十分である．後頸部の創を十分に固定し被覆するためには，頭部と頸部の周りに包帯を巻く（図20-6）．

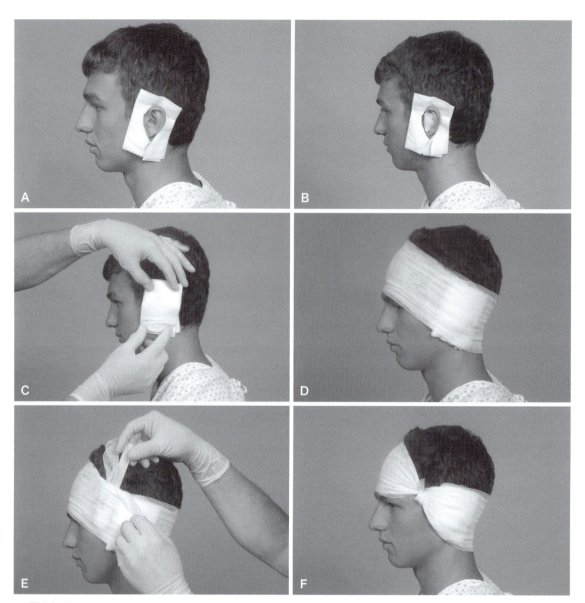

図20-5　乳様突起部を被覆する方法．A, 2〜3枚の4×4ガーゼの中心部をハサミでカットし，耳介軟骨の後面にフィットするようにおく．耳介軟骨をしっかり支持し，頭皮側に押しつぶされないことが大切である．B, ワセリンを塗ったガーゼを軟骨の形に合うように詰める．C, 新しいガーゼを耳全体の上に置く．D, 前頭部から後頭隆起にかけて包帯を周回させ，テープで固定する．E, 患側の耳の前方に，包帯をくくるためのガーゼを舌圧子を用いて通す．F, このガーゼを本結び（固結び）で固く縛り耳全体に均等の圧がかかるようにする．完成形を示した．

5）肩

　　肩は被覆を行うのが困難な部位である．特に創が大きい場合や，腋窩の創の場合，関節表面に直接かかる場合は被覆が困難である．図20-7に示した被覆方法は，体幹部を用いて肩を固定している．完全に固定されるまで，包帯を体幹と肩/上腕に交互に巻きつける．この被覆方法は上腕の創傷でも有用である．上腕は，腕の動きや重力に伴い包帯が滑り落ちやすい．肩の被覆方法の概略図を図20-8に示す．

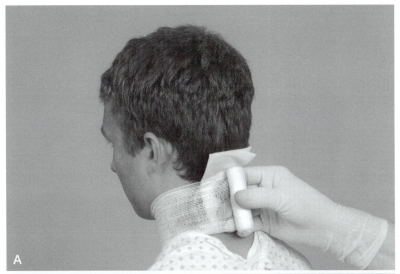
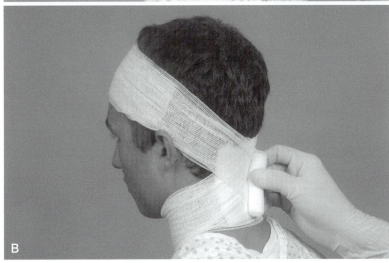

図20-6　後頸部領域を被覆する方法．A，4×4ガーゼを置く．ガーゼを固定するように首の周りに優しく包帯を巻く．B，しっかりと固定するため，包帯を前頭部と頸部に8の字に反復させ巻き続ける．耳には包帯を巻かないこと．

6）体幹部

　体幹部の創のほとんどが，前述した基本的方法で被覆でき，かつベンゾインを用いてテープ固定ができる．熱傷のような大きな創には大きな包帯が必要である．上記の肩を被覆する方法は，体幹部にも用いられる．しかもこの被覆方法を用いれば，包帯が滑り落ちることはない．その他，体幹部の被覆方法は図20-9に示した．

7）鼠径部，臀部，大腿部

　鼠径部，臀部，大腿部もまた適切に創を被覆するのが難しい部分である．図20-10に示した方法は，これらの領域の大きな傷のほとんどを被覆することができる万能な方法である．肩を覆う方法と同様に，完全に被覆されるまで包帯を体幹と大腿部の周りに交互に巻く．

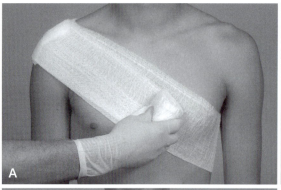
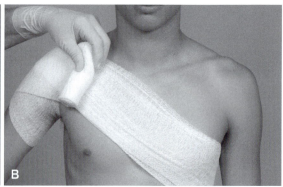
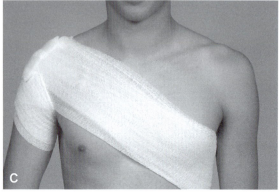

図20-7　肩と上腕を被覆する方法．A, 創部にガーゼを当てる．体幹部と肩の周りを周回するように包帯を巻きはじめる．B, 上腕と胸部の周りにも包帯を巻きつける．C, 最終的な肩の被覆．

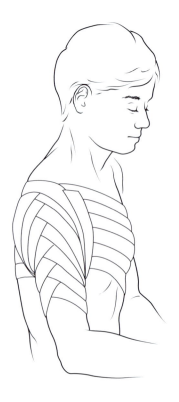

図20-8　わかりやすくするために肩の被覆方法の概略図を示す．

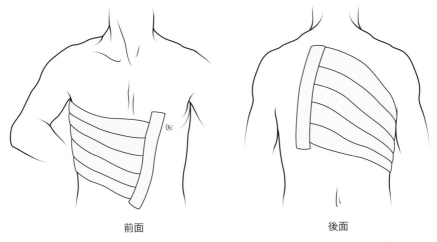

前面　　　　　　　　　　　後面

図20-9 体幹部を被覆する方法．胸郭の半周に包帯を巻き，ベンゾインとテープで固定する．

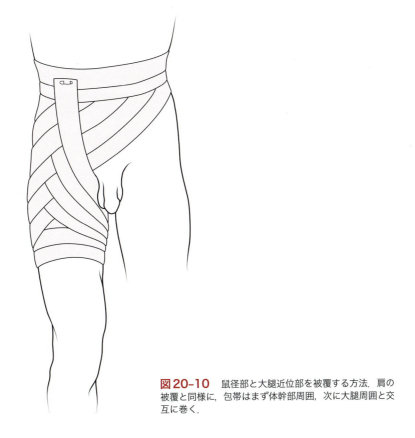

図20-10 鼠径部と大腿近位部を被覆する方法．肩の被覆と同様に，包帯はまず体幹部周囲，次に大腿周囲と交互に巻く．

8) 手指

　指の被覆方法には2種類ある．包帯を用いる方法とチューブガーゼを用いる方法である．軟膏を塗り非固着性の基材を当てた後，2×2ガーゼを創の上に置き，2インチ（訳注：約5 cm）の包帯を1〜2層巻きつける（図20-11）．そして，指の付け根から先端まで指全体に包帯を

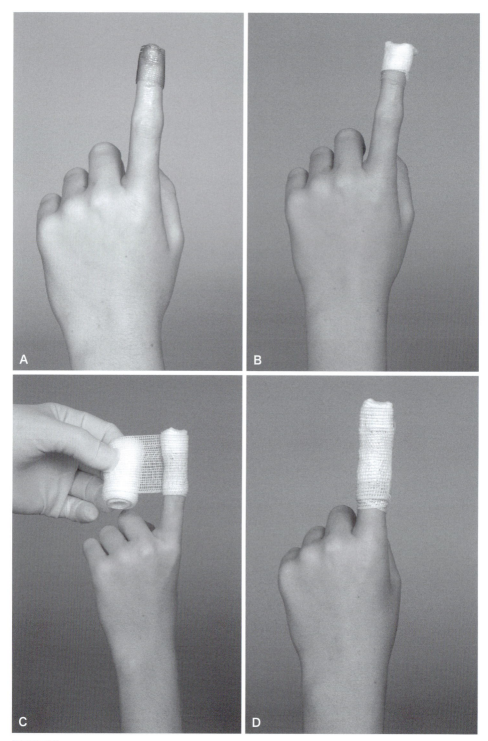

図20-11 指と指尖部を被覆する方法．**A,** まず非固着性の基材で創を覆う．**B,** 小さな2×2ガーゼで指の形に合わせて包む．**C,** 2インチの包帯で指尖部から近位部にかけて指の周りを巻く．**D,** 固着性テープで包帯を固定する．テープを周回させないこと．浮腫や血流障害を起こさないようにするためである．

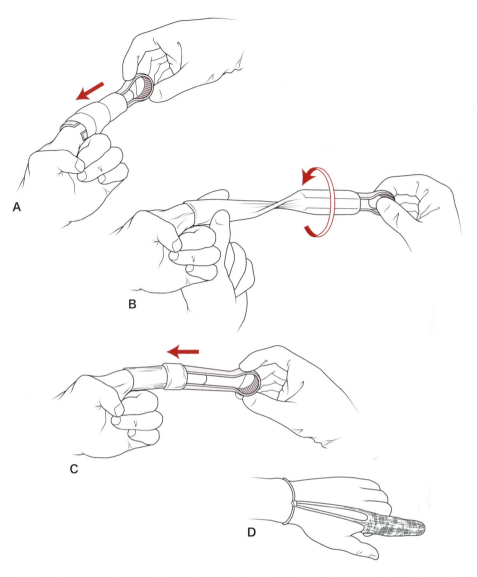

図20-12　チューブガーゼで指を覆う方法．**A**，十分な量のチューブガーゼにアプリケーターを通しておき，それを指全体にはめる．**B**，アプリケーターを遠位に動かし，180°回転させることで，チューブガーゼの1枚目の層が固定される．**C**，再度，アプリケーターを指全体にはめることで2層目が置かれる．**D**，十分なガーゼ層が得られるまでくり返す．

巻きつけていき，さらに先端から付け根に戻るように巻く．最後は包帯を8の字に手掌に巻きつけ，手首に固定し完成させる．指だけに包帯を巻いても不十分になりがちで，すぐに外れてしまう可能性がある（訳注：図20-11C, Dのように先端から付け根にかけて指の周りを巻き，固着性テープで包帯を固定する方法もある）．チューブガーゼを用いた方法は図20-12に示した．

　手の傷は図20-13に示すように包帯を巻くことができる．手の大きさによるが，2もしくは3インチの包帯で非固着性基材とガーゼを覆う．十分に固定できるように手首を含めて包帯を巻く．2本以上の指を被覆する場合，皮膚同士が接触し皮膚が柔らかくなってしまうのを防ぐため，ガーゼの束を間に挟み皮膚同士が接触しないようにする．

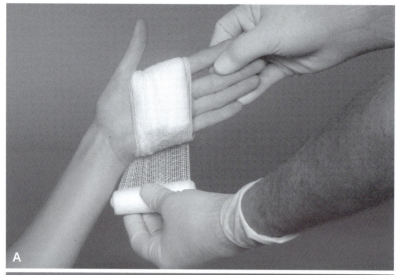

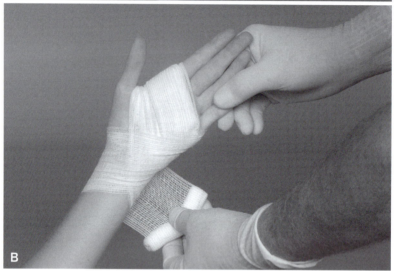

図20-13 手掌または手背を被覆する方法．A，非固着性基材と4×4ガーゼを創の上に置く．これらを固定するように包帯を巻きはじめる．B，手掌と手首を包帯で包み込むようにして完成させる．テープを周回させないように貼り，終了とする．

9) 肘と膝

　　肘や膝では4インチの包帯（訳注：約10 cm幅）を周回させるようにして巻く．被覆が十分でも，関節の動きを制限してしまう．関節をある程度屈曲位にして8の字に巻くことで，関節の自由な動きを可能にする（図20-14）．関節の伸側には4×8ガーゼ（10 cm×20 cm）を置く．この大きなガーゼであれば関節が屈曲，伸展した際にもつっぱらない．

10) 足関節，踵，足

　　足関節，足の被覆は単純である．膝や肘と同じように8の字に包帯を巻く．足に巻く場合は，固定のために足関節を必ず含めなければならない．

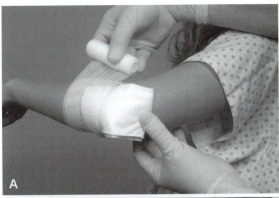
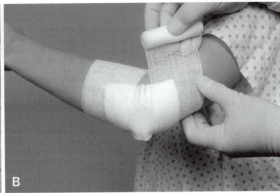
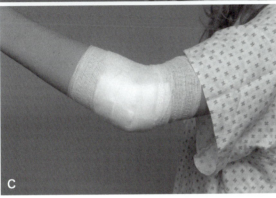

図20-14　肘や膝を被覆する方法．**A,** 伸側にガーゼを置き，ガーゼ端を固定するように包帯を巻きはじめる．**B,** 反対側のガーゼ端を固定するように包帯を巻く．**C,** 完成例．可動性を良好にするために，大抵は軽度屈曲位で固定する．

文献

1) Stuzin JM, et al：Emergency treatment of facial lacerations. Postgrad Med, 71：81-88, 1982
2) Korting HC, et al：Management of minor acute cutaneous wounds：importance of wound healing in a moist environment. J Eur Acad Dermatol Venereol, 25：130-137, 2011
3) Howells CH & Young HB：A study of completely undressed surgical wounds. Br J Surg, 53：436-439, 1966
4) Hinman CD & Maibach H：Effect of air exposure and occlusion on experimental human skin wounds. Nature, 200：377-378, 1963
5) Beam JW：Management of superficial to partial-thickness wounds. J Athl Train, 42：422-424, 2007
6) Dire DJ, et al：Prospective evaluation of topical antibiotics for preventing infections in uncomplicated soft-tissue wounds repaired in the ED. Acad Emerg Med, 2：4-10, 1995
7) Leyden JJ & Sulzberger MB：Topical antibiotics and minor skin trauma. Am Fam Physician, 23：121-125, 1981
8) Singer AJ & Dagum AB：Current management of acute cutaneous wounds. N Engl J Med, 359：1037-1046, 2008
9) Van Zyl A, et al：Towards evidence based emergency medicine：best BETs from Manchester Royal Infirmary. Routine use of antibiotic ointment and wound healing. Emerg Med J, 19：556, 2002
10) Eaglestein WH & Mertz PM：Effect of topical medicaments on the rate of repair of superficial wounds.「The surgical wound」(Dineen P, ed), Lea & Febiger, 1981
11) Panek PH, et al：Potentiation of wound infection by adhesive adjuncts. Am Surg, 38：343-345, 1972

Tetanus Immunity and Antibiotic Wound Prophylaxis

21章 破傷風予防, 予防的抗菌薬

実践ポイント

- 擦過傷・裂創・熱傷などすべての創傷患者に, 破傷風ワクチン接種歴を確認する
- 破傷風は, ほぼ例外なく基礎免疫がない患者 (ワクチン3回未完了) に起きる
- 創処置時の破傷風予防は, ブースター効果で破傷風免疫を高めるよい機会である〔訳注: 米国では創処置時にTdap (破傷風・ジフテリア・百日咳混合) のワクチン接種を行うので, これら3つのブースター効果が得られる〕
- 破傷風トキソイドにアレルギーがある場合や, 破傷風の基礎免疫がない患者 (ワクチン3回未完了) には抗破傷風ヒト免疫グロブリン (TIG) を投与する. しかし, TIGでは, 将来の破傷風への免疫は得られない
- 破傷風トキソイドの副作用で最も多いのは, 局所の痛みや腫脹である
- 健康な患者の合併症のない裂創であれば, 予防的抗菌薬は不要である
- 明確な科学的エビデンスはないが, 複雑な創傷・動物咬傷・免疫不全患者などの場合には予防的抗菌薬が推奨される
- もし予防的抗菌薬を投与するのであれば, 効果を最大限にするために創処置の最初に投与開始する
- 近年, 市中感染型メチシリン耐性黄色ブドウ球菌 (CA-MRSA) が創部感染の重要な原因となっている

　創処置では常に, 破傷風予防と予防的抗菌薬が問題になる. 患者の破傷風免疫を確認するために, ワクチン接種歴を入念に聴取する. 一般的な救急外来では, 患者のワクチン接種歴について看護師が確認するが, 破傷風予防の必要性については最終的に医師が判断する.
　予防的抗菌薬の必要性については意見が分かれる. 合併症のない裂創の90〜95%で創部感染は起きないにもかかわらず, 予防的抗菌薬がいまだに使用され続けている[1〜5]. また, 複数の大規模研究において, 予防的抗菌薬の使用を推奨するだけの効果が認められなかったどころか, 逆に感染リスクを高める可能性が指摘された.

1 破傷風予防

　創処置の際には常に, 破傷風の予防について判断しなければならない. 壊死組織のある汚染創は, 清潔で軽度な創傷よりも破傷風感染のリスクが高いと思われがちだが, 実際のところ破

傷風の1/3は軽度な創傷から発症している[6,7]．また，破傷風は足の穿通創から感染することが多い[7]．2001年に米国で破傷風ワクチンが不足し[8]，その期間の破傷風感染が増加した[9]．このことから，破傷風予防の重要性が再認識された[8]．ワクチンが普及しているにもかかわらず，米国では毎年40〜50例の破傷風感染が報告されている*．破傷風の発症者は，そのほとんどがワクチン接種歴のない患者や適切なワクチン接種プログラムを受けなかった患者であり，実際のところ，50歳以上の患者がほとんどである[10]．高齢者では血清中の破傷風抗体価が低く，破傷風免疫が不十分な割合が高かった[11,12]．一方，近年のワクチンプログラムの普及により，若年成人と小児では十分な破傷風免疫をもつ傾向があった．たとえ小さな創傷であっても，注意深くワクチン接種歴を聴取しなければならない．基礎免疫のためのワクチンプログラムを完了したか，いつ最後の破傷風トキソイド接種を受けたかを確認する．

＊訳注1：日本では毎年100例前後の破傷風感染が報告されている[13]．

1）予防接種スケジュール

　創処置時の破傷風トキソイド接種は，ブースター効果で免疫を高めるよい機会である．ジフテリアは稀だが，まだ感染者が報告されており，ジフテリアトキソイドを接種すればブースター効果で免疫能が保たれる[14]．百日咳は比較的多く，米国では2005年に25,000例が報告されている[15]．米国で2005年，破傷風トキソイド（tetanus toxoid），減量ジフテリアトキソイド（reduced diphtheria toxoid），無細胞百日咳ワクチン（acellular pertussis vaccine）を混合したTdapの11〜64歳の成人への使用が承認された[14]．DTaPはTdapよりもジフテリアおよび百日咳の抗原量が多く，小児の予防接種プログラムワクチンとして用いられている．2010年に，米国疾病管理予防センター（CDC）の予防接種諮問委員会（ACIP）は，Tdapについて，7〜10歳の小児と64歳以上の成人に対し安全に接種可能であることを勧告した[16]．生後12カ月以下の乳児と接触する64歳未満の患者にとってTdap接種は特に重要である．これらは図21-1にまとめた．破傷風ブースターの標準的な投与間隔は10年間である．もしTdapを接種したことのない成人で，百日咳に罹患する危険性が高い地域の場合，この間隔を5年間とすることもある（例えばカナダでは2年間）．その後は破傷風トキソイド・減量ジフテリアトキソイドの混合ワクチン（Td）を10年間隔で接種する．妊娠中のTdapの安全性に関するデータがないため，ACIPは妊婦にTdを推奨している[17]．しかし，百日咳の予防が重要だと判断され，患者がTdapには安全性のデータがないということを了承していれば，Tdapを接種してもよい[17]．

＊訳注2：ACIPは2012年からすべての妊婦にTdap接種を推奨するようになった[18]．

＊訳注3：日本ではTdapは認可されていないので，接種する場合には輸入しなければならない．

＊訳注4：日本で破傷風定期予防接種が開始されたのは1968年で，それ以前に生まれた患者では基礎免疫がない（ワクチン3回未完了）可能性が高い．現在の日本では，定期接種として4種混合ワクチン（DPT–IPV）を生後3カ月から7歳6カ月までに4回の接種と，沈降ジフテリア破傷風混合トキソイド（DT）を11歳から12歳までに1回の接種が推奨されている[19]．図21-1の日本版も参照）．創処置時の破傷風トキソイド接種は，ブースター効果で免疫を高めるのによい機会である．

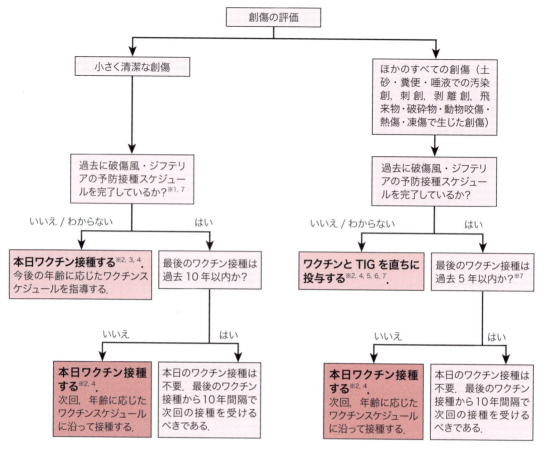

図21-1 創処置時の破傷風予防まとめ（原著版）．
※1：基礎免疫の有無は，破傷風とジフテリアを含むワクチン（DTaP/DTP/Tdap/DT/Td）を少なくとも3回以上接種しているかどうかによる．※2：年齢に応じたワクチン接種：生後6週〜6歳はDTaP（もし百日咳ワクチンが禁忌であればDT）を接種する．DTaPのワクチン接種が完了していない7〜10歳はTdapを接種する．Tdapを接種したことのない64歳以上はTdap（Tdでも良い）を接種する．Tdapを接種したことのない11〜64歳はTdapを接種する．※3：生後6週未満で清潔かつ小さな創傷の場合，ワクチン接種しないか，あるいはTIGを投与する（生後6週未満であればワクチン接種しないことが許容される）．※4：Tdapを接種したことのない10〜64歳はdapを接種する．Tdapを接種したことのない7〜10歳もしくは64歳以上はTd接種が破傷風トキソイドよりも望ましい，沈降破傷風トキソイドが好ましい（DTaP/DTP/Tdap/DT/Tdはすべて沈降破傷風トキソイドを含む）．※5：全年齢でTIG 250単位を投与する．同時に破傷風含有ワクチンも接種する．※6：生後6週未満で"汚染のある"創傷（清潔で小さい創傷以外）ではTIG（ワクチンなし）を投与する．※7：HIV陽性患者では破傷風ワクチン歴に関わらずTIGを投与する．
文献20・CDCからの推奨により修正．

2）破傷風トキソイド・Tdapの合併症

　ごく稀に，破傷風トキソイドにアレルギーがあると自己申告する患者がいる．このような患者740人を対象とした研究では，皮膚テストで実際にアレルギー反応を起こすものはわずかだった[21]．740人のうち7人に局所反応がみられたが自然消失した．全身反応として，1人の患者が失神し，1人は熱が4日間持続した．740人のうち1人だけが蕁麻疹様の真のアレルギー反応を起こしたが，最終的に通常用量の破傷風トキソイド接種が可能だった．とはいえ，重篤なアレルギー反応が起きる可能性を考慮しなければならない[21]．もし，アレルギーの危険性が高い場合，抗破傷風ヒト免疫グロブリン製剤（TIG）250〜500単位を投与する．TIGには，そのときの創傷における破傷風予防効果はあるが，将来受傷した際の破傷風予防効果はない．TIGに

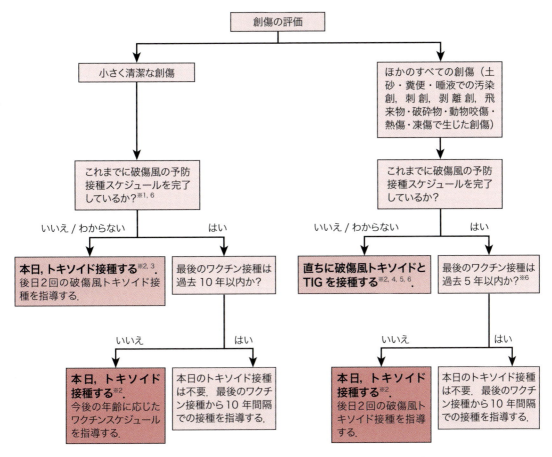

図21-1 創傷処置時の破傷風予防推奨まとめ（日本版，訳者作成）．
※1：基礎免疫の有無は，破傷風を含むワクチン（破傷風トキソイド/DTaP/DTP/Tdap/DT/Td）を少なくとも3回以上接種しているかどうかによる．日本では1968年からDPTワクチン接種が開始され，1975年2月から1981年3月まで一時中止されていた．このため，1968年以前生まれの患者および中止期間中に生まれた患者は3回接種している可能性は低い．※2：破傷風トキソイドの4〜6週間後，6〜8カ月後に追加の2回接種接種を行い，その後は10年おきに1回の接種を行う（ただし，小児で予防接種スケジュール途中の患者は追加の破傷風トキソイド接種は不要）．※3：生後6週未満で清潔かつ小さな創傷の場合，ワクチン接種しないか，あるいはTIGを投与する（生後6週未満であればワクチン接種しないことが許容される）．※4：全年齢でTIG 250単位を投与する．同時に破傷風トキソイドも接種する．※5：生後6週未満で"汚染のある"創傷（清潔で小さい創傷以外）ではTIGを投与する（破傷風トキソイド接種なし）．※6：HIV陽性患者や重症免疫不全患者の汚染創では基礎免疫や破傷風ワクチン歴に関わらずTIGを投与する．
（＊注：DTPとDPTは組成は異なるが成分は共通である）

は抗毒素抗体だけが含まれており，破傷風トキソイドとの交差反応はみられない．皮膚テストと今後の破傷風トキソイド接種について，後日のアレルギー専門医への紹介がより慎重な対応として推奨される．

　Tdワクチン接種による局所・全身反応は稀であるが，7〜9％の小児で起こるといわれている[22]．注射部位の痛み・腫れ・紅斑が起こりうるが，通常どれも自然消退する．TdapとTdの安全性や有害事象データはほとんど同じである[14]．一般的な局所反応として，痛み・腫れ・紅斑がある．TdapとTdの全身反応として，頭痛・体の痛み・疲労感・嘔気がある．安全性試験でギラン・バレー症候群の発症は報告されていない[14]．

2 創傷の予防的抗菌薬

　動物咬傷でなく合併症のない小さな創傷の場合，予防的抗菌薬の効果を認める確かなエビデンスは存在しない[5,23〜25]．あるランダム化比較試験（RCT）で，軽度な裂創への経口セファレキシンの予防的抗菌薬としての効果は認められなかった．また2つのRCTで，手の軽度な裂創への経口および非経口のセファロスポリンの効果が検証されたが，抗菌薬を使用しない場合と比較して感染率は変わらなかった[1,23,24]．

　小児2,834人を対象とした研究では，その効果は認められず，むしろ感染率が悪化した[26]．この矛盾した結果は，ほかの研究でも認められている[3,5,24,27]．その原因として，耐性菌の出現や，初期効果後の細菌増殖，抗菌薬による免疫能の障害などが考えられている．

　予防的抗菌薬を推奨するまでの十分な科学的根拠には乏しいが，経験的には予防的抗菌薬が是認される状況や創傷があるように思われる[28〜30]．もし抗菌薬を使用するのであれば，初回投与をできるだけ早くした方が効果が高いというエビデンスがある[27,29,30]．受傷から3〜5時間以上経ってしまうと感染率が上がることが複数の研究で示されている[28]．しかし一方で，受傷から抗菌薬投与までの時間と感染リスクとの間に因果関係はほとんどないとする研究結果もある．

　抗菌薬の使用を考慮すべき指針は以下の通り．

- **受傷からの時間**：受傷から8時間以上経過した手足の創傷，24時間以上経過した顔の創傷，12時間以上経過したその他の部位の創傷は予防的抗菌薬の相対的適応である．
- **創傷の状態**：大規模なデブリードマンや組織の修正が必要な挫滅創．
- **汚染創**：土や植物で汚染された創傷や，大量洗浄が必要な微粒子が混入した創傷．
- **CA–MRSA感染が疑われる場合**：CA–MRSAのリスク因子はHIV，過去刑務所に入所したことがある・あるいは現在服役中，MRSA感染既往，スポーツ選手，獣医師，生活困窮者，小児である．
- **哺乳類の咬傷**：犬，猫，人間の咬傷の感染予防については15章参照．
- **脆弱な解剖学的部位**：軟骨（耳・鼻），腱，骨，関節の創傷．
- **血流障害**：静脈還流が障害されている部位の創傷．例えば，静脈疾患や外科手術後（乳房切除術など）に伴うリンパ浮腫のある部位の創傷．
- **免疫不全**：糖尿病，免疫抑制薬（ステロイド，抗がん剤使用中），免疫力が低下する疾患．
- **心臓弁膜症**：米国心臓協会（AHA）のガイドラインによると心臓弁膜症患者は予防的抗菌薬の相対的適応である．しかし，清潔で合併症のない創傷であれば予防的抗菌薬は不要である．
- **整形外科インプラント**：整形外科インプラントが体内にある患者の汚染創には予防的抗菌薬の使用を考慮すべきである．しかし，清潔で合併症のない創傷であれば不要である．

3 抗菌薬選択

　動物咬傷以外の予防的抗菌薬の選択には，どの細菌が創部感染を起こしやすいかを考慮する．合併症のない創傷では，黄色ブドウ球菌とレンサ球菌が創部感染の90％以上を占めることが複数の研究で示されている[24,25,27,31]．また近年，CA-MRSA感染が爆発的に増加している[32]．土壌で汚染されたものを含む比較的大きな創傷では，グラム陰性細菌やクロストリジウムが増える[33]．湖・川・プールなどの淡水では，*Aeromonas hydrophila* に感染する可能性がある[34,35]．海水では *Vibrio vulnificus* の可能性がある[36]．

- 予防効果を高めるために，受傷後できるだけ早く初回抗菌薬を投与する．また，効果を十分高めるために経静脈投与が望ましい[29,30,37,38]．一般的に，非咬傷で合併症がなければ，第一世代セファロスポリンであるセファゾリン〔商品名：Ancef（訳注：日本ではセファゾリンナトリウム注射用）〕を経静脈投与する．その後3〜5日はセファレキシン（商品名：ケフレックス），セファラジン〔商品名：Velosef（訳注：日本未発売）〕，セファドロキシル〔商品名：Duricef（訳注：日本未発売）〕，ジクロキサシリンのどれかを経口投与する（セファドロキシルは1日1回または2回1日の投薬ですむという利点があり，これにより服薬アドヒアランスが向上する可能性がある）．

- ペニシリンやセファロスポリン系にアレルギーがある場合，初回はクリンダマイシン〔商品名：Cleocin（訳注：日本ではダラシン）〕を経静脈投与し，その後は経口投与する．クリンダマイシンによる下痢のリスクは短期間なので許容範囲である．エリスロマイシンやアジスロマイシンなどのマクロライド系抗菌薬も代替薬となりうる．

- CA-MRSAが疑われる場合には，ST合剤，クリンダマイシン，ドキシサイクリンのどれかを使用する．

- 想定すべき細菌が臨床的にわからない場合，ST合剤とセファレキシンを併用すれば，CA-MRSA，メチシリン感受性黄色ブドウ球菌（MSSA），A群レンサ球菌のいずれもカバーできる．クリンダマイシンが代替薬である．

- *Aeromonas hydrophila* が疑われる場合，シプロフロキサシン（商品名：シプロ），ST合剤（商品名：バクタ），アミノグリコシドでカバーする．*Vibrio vulnificus* は治療がさらに困難だが，ドキシサイクリン（商品名：ビブラマイシン），クロラムフェニコール，セフタジジム〔商品名：Fortaz（訳注：日本ではセフタジジム静注用）〕に感受性がある．

文 献

1）Cummings P & Del Beccaro MA：Antibiotics to prevent infection of simple wounds：a meta-analysis of randomized studies. Am J Emerg Med, 13：396-400, 1995

2）Gosnold JK：Infection rate of sutured wounds. Practitioner, 218：584-585, 1977

3）Hutton PA, et al：Depot penicillin as prophylaxis in accidental wounds. Br J Surg, 65：549-550, 1978

4）Rutherford WH & Spence RA：Infection in wounds sutured in the accident and emergency department. Ann Emerg Med, 9：350-352, 1980

5）Thirlby RC, et al：The value of prophylactic antibiotics for simple lacerations. Surg Gynecol Obstet, 156：212-216, 1983

6）Brand DA, et al：Adequacy of antitetanus prophylaxis in six hospital emergency rooms. N Engl J Med, 309：636-640, 1983

7) Furste W：The Fifth International Conference on Tetanus, Ronneby, Sweden, 1978. J Trauma, 20：101-105, 1980

8) Zun LS & Downey L：Tetanus immunization shortage in the United States. Am J Emerg Med, 21：298-301, 2003

9) Pascual FB, et al：Tetanus surveillance--United States, 1998--2000. MMWR Surveill Summ, 52：1-8, 2003

10) Richardson JP & Knight AL：The management and prevention of tetanus. J Emerg Med, 11：737-742, 1993

11) Alagappan K, et al：Seroprevalence of antibody levels to tetanus in adults over 65 years of age（abstract）. Acad Emerg Med, 2：373, 1995

12) Crossley K, et al：Tetanus and diphtheria immunity in urban Minnesota adults. JAMA, 242：2298-2300, 1979

13) 国立感染症研究所：発生動向調査年別報告数一覧（その1：全数把握）. https://www.niid.go.jp/niid/ja/all-surveillance/2085-idwr/ydata/3222-report-ja2011.html

14) Kretsinger K, et al：Preventing tetanus, diphtheria, and pertussis among adults：use of tetanus toxoid, reduced diphtheria toxoid and acellular pertussis vaccine recommendations of the Advisory Committee on Immunization Practices（ACIP）and recommendation of ACIP, supported by the Healthcare Infection Control Practices Advisory Committee（HICPAC）, for use of Tdap among health-care personnel. MMWR Recomm Rep, 55：1-37, 2006

15) Centers for Disease Control and Prevention：Notice to Readers：Final 2005 Reports of Notifiable Diseases. MMWR, 55：880-881, 2005

16) Centers for Disease Control and Prevention：Updated recommendations for use of tetanus toxoid, reduced diphtheria toxoid and acellular pertussis（Tdap）vaccine from the Advisory Committee on Immunization Practices, 2010. MMWR Morb Mortal Wkly Rep, 60：13-15, 2011

17) Appendix A：Summary of ACIP Recommendations for Prevention of Pertussis, Tetanus and Diphtheria Among Pregnant and Postpartum Women and Their Infants. MMWR, 57：48-49, 2008

18) Centers for Disease Control and Prevention：Updated recommendations for use of tetanus toxoid, reduced diphtheria toxoid, and acellular pertussis vaccine（Tdap）in pregnant women--Advisory Committee on Immunization Practices（ACIP）, 2012. MMWR Morb Mortal Wkly Rep, 62：131-135, 2013

19) 日本小児科学会 予防接種・感染症対策委員会：日本小児科学会が推奨する予防接種スケジュール. http://www.jpeds.or.jp/modules/activity/index.php?content_id=138

20) Centers for Disease Control and Prevention：Updated recommendations for use of tetanus toxoid, reduced diphtheria toxoid and acellular pertussis（Tdap）vaccine from the Advisory Committee on Immunization Practices, 2010. MMWR Morb Mortal Wkly Rep, 60：13-15, 2011

21) Jacobs RL, et al：Adverse reactions to tetanus toxoid. JAMA, 247：40-42, 1982

22) Cody CL, et al：Nature and rates of adverse reactions associated with DTP and DT immunizations in infants and children. Pediatrics, 68：650-660, 1981

23) Grossman JA, et al：Prophylactic antibiotics in simple hand lacerations. JAMA, 245：1055-1056, 1981

24) Haughey RE, et al：Use of antibiotics in the initial management of soft tissue hand wounds. Ann Emerg Med, 10：187-192, 1981

25) Samson RH & Altman SF：Antibiotic prophylaxis for minor lacerations. Controlled clinical trial. N Y State J Med, 77：1728-1730, 1977

26) Baker MD & Lanuti M：The management and outcome of lacerations in urban children. Ann Emerg Med, 19：1001-1005, 1990

27) Worlock P, et al：The role of prophylactic antibodies following hand injuries. Br J Clin Pract, 34：290-292, 1980

28) Burke JF：The effective period of preventive antibiotic action in experimental incisions and dermal lesions. Surgery, 50：161-168, 1961

29) Cardany CR, et al：The crush injury：a high risk wound. JACEP, 5：965-970, 1976

30) Edlich RF, et al：Antimicrobial treatment of minor soft tissue lacerations：a critical review. Emerg Med Clin North Am, 4：561-580, 1986

31) Day TK：Controlled trial of prophylactic antibiotics in minor wounds requiring suture. Lancet, 2：1174-1176, 1975

32) David MZ & Daum RS：Community-associated methicillin-resistant *Staphylococcus aureus*：epidemiology and clinical consequences of an emerging epidemic. Clin Microbiol Rev, 23：616-687, 2010

33) Fitzgerald RH Jr, et al：Bacterial colonization of mutilating hand injuries and its treatment. J Hand Surg Am, 2：85-89, 1977

34) Gold WL & Salit IE : *Aeromonas hydrophila* infections of skin and soft tissue : report of 11 cases and review. Clin Infect Dis, 16 : 69–74, 1993

35) Skiendzielewski JJ & O'Keefe KP : Wound infection due to fresh water contamination by *Aeromonas hydrophila*. J Emerg Med, 8 : 701–703, 1990

36) Chuang YC, et al : *Vibrio vulnificus* infection. Scand J Infect Dis, 21 : 721–726, 1989

37) Morgan WJ, et al : The delayed treatment of wounds of the hand and forearm under antibiotic cover. Br J Surg, 67 : 140–141, 1980

38) Edlich RF, et al : Revolutionary advances in the management of traumatic wounds in the emergency department during the last 40 years : part I. J Emerg Med, 38 : 40–50, 2010

Suture Removal and Wound Aftercare

22章 抜糸と処置後のケア

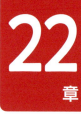

実践ポイント

- 抜糸・抜鉤時期は，裂創の部位により4〜14日と幅がある
- 表皮に縫い痕を残さないように，顔では4〜5日以内に抜糸する
- ほとんどの場合縫合創の痛みはわずかである．不快感は，アセトアミノフェンやNSAIDsで対応できる
- 創部の挙上によって，痛みと腫脹が有意に軽減できる
- 縫合やステープラーで閉創した傷は，12〜24時間後にはシャワーを浴びてもよい（湯船に浸かることは避ける）
- 創部感染の徴候は，痛み，腫脹，発赤，化膿性排液，リンパ管に沿った発赤である
- 裂創は，最終的な見た目になるまでに1年かかる．最初の数週間は赤く腫れていても，最終的には赤みがなくなり，平らになる．これらの経過を患者に伝えることはとても役に立つ

　処置後のケアには，抜糸の予定，患者への自宅での処置の指導，創傷が治癒する過程についての説明も含まれる．しっかりと患者に伝われば，ほとんどの患者は，創部をしっかり処置する．忙しくても言葉で説明し，指示書で補足することが望ましい．創傷の状態は患者ごとに異なるため，被覆処置や，活動制限，入浴，抜糸についての情報は，それぞれ個別に説明しなければいけない．また患者は，抜糸するときには完全に治癒していると期待しがちである．創部が何ヵ月にもわたって変化していくことについて伝えておけば，患者は創部の見た目を理解し，受け入れやすくなるだろう．

1 抜糸と抜鉤

1) タイミング

　抜糸・抜鉤するタイミングの推奨を表22-1に示す．顔は美容面が重視される部位であり，抜糸はできる限り早期に行う．これは，顔面創部がかろうじて抗張力を得はじめるタイミングで抜糸するという考えに基づいている．この時期はちょっとした偶発的な力で創部が離開しうるため，抜糸後は創傷用テープで保護することが推奨される．創部をテープや接着剤で閉創した場合は，必ずしも再診は必要ない．

表22-1　皮膚縫合の抜糸・抜鈎の推奨タイミング

部　位	抜糸・抜鈎すべき日数
頭皮	6〜8
顔	3〜5
耳	4〜5
胸部 / 腹部	8〜10
背部	12〜14
上肢 / 下肢※	8〜12
手※	8〜10
指先	10〜12
足	12〜14

※関節伸側は2，3日延長する

　初期治療として創傷用テープを使用している場合，合併症を引き起こさなければ，10日間そのまま残すことができる．接着剤は，5〜10日ではがれる．これらの手段による閉創でも，少なくとも縫合での推奨と同程度の期間は創部を保護すべきである．

　縫合針の刺し穴は，小さい創となる．表皮細胞がこれらの小さい創に侵入し，治癒に伴い角化した表皮栓を残す．これは，見苦しい線路状の瘢痕を形成するが，7〜8日未満で抜糸すれば避けられる[1,2]．創傷用テープや接着剤は，縫合痕を避けるための代替法である．また11章で述べた皮下縫合や引き抜き縫合という方法もある．

　体のほかの部分は，顔ほど美容面で問題にならず，血流も顔に比べれば豊富でないため治癒に時間がかかることから，縫合はより長期間残しておく．関節の伸側は，機械的な力により創部に圧がかかるため，抜糸までに長期間要する．また下肢も力がかかり，治癒が遅いため，縫合を長期間残しておく．

2) 抜糸手技

　抜糸の手法を図22-1で示した．抜鈎については，14章に記載している．縫合糸は，皮膚表面に近い結び目の下で切ることで，糸を創部から引っ張ったときに露出して汚染した部分の糸が戻ってしまうことを防ぐ．ほとんどの抜糸には通常のハサミを使うが，顔の細かい縫合を抜糸する際は，アイリス剪刀やNo.11のメス刃を推奨する．包帯用や市販のハサミは，先端が鈍であることが多く，近接した糸を切ることができない．

　抜糸前に，すべての乾いた凝塊を，綿棒や過酸化水素を用いて，縫合線から優しく除去しておく．凝塊を除去しておくと，縫合や結節を見つけやすくなり，また過度に糸を引っ張らなくてもよくなる．

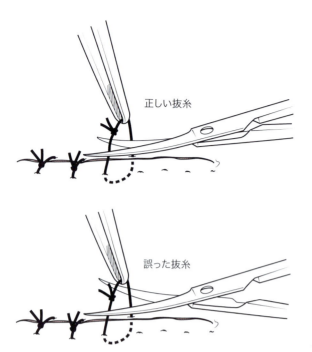

図22-1 上，正しい抜糸．結び目と皮膚の間をハサミで切る．下，誤った抜糸．
文献3より引用．

2 処置後の鎮痛

　受傷後の痛みは，軽度のものから重度のものまでさまざまである．単純裂創の痛みは，縫合や被覆後は我慢できる程度であるが，剥離創や部分層熱傷（Ⅱ度熱傷）の痛みは耐えられないほど強い．単純裂創は，ほとんどの場合アスピリンや，アセトアミノフェン，ほかのNSAIDsで縫合後の不快感に対応できる．時折，コデインやヒドロコドンが必要となる．熱傷患者は，オキシコドンなどのより鎮痛効果が高いものを必要とする．薬剤に加えて，損傷部位の挙上，適切な固定，冷却圧迫で疼痛を緩和させることができる．

　裂創や熱傷の疼痛は，多くは24〜48時間で治まる．患者のフォローアップの指導で大切なことは，痛みの悪化，または再燃に気を付けてもらうことである．痛みの変化の原因としては，創部感染が最も多い．医師は痛みが強くなったことにすぐに気づかなければいけない．

3 患者への指導

1）創部保護

　自宅での創処置の方法について，患者には医学用語を使わず，詳細に説明する必要がある．家での処置の原則は，保護，挙上，清潔である．ほとんどの患者は，本能的に創部をさらなる外傷から保護しようとする．しかし，たとえ縫合した創であっても，創部に過剰な圧や力が加わると離開や感染を招くことを，患者に十分説明すべきである．仕事やスポーツに戻りたい患

者には特に，縫合した手や足を早期に動かしすぎないよう指導が必要である．

挙上は，四肢の創傷で特に重要である．下肢や手は，リンパのうっ滞から浮腫になりやすい傾向がある．挙上によって浮腫を防ぎ，痛みを減らし，創傷治癒を改善する．下肢の創傷は，浮腫やうっ血によって創部感染の起きるリスクが高くなる．家での創部保護には，松葉杖や三角巾が役立つ．

治癒初期の創傷や縫合創は，直射日光に弱い．過剰にさらされると，表皮が不可逆的に黒く色素沈着する[4]．1年間，瘢痕が完全に成熟するまでは高リスクである．太陽や紫外線に長時間さらされる際は，日焼け止めが推奨される．

2) 被覆材と包帯の交換タイミング

複雑でない裂創は，最初の被覆材を縫合後1〜2日で交換し，乾いた血液と滲出液を洗い流す．この際，感染の徴候を確認することもできる．複雑で汚染のあった創部は，感染のリスクが高いので，24時間被覆しないでおく．感染を早期に認知することが，よりよい治療のために重要である．その後の被覆材の交換は，2〜3日間隔で行う．

3) 創部洗浄と入浴

洗浄は，処置後のケアで重要な役割をもつ．頭皮や顔面の縫合創は，清潔に保てるのであれば，開放したままでよい．頭頸部の切開および外傷による裂創の200例の対照研究では，縫合後早期（8〜24時間）に洗浄しても，創傷治癒や感染リスクの有意な変化はなかった[5]．他部位の縫合創についても，優しく洗浄すれば悪影響はない[6]．

縫合後12〜24時間で入浴できるようになる．創部を水に浸さないようにすれば，1日1回，もしくは被覆材を交換する際に入浴してよい．湯船に浸かるより，シャワーが望ましい．優しく石鹸で洗ってすすぎ，柔らかいタオルでなでるようにふいて，すぐに乾かす．洗った後，抗菌薬軟膏と被覆材で再度処置することを推奨する．

4) 創部感染の徴候

ほとんどの創傷は，問題なく治癒する．しかし，しっかりと創処置を行っていても，感染することもある．5,000人以上を解析し創部感染の傾向を検討した研究[7]では，全体の感染率は，3.5％であった．高齢者，糖尿病患者で，創部感染がより生じやすかった．大きな創部や，目視で汚染や異物のある創傷もまた感染のリスクであった．予防的抗菌薬投与の推奨については，21章で述べる．

すべての患者に，創部感染の徴候について指導しなければいけない．感染の徴候を以下に示す．これらの徴候が生じれば，すぐに再診してもらう必要がある．

- ひどい不快感：ほとんどの軽症の創傷は，不快感は軽度である．
- ひどい腫脹：創感染は腫脹を伴う．
- 排液：持続性の排液，特に化膿性排液であれば感染徴候である．
- 発赤：血管新生と毛細血管の拡張に伴う発赤は，ほとんどの創部に起きる．しかし腫脹，

> **ご自宅での傷の手当てについて**
>
> 創傷処置を受けられた方へ．以下の指示を守ってください．
>
> 手当ての方法
>
> ☐ **縫合/ステープラーで治療された方へ**：創部と被覆材は清潔な状態を保ってください．被覆材は，1～3日ごとに新しいものに交換してください．交換の際，創部を石鹸と水で優しく洗ってください．シャワーでの入浴は，縫合の24時間後から可能です．創部を洗った後，抗菌薬軟膏を塗って，新しい被覆材で覆ってください．顔の創部は覆わなくてかまいません．
>
> 　抜糸/抜鉤のために，__日以内もしくは__月__日に再受診してください．
>
> ☐ **接着剤で治療された方へ**：接着剤は5～10日で自然に剥がれるので，あえて除去する必要はありません．接着剤を触ったりこすったりしないでください．創部に絆創膏や，抗菌薬軟膏，皮膚クリームを使用しないでください．シャワーは浴びてもよいですが，創部をお湯で濡らさないようにしてください．創部が開いた場合，再受診してください．
>
> ☐ **創傷用テープで治療された方へ**：テープは水に濡らさず乾燥させたまま清潔な状態を保ってください．テープを触ったり，こすったりしないでください．軟膏やクリームは，テープの上から塗ってください．
>
> 　テープは__日間貼っておいてください．
>
> 創部に以下のようなことがみられた場合，化膿している可能性があるので，医師に相談するか救急外来を再受診してください：
>
> 　赤くなった，腫れてきた，膿が出てきた，痛みが強くなった，線状に赤くなった，発熱した

図22-2　帰宅時に患者に渡す指示書の例．

硬化，圧痛を伴う創縁を超える（＞5mm）発赤は通常は起こらず，感染徴候といえる．
● リンパ管に沿った発赤，局所的なリンパ節腫脹，発熱は，すべて進行した感染徴候である．

創部感染が起きた場合，縫合糸やステープラーは異物になるため，除去しなければいけない．部分抜糸と抗菌薬投与のみでは，治療に失敗しやすい．創部感染についての詳細は，21章で述べる．

5) 指示書

創傷に関する一般原則と詳細について，またその他の注意事項について記載した指示書を患者に渡す．再診する日時を明確に記載し，患者と，同伴の家族にも理解できるようにしなければいけない．**図22-2**は，単純だが効果的な指示書の例である．

4 治癒過程への理解

　患者は，瘢痕の大きさや見た目を最も気にする．外傷は体表面に予定外に生じるものであり，最終的な見た目はある程度しか予想できない．予想される瘢痕の様子について，患者にアドバイスすることが必要である．創傷治癒に影響するさまざまな因子（受傷機転，既往歴，部位，皮膚緊張など）について率直に話すことで，患者は治癒過程について受け入れ，より治療に協力してくれるだろう．

- **● 早期（炎症期）：1〜4日**
  - ・創部は発赤や腫脹がみられ，温かく，痛みがある
  - ・血管が拡張する
  - ・滲出液がみられるのは異常ではない
- **● 早期の瘢痕期（増殖期）：4〜42日**
  - ・血管新生がみられる
  - ・線維芽細胞によって瘢痕の材料（コラーゲン）がつくられる
  - ・創部は腫脹し，赤くなる
  - ・縫合糸やステープラーは，4〜14日で除去する
  - ・創部の強度は弱いが増強していく
- **● リモデリング期：6週〜1年**
  - ・瘢痕組織は，徐々に最終的な形になる
  - ・瘢痕は40〜80％に収縮し，平らになる
  - ・発赤は消失し，瘢痕は皮膚よりわずかに明るい程度の色調となる
  - ・最終的な組織強度は，正常な皮膚の80％である
  - ・ほとんどの患者は，最終的な瘢痕の見た目に満足する

文 献

1 ）Crikelair GF：Skin suture marks. Am J Surg, 96：631–639, 1958
2 ）Edlich RF, et al：Revolutionary advances in the management of traumatic wounds in the emergency department during the last 40 years：part I. J Emerg Med, 38：40–50, 2010
3 ）「Emergency wound care：principles and practice」（Zukin D & Simon R），Aspen Publishers, 1987
4 ）Ship AG & Weiss PR：Pigmentation after dermabrasion：an avoidable complication. Plast Reconstr Surg, 75：528–532, 1985
5 ）Goldberg HM, et al：Effect of washing closed head and neck wounds on wound healing and infection. Am J Surg, 141：358–359, 1981
6 ）Noe JM & Keller M：Can stitches get wet? Plast Reconstr Surg, 81：82–84, 1988
7 ）Hollander JE, et al：Risk factors for infection in patients with traumatic lacerations. Acad Emerg Med, 8：716–720, 2001

索 引

数 字

Ⅰ度熱傷	256
Ⅲ度熱傷	257
Ⅳ度熱傷	257
8の字縫合	199
9の法則	257

欧 文

A〜G

ABCs	23
ABI	281
Aeromonas hydrophila	307
Ancef	123, 247, 307
A群溶血性レンサ球菌	201, 203
Bacillus subtilis	229
Bacitracin	262
Betadine	92
B型肝炎	94, 228
β-溶血性レンサ球菌	23
CA-MRSA	201, 205, 307
capillary refill time	281
Capnocytophaga canimorsus	225
Cleocin	247, 307
CT	239
C型肝炎	94, 228

Dexon	107, 109
dog-ear 変形	151
DTaP	49, 303
Duricef	307
Eikenella corrodens	228
Elmer's Glue-All	244
EMLA	70
Ethicon	54
fight bite	228
Fortaz	307
Furacin	289
golden period	113

H〜P

HDCV	231
Hibiclens	260
HIV	94, 228, 234
HRIG	231
Indermil	208
Kefzol	123
Kraissl 割線	30
Langer 割線	30
LAT	70
LET	50, 53, 70
MRI	239
MSSA	267
Mucosal Atomization Device	51
Neosporin	251, 289
No man's land	198
NSAIDs	37, 41
n-ブチルシアノアクリレート	208
Papoose Boards	49

Pasteurella canis	225
Pasteurella multocida	226
PCECV	231
PDS	107, 110
PGA	109
Pharma Clens	93
Polysporin	251, 262, 289
Proteus mirabilis	267

R〜Z

RIG	231
RVA	231
septa	192
Shur-Clens	93
Silvadene	263, 289
SSTI	266
ST合剤	225, 275, 280, 307
TAC	70
Tdap	303
TIG	304
TLE	70
Velosef	307
Vibrio vulnificus	307
V-Y形成術	147
Wet-to-dry ドレッシング	282
Word カテーテル	273
X線	18, 96, 190, 239
X線透過性物質	242
X線不透過性物質	240
Zone Ⅱ	198
Zone Ⅳ	198
Z形成術	43

和 文

あ

アイリス剪刀	119
亜鉛	42
亜酸化窒素	67
足	57, 108, 176, 300, 311
アジスロマイシン	205, 270
足の深部痛	245
アスピリン	41
アスファルト	251
アダプティック	194
熱い液体に浸かるか火炎で生じた熱傷	256
圧挫傷に伴う指尖部損傷	194
圧縮力	39
圧迫裂創	159
アドレナリン	41, 70, 117
アドレナリン添加	78
アドレナリン添加リドカイン	62, 64, 157
アナウサギ	233
アフターケア	58, 161, 205, 229
編糸	107, 110
アミノグリコシド系	247
アモキシシリン/クラブラン酸	205, 225, 228
アライグマ	229
アルコール依存	37, 41
アルチカイン	64
アレチネズミ	233
安全	20
アンピシリン/スルバクタム	226, 247

い・う

石	238
移植	196
イソジン	92
一次治癒	114
一次閉鎖	114
一酸化炭素への曝露	254
糸引き抜き法	248
犬	38, 225, 231
犬咬傷	225
異物	96, 160, 237, 242, 250
医療訴訟	18
陰茎	108, 174
陰唇	57, 108, 174
引張力	37
陰嚢	57, 108, 174
ウイルス	228
ウェイトラナー開創器	116
ウサギ目	233
薄い創縁と厚い創縁を閉鎖する	153
腕	108
運動機能	182

え・お

鋭的な物	38
会陰部	174
会陰部の熱傷	256
会陰部や股間部の損傷	57
壊死	134
壊死性軟部組織感染症	278
エピネフリン	50
エムラクリーム	70
エリジペロスリックス属	229
エリスロマイシン	172
免疫不全	234
炎症期	34
鉛筆	238
黄色ブドウ球菌	23, 225, 246, 267, 280, 307
応用的な創処置テクニック	139
オーグメンチン	226
オクチルシアノアクリレート	209, 252
押し込み法	249
オトガイ神経ブロック	75

か

ガーゼ	282, 288
ガーゼパッキング	273
外傷性刺青	250
介助者	55
開創器	116
解剖学的要因	41
外来治療	258
ガウン	94
下顎枝	165
踵	300
頸枝	165
角針	111
頸部	108, 293
角膜	250
下口唇の創処置	75
過酸化水素	94
下肢	108, 311
牙傷	224
画像検査	190, 239
肩	294
下腿	175
家畜	233
滑車上神経ブロック	72
カットグット	107, 109
角部分の縫合	143
髪を編む方法	158
ガラス	18, 38, 238
カリフラワー耳	168
顆粒球	34
カルボカイン	63
加齢	37
加齢した皮膚	31
眼窩下神経ブロック	73
感覚機能	183
感覚検査	56
眼窩上神経ブロック	72
眼科へのコンサルト	250
眼球損傷	250
環境微生物	39
眼瞼	108
眼瞼裂創	163
鉗子	103
患者の快適さ	20
患者の期待	124
患者の想像	17

317

Index

患者への指導 312
緩衝剤 66
関節 181
関節包 250
感染 23, 57, 121, 137, 172, 246
感染症 223, 269
完全に剥離した創傷 148
汗腺膿瘍 267
感染リスク 223
貫通性裂創 165
貫通創 171
顔面 55, 108, 292, 311
顔面神経 164, 165
顔面膿瘍 273

き

木 38, 238
既往歴 24
器械結び 127
技術的要因 40
キシロカイン 63
キシロカインビスカス 73
基礎疾患 41
帰宅 282
拮抗薬 52
キツネ 232
気道 23, 50
気道開通 51
気道熱傷 254
逆三角針 111
虐待 48, 255
吸収糸 40, 54, 107, 109
吸着型狂犬病ワクチン 231
仰臥位 178
頬筋枝 165
狂犬病 229
狂犬病免疫グロブリン 231
頬骨枝 165
頬骨部 164
餃子耳 168
凝集のカスケード 34
頬粘膜と歯肉裂創 172
胸部 311

局所抗菌薬 289
局所麻酔 41, 53, 62
局所麻酔薬アレルギー 65
局所麻酔薬中毒 65
虚血 40
記録 68
金属 238

く・け

屈筋腱 188
屈筋腱損傷 198
グラム陰性細菌 307
グラム染色 279
グリースガン 204
クリンダマイシン 123, 172, 198, 205, 225, 247, 275, 279, 307
クロストリジウム属 23, 307
クロミックカットグット 54, 107, 109
クロラムフェニコール 307
クロルヘキシジン 93, 261
軽症熱傷 254
形成外科用針 111
経皮縫合 127
外科的ドレーン 121
外科結び 127
外科用スポンジ 96
ケタミン 52
血液曝露 94
結核 228
血管クランプ 20, 117
血管作動性 62
血管収縮反射 34
血管新生 35
血管迷走神経反射 65, 97
結紮 127, 140
血腫 137, 168, 283
齧歯類 233
結節縫合 127
毛の除去 95
ケフレックス 307
ケロイド 43
ケロイド体質 42

嫌気性菌 225, 268
絹糸 40, 107, 110
腱損傷 186, 198
ゲンタマイシン 279

こ

高圧洗浄 223
高圧注入損傷 204
抗がん剤 37
抗凝固薬 37
抗菌薬 21, 57, 204, 246, 262, 275, 279
抗菌薬軟膏 290
抗菌薬の早期投与 21
口腔 108, 172
後脛骨神経ブロック 88
後頸部 295
咬傷 38
咬傷処置 223
口唇 108, 115, 170
抗張力 35
抗破傷風ヒト免疫グロブリン製剤 304
抗マラリア薬 234
コウモリ 229
肛門周囲膿瘍 269
口輪筋 170
高齢者 41, 283
ゴーグル 94
コカイン 70
呼吸 23
黒鉛 238
ごしごし擦る 251
骨髄炎 57, 244
骨折 56, 165, 190
骨膜 156
固定 289
子ども 46
鼓膜穿孔 168
ゴム 238
コラーゲン 31
コラーゲン産生 35
コリネバクテリウム 228

コルヒチン …… 37	失神 …… 65, 97	徐脈 …… 65
混合ワクチン …… 49	ジフェンヒドラミン …… 65	伸筋腱 …… 186, 200
コンサルテーション …… 24, 123, 280	ジフテリア …… 48	伸筋腱損傷 …… 18, 198
コンサルト …… 198, 244	シプロ …… 307	深筋膜 …… 29
ご褒美 …… 58	シプロフロキサシン …… 123, 246, 307	シングルカフ血圧計 …… 117
	脂肪組織 …… 29, 146	神経損傷 …… 182, 201
さ	シマリス …… 233	神経ブロック …… 52, 62
サージセル …… 157	社会歴 …… 25	深層熱傷 …… 257
細菌 …… 96, 121, 225	尺側 …… 181	心臓弁膜症 …… 306
魚咬傷 …… 229	尺骨神経 …… 182	身体所見 …… 24
坐骨 …… 280	尺骨神経ブロック …… 85	身体抑制 …… 49
擦過創 …… 250	尺骨動脈 …… 190	深達性Ⅱ度熱傷 …… 257
サボテン …… 244	周囲浸潤麻酔 …… 71, 271	深達性部分層熱傷 …… 257
作用時間 …… 61	就学時 …… 48	人的資源 …… 123
三角形を楕円形に形成する方法	就学前 …… 48	真皮 …… 27, 119, 156
…… 149	修復の準備 …… 172	真皮縫合 …… 127
酸化セルロース …… 157	手関節 …… 85, 186	深部感染症 …… 278
三次閉鎖 …… 114	受傷機転 …… 37	深部縫合 …… 17, 28, 127, 135, 154, 191
	腫脹 …… 313	深部裂創 …… 165
し	出血 …… 23	心理社会的問題 …… 255
ジアゼパム …… 52, 67	循環 …… 23, 51, 190	
シアノアクリレート …… 208	上眼瞼挙筋 …… 161	**す・せ**
耳介神経ブロック …… 77	笑気 …… 52	水浸検査 …… 56
耳介裂創 …… 77	上口唇の創処置 …… 73	垂直マットレス縫合 …… 132
歯科外傷 …… 173	常在菌 …… 39	水平マットレス縫合 …… 134, 153, 157
耳下腺 …… 164, 165	上肢 …… 311	水疱 …… 256, 261
耳下腺管 …… 165	小切開 …… 116	頭蓋骨骨折 …… 157
死腔 …… 137	掌側 …… 181	スカンク …… 230
ジクロキサシリン …… 198, 307	掌側指神経 …… 79, 186	スキンテア …… 283
止血 …… 17, 20, 34, 116	消毒 …… 281	ステープラー …… 54, 216, 310
止血鉗子 …… 104, 271	小児	ステリストリップ …… 212
指示書 …… 314	…… 21, 46, 194, 209, 225, 258, 289	ステロイド …… 24, 31, 234
持針器 …… 101	小児虐待 …… 48, 255	砂 …… 40
指神経の損傷 …… 185	上皮化 …… 35	スプリント固定 …… 194
指尖部欠損 …… 56	静脈性潰瘍 …… 280	スルファジアジン銀 …… 263, 289
指尖部損傷 …… 192	静脈薬物乱用者のSSTI …… 269	整形外科インプラント …… 306
舌 …… 108	上腕 …… 294	精製ニワトリ胚細胞ワクチン …… 231
自宅での管理 …… 292	初期治療 …… 178	精巣 …… 174
自宅でのケア …… 280	触診 …… 73	正中神経 …… 182
市中感染型メチシリン耐性	褥瘡 …… 280	正中神経ブロック …… 84
黄色ブドウ球菌 …… 201	処置記録 …… 25	静的な張力 …… 30
湿潤 …… 96	処置後の鎮痛 …… 312	青年期 …… 48
湿潤環境 …… 288	除痛 …… 23	生理食塩水 …… 97

319

癌	267
切開	167, 203, 224
切開ドレナージ	270
鑷子	213
切除	119
絶食時間	51
切断術	204
接着剤	210, 310
舌裂創	172
セファゾリン	123, 205, 247, 270, 280, 307
セファドロキシル	307
セファラジン	307
セファレキシン	205, 275, 280, 282, 307
セファロスポリン	123, 198, 205, 247, 280, 306
セフタジジム	307
セフトリアキソン	226
セフロキシム	225
ゼラチンスポンジ	157
ゼルフォーム	157
線維芽細胞	28
遷延性一次閉鎖	114
前額部	159
前額部神経ブロック	72
浅筋膜	29, 119, 156
仙骨	280
穿刺吸引	270
穿刺創	57
洗浄	17, 92, 180, 223, 250, 261, 282
前処置	94
全切除	120
全層熱傷	257
全層剥離創	148
浅達性Ⅱ度熱傷	256
浅達性部分層熱傷	256
剪断力	37
穿通創	180
剪刀	103, 136
専門用語	180
前腕	108

そ

創縁	30
創縁がぼろぼろの裂創	160
創縁修正術	119
創縁の厚さが異なる裂創	153
創縁の外反	131
創縁の緊張	175
爪下異物	243
爪下血腫	193
早期からの抗菌薬治療	122
早期吸収カットグット	107
操作	103
爪周囲炎	201
創収縮	36
創傷治癒を妨げる要因	37
爪上皮	192
創傷被覆の原則	287
創傷用テープ	41, 54, 212, 285, 310
爪床裂創	194
装飾品の除去	21
創処置	27
創処置後の感染	279
爪穿孔術	193
創内観察	17
創の緊張	134
創部感染	17, 39, 114, 313
創部洗浄	94, 313
創部洗浄液に傷を浸す処置	180
創部の洗浄	279
創部の探索	115, 191, 280
創部の評価	24, 49
創部保護	312
創閉鎖	16, 54, 113, 208
層を合わせる	127
足関節	300
足関節上腕血圧比	281
足趾ブロック	84
足底部刺創	244
側頭枝	165
鼠径部	295
組織	103
組織欠損	160
組織欠損を伴う指尖部損傷	196

組織の切除	17
組織の把持	17
組織保存	17
訴訟リスク	18
疎性結合組織	156
損傷のメカニズム	223
損傷部位の挙上	312

た〜つ

ターニケット	23, 117
ダーマボンド	209, 252
タール	251
体位	97
体液曝露	94
体幹部	108, 295
待機的修復術	201
大腿骨転子部	280
大腿部	295
大腸菌	23, 228
楕円形縫合	147
ダクロン	107, 110
タゾバクタム／ピペラシリン	279
ダプトマイシン	275
弾丸	238
炭酸水素塩	66
単純X線	239
単純頬部裂創	164
単純切除	119
単純な熱傷	256
単純な裂創	158, 191
単純裂創	170
チゲサイクリン	275
膣口	108, 174
膣損傷	57
膣部	108
チャイルド・ライフ・スペシャリスト	47
注射針	248
中枢神経への興奮作用	65
中等度の鎮静	50, 68
チューブガーゼ	297
治療過程への理解	315
超音波	239, 270

超音波ガイド下穿刺	270	
長掌筋	85	
長掌筋腱	85	
張力	17, 107	
直射日光	313	
直接浸潤麻酔	70	
治療の継続性	124	
鎮静	50, 67, 271	
鎮静薬	51, 67	
鎮痛薬	271	
通常の創傷治癒過程	34	
土	40, 238	
爪の除去	195	
釣り針	247	

て・と

手	56, 108, 178, 256, 299, 311
手洗い	94
低血圧	65
テープ	216, 290
テトラカイン	50, 70
テトラサイクリン	280
手の血流	190
手の腱損傷	18
手の診察	182
手の表面の解剖	181
デブリードマン	30, 96, 119, 163, 191, 223, 261, 283
手や指の創傷	180
転帰	25
電気焼灼器	193
電撃傷	256
臀部	280, 295
臀部膿瘍	269
橈骨神経	183
橈骨神経ブロック	86
橈骨動脈	190
橈側	181
疼痛緩和	21
動的な張力	30
糖尿病	37, 280
糖尿病性潰瘍	281
頭皮	55, 108, 156, 292, 311

頭皮の裂創	115
動物咬傷	222, 304
動脈性潰瘍	280
ドキシサイクリン	275, 307
トゲ	238
塗装スプレー	204
塗布	289
トラップドア現象	161
トリメトプリム／スルファメトキサゾール	225, 275, 280, 307
ドレナージ	58, 68, 167, 201, 270
泥	40
豚丹毒	229
鈍的外傷	159, 193
鈍的損傷	57
鈍的な物	38

な〜の

内側眼瞼靭帯	161
ナイロン	40, 107, 110
斜めの裂創	140
鉛	238
ナロキソン	52
軟骨	165, 168, 250
軟骨膜血腫	169
難治性皮膚潰瘍	280
軟部組織損傷	21
握りこぶし損傷	228
二次治癒	114
二次閉鎖	114
二点識別覚検査	184
ニトロフラゾン	289
入院治療	258
乳児	48
乳房膿瘍	268
乳房の皮下膿瘍	273
乳様突起部	293
入浴	313
尿道	174
尿毒症	37
妊婦	234
猫	225, 232
猫咬傷	226

ネズミ咬傷	229
熱傷	254
粘膜噴霧器具	51
粘膜用リドカイン	73
年齢別発達段階	48
ノウサギ	233
嚢胞	267, 273
膿瘍	58, 270
ノバフィル	107, 110, 140

は

排液	313
バイクリル	107, 109
バイクリルラピッド	54, 107, 109, 163
背側	180
背側指神経	79, 186
バイタルサイン	23
バイト	127, 140
梅毒トレポネーマ	228
背部	311
剥離	37
剥離創	159, 175
剥離創内の裂創	154
はさみ	103
把持	103
破傷風	48, 264
破傷風トキソイド・Tdapの合併症	304
破傷風トキソイド	304
破傷風予防	23, 49, 302
パッキング	117
抜鉤	219, 310
抜糸	310
バトルサイン	168
鼻	165
歯の保存	173
ハムスター	233
針	71, 78, 111, 131, 238
バルトリン腺膿瘍	268
バンコマイシン	275
瘢痕	17
瘢痕形成	30

バンドエイド ... 288
反応性異物 ... 238

ひ

非イオン性界面活性剤 ... 93
ビーバー ... 231
皮下筋膜 ... 29
皮下脂肪 ... 28
皮下組織 ... 62, 119, 146
皮下組織を縫合 ... 142
皮下膿瘍 ... 266
皮下剥離 ... 136
皮下連続縫合 ... 143
引き抜き皮下縫合 ... 140
非吸収糸 ... 107, 110, 140
鼻腔内投与 ... 51
鼻孔 ... 166
肥厚性瘢痕 ... 43
非固着性 ... 288
非固着性基材 ... 290
膝 ... 175, 300
肘 ... 300
皮脂腺 ... 267
ヒストアクリル ... 208
ビタミンA ... 42
ビタミンC ... 42
鼻中隔血腫 ... 167
ヒト ... 38, 225
ヒドロモルフォン ... 271
ヒト抗狂犬病免疫グロブリン ... 231
ヒト二倍体細胞ワクチン ... 231
ヒト免疫不全ウイルス ... 94, 228, 234
非反応性異物 ... 238
皮膚割線 ... 30, 119, 159
皮膚から突出している異物 ... 243
皮膚緊張 ... 42
被覆 ... 21, 159, 205, 282, 287
被覆材 ... 17, 251, 262
被覆材の交換 ... 292, 313
腓腹神経ブロック ... 88
皮膚組織の解剖 ... 28
皮膚軟部組織感染症 ... 266
皮膚の解剖学的構造 ... 31

皮膚剥離術 ... 43
皮膚縫合 ... 127
皮膚用接着剤 ... 54, 208, 252, 285
皮膚用の針 ... 111
ビブラマイシン ... 307
皮膚裂創 ... 166
眉毛裂創 ... 163
百日咳 ... 49
評価 ... 23
病原微生物 ... 225
標準的な治療 ... 18, 123
瘭疽 ... 203
美容的な結果 ... 108, 212
表皮 ... 27, 119, 156
表皮ブドウ球菌 ... 228, 246
表皮熱傷 ... 256
美容面 ... 36, 124, 216
表面麻酔 ... 69
病歴 ... 24, 255
病歴聴取 ... 47, 180
ピンセット ... 103
ピンプリック法 ... 184

ふ・へ

ファスナート ... 212
部位別の縫合材料 ... 108
フェニルブタゾン ... 41
フェレット ... 231
フェンタニル ... 52, 67
フォローアップ ... 17, 229, 263, 274
不快感 ... 313
不規則な形の裂創 ... 148
不規則な欠損部分 ... 149
複雑な皮膚創傷 ... 139
複雑な裂創 ... 160, 171
腹部 ... 311
不整な辺縁 ... 159
ブピバカイン ... 64
部分剥離創 ... 146
フラップ ... 160, 285
フラップ状の裂創 ... 56, 146, 175
プリサイスステープラー ... 217
フルマゼニル ... 52

プルロニックF-68 ... 93
プロテウス ... 228
プロポフォール ... 52
プロリン ... 107, 110, 140
ヘアタイテクニック ... 55
並行な裂創 ... 152
閉創の準備 ... 157
併存疾患 ... 41
ペーパークリップ ... 193, 240
ペチジン ... 271
ペニシラミン ... 37
ペニシリンVカリウム ... 172
ペニシリンアレルギー ... 123, 307
ペニシリン耐性黄色ブドウ球菌 ... 201, 203
ヘルペスウイルス ... 228
ベンゾイン ... 213, 291
ベンゾジアゼピン ... 67
ペンローズドレーン ... 117

ほ

縫合器具 ... 101
縫合糸 ... 40, 54, 106, 138
縫合糸痕 ... 42
縫合糸膿瘍 ... 42
縫合糸の抜去 ... 279
縫合針 ... 111
縫合針の刺し穴 ... 311
縫合線 ... 138
帽状腱膜 ... 156
包帯 ... 287
保護 ... 288
保護手袋 ... 94
母指 ... 78, 84, 86, 186
ホッケースティック型 ... 167
発赤 ... 313
哺乳類咬傷 ... 225, 306
骨 ... 181, 196, 238
骨を含んだ裂創 ... 167
ポビドンヨード ... 92, 223
頬 ... 164
ポリグラクチン910 ... 107, 109, 163
ポリグリカプロン25 ... 107, 110

ポリグリコール酸 ……… 107, 109	メスホルダー……………… 105, 271	指の裂創 ………………… 117
ポリグリコネート ……… 107, 110	珍しいペット ………………… 233	指ブロック ………………… 78
ポリジオキサノン ……… 107, 110	メス刃 ……………… 105, 271	指輪 ……………………… 21
ポリブテステル ……… 107, 110, 140	メチシリン感受性黄色ブドウ球菌	癬 ………………………… 267
ポリプロピレン …… 40, 107, 110, 140	…………………… 267	幼児 ……………………… 48
ポロキサマー188 ……… 93, 109	メチルパラベン ……………… 65	抑制 ……………………… 49
ボンド ………………………… 244	メトロニダゾール …………… 226	抑制ボード ………………… 49
	メピバカイン ………………… 64	予防接種 ……………… 48, 303
ま〜も	メペリジン ………………… 67	予防接種歴 ……………… 48
マーカイン ……………………… 63	綿糸 ……………………… 110	予防的抗菌薬 …… 18, 23, 122, 204,
マーキング ……………………… 120	毛細血管再充満時間 ………… 281	225, 246, 264, 270, 306
マーシリーン ……………………… 107	毛巣膿瘍 …………………… 268	ラット …………………… 233
マーモット ……………………… 231	モニタリング ………………… 51	リス ……………………… 233
マウス …………………………… 233	モノクリル ……………… 107, 110	リドカイン ……………… 50, 63
マクソン ………………… 107, 110	モノフィラメント …………… 107	リネゾリド ………………… 275
マクロファージ ………………… 34	モラキセラ属 ………………… 225	リフレックスワン ………… 217
麻酔 …… 17, 29, 51, 62, 95, 160, 271	モルヒネ ……………… 52, 67, 271	リモデリング ………………… 36
マストイド開創器 ……………… 116	モルモット ………………… 233	緑膿菌 ……………… 228, 244
眉毛 …………………………… 95		リングカッター …………… 22
丸針 …………………………… 111	**や〜わ**	臨床症状 …………………… 267
慢性潰瘍 ……………………… 282	薬剤 ……………………… 41	臨床的評価 ………………… 238
慢性創傷 ……………………… 282	野生の肉食動物 …………… 232	リンパ球 …………………… 35
三日月型の切開 ……………… 167	有機物 …………………… 238	涙管損傷 …………………… 161
ミダゾラム ……………… 49, 52, 67	ユナシン ……………… 226, 247	冷却 ……………………… 255
耳 ……………… 108, 168, 293, 311	指 ………………………… 297	レンサ球菌 ……… 246, 280, 307
無機物 ………………………… 238	指先 ……………………… 311	連続縫合 ……………… 127, 139
メス ……………………… 120, 136	指ターニケット …………… 117	ワセリン基剤の軟膏 ……… 262

ERでの創処置　縫合・治療のスタンダード
原著第4版

2019年10月5日　第1刷発行	原　著　Alexander T. Trott
2024年3月10日　第4刷発行	監　訳　岡　正二郎
	発行所　エルゼビア・ジャパン株式会社
	編集・販売元　株式会社　羊　土　社
	〒101-0052
	東京都千代田区神田小川町2-5-1
	TEL　　03（5282）1211
	FAX　　03（5282）1212
	E-mail　eigyo@yodosha.co.jp
	URL　　www.yodosha.co.jp/
ⓒ Elsevier Japan KK／	
YODOSHA CO., LTD. 2019	装幀・本文デザイン　株式会社ビーコム
Printed in Japan	印刷所　　大日本印刷株式会社
ISBN978-4-7581-1856-9	

本書のコピー，スキャン，デジタル化等の無断複製は著作権法上での例外を除き禁じられています．違法ダウンロードはもとより，代行業者等の第三者によるスキャンやデジタル化はたとえ個人や家庭内での利用でも一切認められていません．著作権者の許諾を得ないで無断で複製した場合や違法ダウンロードした場合は，著作権侵害として刑事告発，損害賠償請求などの法的措置をとることがあります．＜発行所：エルゼビア・ジャパン株式会社＞

JCOPY ＜（一社）出版者著作権管理機構　委託出版物＞
本書の無断複写は著作権法上での例外を除き禁じられています．複写される場合は，そのつど事前に，（一社）出版者著作権管理機構（TEL 03-5244-5088，FAX 03-5244-5089，e-mail：info@jcopy.or.jp）の許諾を得てください．

乱丁，落丁，印刷の不具合はお取り替えいたします．小社までご連絡ください．

レジデントノート増刊

1つのテーマをより広くより深く

☐ 定価 5,170円（本体4,700円+税10％）　☐ 年6冊発行　☐ B5判

Vol.25 No.17 （2024年2月発行）
一般内科外来、ひとりでできますか？
よく出合う慢性疾患への評価・処方・指導と、診察時間を最大限に活かすコツ
編集／安藤崇之

☐ ISBN978-4-7581-2711-0

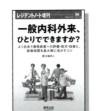

Vol.25 No.14 （2023年12月発行）
処方の「なぜ？」がわかる 臨床現場の薬理学
蓄積した知識に新たな視点を加え、明日の診療に活かす！
編集／今井　靖

☐ ISBN978-4-7581-2708-0

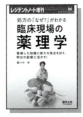

Vol.25 No.11 （2023年10月発行）
もう迷わない！ICUでの考え方、動き方
薬剤や機器の使い方、循環・呼吸管理まで、全体像を掴めるICU研修の地図
編集／佐藤暢夫，野村岳志

☐ ISBN978-4-7581-2705-9

Vol.25 No.8 （2023年8月発行）
救急、プライマリ・ケアでの神経診療がわかる、できる！
重要疾患を見抜く病歴聴取・神経診察を脳神経内科のエキスパートがやさしく教えます
編集／安藤孝志

☐ ISBN978-4-7581-2702-8

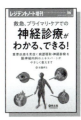

Vol.25 No.5 （2023年6月発行）
新版　入院患者管理パーフェクト
病棟診療の勘所 受け持ちのその日から退院までフォローする36項目
編集／石丸裕康，官澤洋平

☐ ISBN978-4-7581-1699-2

Vol.25 No.2 （2023年4月発行）
まず当ててみよう POCUS
各臓器のエコー描出・評価のポイントを押さえショック、呼吸困難、腹痛などさまざまな症状・症候にも対応できる
編集／瀬良　誠

☐ ISBN978-4-7581-1696-1

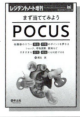

Vol.24 No.17 （2023年2月発行）
救急・当直で突然出会う眼科・耳鼻咽喉科・口腔外科・泌尿器科の疾患の診かたを専門医が教えます
編集／佐々木陽典

☐ ISBN978-4-7581-1693-0

Vol.24 No.14 （2022年12月発行）
病棟・救急でよくみる皮膚疾患に強くなる
皮膚所見を言葉で表現し、適切な診断・対処・コンサルトにつなげる
編集／田中　了

☐ ISBN978-4-7581-1690-9

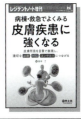

Vol.24 No.11 （2022年10月発行）
救急診療、時間軸で考えて動く！
緊急度・症候別に対応の優先順位を押さえ、適切な診断・治療・コンサルトができる
編集／武部弘太郎

☐ ISBN978-4-7581-1687-9

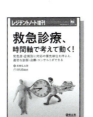

Vol.24 No.8 （2022年8月発行）
人工呼吸管理 はじめの一歩
適応、モード設定から管理・離脱、トラブル対応まで、まるっとわかる！すぐできる！
編集／方山真朱

☐ ISBN978-4-7581-1684-8

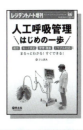

発行　羊土社 YODOSHA　〒101-0052　東京都千代田区神田小川町2-5-1　TEL 03(5282)1211　FAX 03(5282)1212
E-mail：eigyo@yodosha.co.jp
URL：www.yodosha.co.jp/

ご注文は最寄りの書店，または小社営業部まで

羊土社のオススメ書籍

手術動画とシェーマでわかる
外傷外科手術スタンダード

ひと目で見抜く！
ERの一発診断

熟練救急医が伝授！
知っているだけですぐに動ける、
見た目・画像・心電図などの
診断の決め手

日本Acute Care Surgery
学会／編，
真弓俊彦，大友康裕，北野光秀，
益子邦洋，山下裕一／編集委員

西川佳友／編

救急医，外科医必携！外傷外科
手術の戦略と手技がわかるテキ
スト．カラー写真約180点，シェ
ーマ約200点，手術動画約180
分，他に類を見ない充実したビジ
ュアル決定版で，手術手技がし
っかり理解できる！

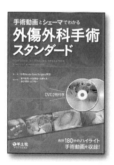

救急外来でよく出会う『一発診
断』症例を押さえて当直に備えよ
う！症状から見出すキーワード，
注目すべき身体所見，画像所見
など，熟練救急医が診断ポイント
を伝授．初期対応や入院・帰宅
の判断など次の一手も解説！

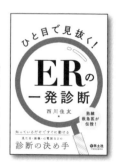

■ 定価15,400円（本体14,000円＋税10％）　■ A4判
■ 291頁　■ ISBN 978-4-7581-1727-2

■ 定価4,620円（本体4,200円＋税10％）　■ B5判
■ 188頁　■ ISBN 978-4-7581-2400-3

研修医のための
外科の診かた、動きかた

写真と症例でイメージできる
診察から基本手技・手術、全身管理

研修医のための
見える・わかる外科手術

「どんな手術？　何をするの？」
基本と手順がイラスト300点で
イメージできる

山岸文範／著

畑　啓昭／編

「何を診て」「どう動くか」がよくわ
かる外科研修の必携書！身体所
見からの全身評価，腹痛の診断
方法や創傷処置・止血などの基
本手技，他科でも役立つ周術期
管理の知識まで．豊富な症例を
参考に学べます！

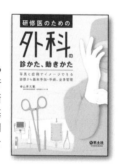

研修で出会いうる50の外科手術
について，初期研修医向けに解
説した1冊！所要時間・出血量な
どの基本情報や手術の手順を，
イラストを用いて噛みくだいて解
説．これを読めば，手術がイメー
ジできるようになる！

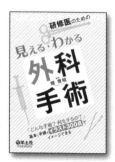

■ 定価5,280円（本体4,800円＋税10％）　■ B5判
■ 359頁　■ ISBN 978-4-7581-1852-1

■ 定価4,620円（本体4,200円＋税10％）　■ A5判
■ 367頁　■ ISBN 978-4-7581-1780-7

発行　羊土社 YODOSHA
〒101-0052　東京都千代田区神田小川町2-5-1　TEL 03(5282)1211　FAX 03(5282)1212
E-mail : eigyo@yodosha.co.jp
URL : www.yodosha.co.jp/

ご注文は最寄りの書店，または小社営業部まで

羊土社のオススメ書籍

ER 実践ハンドブック改訂版

現場で活きる初期対応の手順と判断の指針

樫山鉄矢,坂本 壮／編

大好評の「ER実践ハンドブック」がパワーアップ！ERの現場で必要な情報を網羅し，実際の診療の流れに沿ったフローチャートを追加．最新のエビデンスに基づいた情報で，より実用的に，よりわかりやすく！

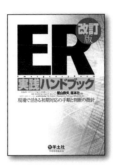

- 定価6,820円（本体6,200円＋税10%） ■ A5判
- 672頁 ■ ISBN 978-4-7581-2384-6

改訂版 ステップビヨンドレジデント1 救急診療のキホン編 Part1

心肺蘇生や心電図、アルコール救急、ポリファーマシーなどにモリモリ強くなる！

林 寛之／著

救急の神髄はLOVE＆RESPECT！大人気シリーズ第1巻を全面改稿した待望の改訂版！救急診療でまず身につけたい技と知識を，おなじみの"ハヤシ節"と最新の世界標準のエビデンスでやさしく伝授します！

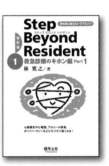

- 定価4,950円（本体4,500円＋税10%） ■ B5判
- 400頁 ■ ISBN 978-4-7581-1821-7

やさしくわかる ECMOの基本

患者に優しい心臓ECMO、呼吸ECMO、E-CPRの考え方教えます！

氏家良人／監
小倉崇以，青景聡之／著

難しく思われがちなECMO管理を，親しみやすい対話形式で基礎からやさしく解説，「患者に優しい管理」が考え方から身につきます．これからECMOを学びはじめたい医師やメディカルスタッフにおすすめの一冊！

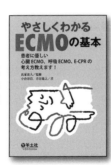

- 定価4,620円（本体4,200円＋税10%） ■ A5判
- 200頁 ■ ISBN 978-4-7581-1823-1

ICUが変わる！PICS診療実践マニュアル

入院時から退院後まで、予後改善のためのスタンダード

西田 修／監,中村謙介／編

PICSを最小限にするための実践書．基礎知識から評価・予防・介入の具体的な進め方までを，根拠とともにクリアに解説．ICU退室後フォローの事例や，ダウンロードして使える各種テンプレートなどの特典も必見！

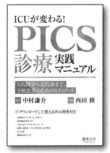

- 定価6,600円（本体6,000円＋税10%） ■ B5判
- 231頁 ■ ISBN 978-4-7581-2412-6

発行 羊土社 YODOSHA
〒101-0052 東京都千代田区神田小川町2-5-1　TEL 03(5282)1211　FAX 03(5282)1212
E-mail：eigyo@yodosha.co.jp
URL：www.yodosha.co.jp/

ご注文は最寄りの書店，または小社営業部まで

羊土社のオススメ書籍

抗菌薬ドリル 実践編
臨床現場で必要な力が試される感染症の「リアル」問題集

羽田野義郎／編

大好評の「抗菌薬ドリル」,第2弾！今回は肺炎,尿路感染症,小児の感染症診療など,実際に出会う疾患・シーン別の考え方を学べる問題を収録.解けば解くほど現場感覚が身につく78問に挑戦しよう！

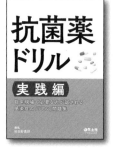

■ 定価3,960円（本体3,600円＋税10%） ■ B5判
■ 245頁　■ ISBN 978-4-7581-1866-8

抗菌薬ドリル
感染症診療に強くなる問題集

羽田野義郎／編

感染症の診断や抗菌薬の選び方・やめ方,アレルギー,感染対策など,感染症診療の基盤になる考え方が問題を解きながら楽しく身につく！やる気をなくすほど難しくはなく,笑い飛ばせるほど簡単じゃない,珠玉の73問に挑戦しよう！

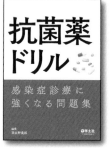

■ 定価3,960円（本体3,600円＋税10%） ■ B5判
■ 182頁　■ ISBN 978-4-7581-1844-6

救急外来ドリル
熱血指導！「ニガテ症候」を解決するエキスパートの思考回路を身につける

坂本　壮／編

腹痛,頭痛,マイナーエマージェンシーまで,研修医が苦手とするコモンな症候を救急のエキスパートが症例問題として出題！実臨床の流れに沿った解説で,救急外来で必要な思考回路を身につけよう！

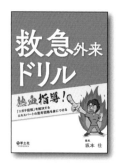

■ 定価4,400円（本体4,000円＋税10%） ■ B5判
■ 264頁　■ ISBN 978-4-7581-2376-1

検査値ドリル
基礎・応用問題から鍛える,診断につながるポイントを見抜く力

神田善伸／編

実臨床で得る膨大な情報に溺れかけたような経験はありませんか？ただ問題を解くだけではなく「どの検査値が一発診断につながるか,検査値とどの症例情報をあわせて鑑別を進めるか」鋭い着眼点が身につく1冊です。

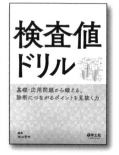

■ 定価4,730円（本体4,300円＋税10%） ■ B5判
■ 272頁　■ ISBN 978-4-7581-1895-8

発行 羊土社 YODOSHA
〒101-0052　東京都千代田区神田小川町2-5-1　TEL 03(5282)1211　FAX 03(5282)1212
E-mail：eigyo@yodosha.co.jp
URL：www.yodosha.co.jp/

ご注文は最寄りの書店,または小社営業部まで